中国居民预期寿命及危险因素研究报告

国家卫生计生委统计信息中心
中国疾病预防控制中心　编

主　编：孟　群　梁晓峰
副主编：周脉耕　薛　明
编　者：蔡　玥　朱　军　刘韫宁　王黎君　刘世炜
　　　　郭晓磊　丁贤斌　殷　鹏　李镒冲　缪之文
　　　　刘江美　杨　静　赵艳芳　曾新颖　赵振平
　　　　戴明锋　武瑞仙　齐金蕾　由金玲　韩玉哲

中国协和医科大学出版社

图书在版编目（CIP）数据

中国居民预期寿命及危险因素研究报告／国家卫生计生委统计信息中心，中国疾病预防控制中心编 . —北京：中国协和医科大学出版社，2017. 6
ISBN 978 - 7 - 5679 - 0836 - 9

Ⅰ. ①中⋯　Ⅱ. ①国⋯②中⋯　Ⅲ. ①居民 - 期望寿命 - 研究报告 - 中国
Ⅳ. ①R195. 3

中国版本图书馆 CIP 数据核字（2017）第 131959 号

中国居民预期寿命及危险因素研究报告

编　　　者：国家卫生计生委统计信息中心　中国疾病预防控制中心
策划编辑：吴桂梅
责任编辑：吴桂梅

出版发行：**中国协和医科大学出版社**
　　　　　（北京东单三条九号　邮编 100730　电话 65260431）
网　　址：**www. pumcp. com**
经　　销：新华书店总店北京发行所
印　　刷：中煤（北京）印务有限公司

开　　本：710×1000　1/16 开
印　　张：21. 75
字　　数：300 千字
版　　次：2017 年 6 月第 1 版
印　　次：2017 年 6 月第 1 次印刷
定　　价：98. 00 元

ISBN 978 - 7 - 5679 - 0836 - 9

前 言

习近平总书记在 2016 年全国卫生与健康大会上强调，"没有全民健康，就没有全面小康""要把人民健康放在优先发展的战略地位""要全面建立健康影响评价评估制度，系统评估各项经济社会发展规划和政策、重大工程项目对健康的影响。"在健康中国建设启程之际，面对发展与挑战，必须坚持目标导向，不断重视和加强对健康结果的测量，为优化卫生资源布局、评估政策效果提供科学依据。

人均预期寿命是国际社会衡量一个国家或地区社会发展的重要指标。我国在《国民经济和社会发展第十二个五年规划纲要》将其列入，成为卫生领域首个进入国家社会经济发展规划的指标，也是"健康中国"战略规划中反映人群总体健康状况的核心指标。针对人均预期寿命及危险因素开展研究可为了解我国居民当前健康状况，筛选主要危险因素，并提出适宜的干预措施提供全面、深入的信息支撑。为制定社会经济发展规划、提高卫生行政部门科学管理水平提供技术保障。

国家卫生计生委统计信息中心承担全国卫生计生综合统计、生命登记、国家卫生服务调查、专项调查评估等工作，中国疾病预防控制中心承担全国死因监测和慢病及危险因素监测工作。两单位基于已有的数据资源，通过漏报调整、疾病谱绘制等分析技术对全国死因数据进行分析，结合普查数据得到人群的真实死亡水平，计算人群预期寿命、去死因预期寿命及各类疾病对人群预期寿命的贡献率；根据行为危险因素监测数据及相关文献确定各类健康危险因素的人群暴露率；依据危险因素的人群暴露水平及危险因素与疾病间的关联强度，基于世界卫生组织（WHO）推荐的计算方法，计算得到危险因素的人群归因分值，并最终得到预期寿命归因于危险因素的定量分析结果。

本书的主要内容包括 2013 年全国预期寿命及去死因预期寿命估算方法及结果，危险因素对人群死亡及预期寿命影响的测算方法及主要结果，危险因素干预示范研究等。为便于读者使用，本书附录部分收录了 9 种主要危险因素的详细研究方法、我国 2013 年分地区疾病别去死因预期寿命的详细结果及死因分类 ICD-10 编码对照表。

由于编者水平有限，书中不足之处在所难免，敬请读者批评指正。

本书的编辑出版获得了国家科技支撑计划课题——国人健康水平影响因素及干预策略研究（2013BAI04B02）的支持。

编者

2017 年 1 月

目 录

一、背景与方法 ······················· 1

    1. 预期寿命水平及不同疾病对预期寿命的影响研究 ······ 1

    2. 危险因素对人群死亡和预期寿命的影响研究 ······ 12

    3. 危险因素干预示范研究 ······················· 16

二、研究结果 ························· 21

    1. 2013 年预期寿命结果 ······················· 21

    2. 疾病造成的预期寿命损失 ······················· 23

    3. 危险因素归因死亡结果 ······················· 27

    4. 不同危险因素对预期寿命的影响 ······ 36

    5. 危险因素干预示范研究 ······················· 42

三、结论 ······························· 49

    1. 课题研究的主要作用、影响和应用前景 ······ 50

    2. 研究中的问题、经验和建议 ······················· 52

附录 A　危险因素——高血压 ······ 53

    1. 概要 ······················· 53

    2. 背景 ······················· 53

    3. 血压暴露 ······················· 55

4. 高血压和相关疾病的关联强度 …………………………………… 56

5. 高血压归因危险度 …………………………………………………… 56

6. 结果 …………………………………………………………………… 57

7. 讨论 …………………………………………………………………… 58

附录 B 危险因素——BMI …………………………………… 65

1. 概要 …………………………………………………………………… 65

2. 背景 …………………………………………………………………… 65

3. BMI 的暴露 ………………………………………………………… 66

4. BMI 和相关疾病的关联强度 ……………………………………… 67

5. BMI 归因危险度 …………………………………………………… 68

6. 结果 …………………………………………………………………… 68

7. 讨论 …………………………………………………………………… 69

附录 C 高血糖归因死亡和对预期寿命的影响 …………… 78

1. 前言 …………………………………………………………………… 78

2. 资料与方法 ………………………………………………………… 79

3. 结果 …………………………………………………………………… 81

4. 主要发现 …………………………………………………………… 83

附录 D 血清总胆固醇对我国人群预期寿命的影响 ………… 92

1. 前言 …………………………………………………………………… 92

2. 资料与方法 ………………………………………………………… 93

3. 结果 …………………………………………………………………… 96

4. 主要发现 …………………………………………………………… 99

5. 讨论 ………………………………………………………………… 100

附录 E 中国居民归因于膳食高盐的疾病负担研究 ……… 103

   1. 概要 ……… 103

   2. 背景 ……… 104

   3. 危险因素暴露 ……… 105

   4. 危险因素和疾病的关联强度 ……… 105

   5. 结果 ……… 107

   6. 讨论 ……… 110

附录 F 蔬菜、水果摄入不足的归因疾病负担 ……… 114

   1. 背景 ……… 114

   2. 估计蔬菜、水果摄入水平 ……… 114

   3. 估计蔬菜、水果摄入与相关疾病的关联强度 ……… 115

   4. 主要结果 ……… 115

   5. 讨论 ……… 117

附录 G 危险因素——吸烟 ……… 124

   1. 引言 ……… 124

   2. 资料 ……… 125

   3. 方法 ……… 126

   4. 结果 ……… 135

   5. 主要发现 ……… 136

附录 H 危险因素——饮酒 ……… 143

   1. 前言 ……… 143

   2. 资料与方法 ……… 144

   3. 结果 ……… 146

4. 主要发现 …………………………………………………… 153

附录 I 危险因素——身体活动不足 ……………………… 155

1. 概要 ………………………………………………………… 155

2. 背景 ………………………………………………………… 156

3. 计算过程与方法 …………………………………………… 160

4. 主要结果 …………………………………………………… 162

5. 主要发现 …………………………………………………… 164

附录 J 疾病别去死因预期寿命表 ……………………… 167

1. 预期寿命水平及不同疾病对预期寿命的影响研究

1.1 数据来源

本研究所使用的 5 岁以上死因数据来自全国死因监测系统，共包括 605 个死因监测点（图 1-1）。605 个死因监测点分布见图 1，考虑人口权重和抽样权重，将各省监测点死亡率的 log 变换值与本省总死亡率（来自 2010 年人口普查）的 log 变换值进行 t 检验（服从正态分布要求）。结果显示 605 个监测点具有省级代表性，结果见表 1-1。本研究所采用的 5 岁以下儿童死亡率来自全国妇幼卫生监测系统。该系统目前有 336 个监测县区，分布于 31 省（区、市）的 208 个地市。根据各省的人口数不同，每省监测区县 5～18 个。国家级监测区县在各省的分布较均匀，但对各省（区、市）没有代表性。国家级 336 个监测区县对城市、农村，或对东部、中部、西部地区有代表性。

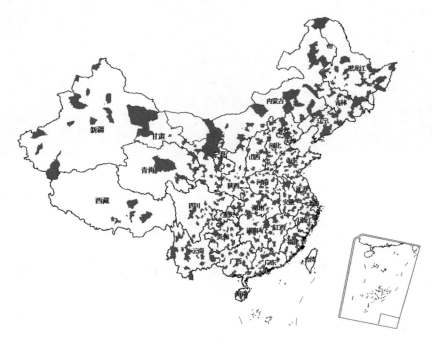

图 1-1　605 个死因监测点分布情况

表 1-1　605 个死因监测点省级代表性评价

省份	总人口数	监测区 / 县数	监测人口数	监测人口比例（%）	t 值	P 值
北京市	19612368	7	6605681	33.7	0.00	0.9980
天津市	12938693	7	5548441	42.9	1.44	0.2006
河北省	71854210	30	13896574	19.3	−0.62	0.5426
山西省	35712101	20	7222517	20.2	−0.15	0.8789
内蒙古	24706291	20	5840040	23.6	−0.56	0.5839
辽宁省	43746323	22	10729378	24.5	2.07	0.0506
吉林省	27452815	15	7044428	25.7	−0.10	0.9200
黑龙江省	38313991	27	10069900	26.3	0.99	0.3297
上海市	23019196	7	8055902	35.0	−1.17	0.2853

续表

省份	总人口数	监测区/县数	监测人口数	监测人口比例（%）	t 值	P 值
江苏省	78660941	27	22084484	28.1	-0.13	0.8959
浙江省	54426891	22	12656460	23.3	0.65	0.5233
安徽省	59500468	24	14580012	24.5	0.02	0.9866
福建省	36894217	20	10146129	27.5	-0.02	0.9841
江西省	44567797	20	8141229	18.3	-2.07	0.0526
山东省	95792719	31	23067010	24.1	-0.04	0.9662
河南省	94029939	36	21785954	23.2	-1.32	0.1946
湖北省	57237727	22	12513533	21.9	1.04	0.3093
湖南省	65700762	28	17661802	26.9	0.59	0.5623
广东省	104320459	28	25919659	24.8	0.96	0.3446
广西	46023761	21	9025031	19.6	-0.23	0.8206
海南省	8671485	8	3097131	35.7	0.29	0.7829
重庆市	28846170	11	8167594	28.3	-0.93	0.3765
四川省	80417528	31	18066478	22.5	-0.76	0.4533
贵州省	34748556	20	8997602	25.9	-0.88	0.3911
云南省	45966766	25	9269827	20.2	0.23	0.8170
西藏	3002165	8	753557	25.1	-2.08	0.0756
陕西省	37327379	13	5424499	14.5	-0.72	0.4841
甘肃省	25575263	20	7803139	30.5	-1.73	0.0990
青海省	5626723	10	1649165	29.3	-0.62	0.5489
宁夏	6301350	10	3417327	54.2	0.53	0.6057
新疆	21815815	15	4532804	20.8	-0.68	0.5086
合计	1332810869	605	323773287	24.3	—	—

1.2 总死亡率调整

1.2.1 5岁以下儿童死亡率调整

2013年5岁以下儿童漏报率采用2012～2014年3年移动平均漏报率结果。2012～2014年抽样调查了甘肃、山东、辽宁、山西、贵州、湖南、海南、北京、新疆、黑龙江、内蒙等18个省（区、市）。抽查了山西省的武乡、平遥和文水县，辽宁省的沈阳市和平区、锦州市古塔区和阜新县，山东省的济南市市中区、济南市历下区、昌邑市和邹平县，甘肃省的永昌县和临泽县，海南省的三亚市、琼海市和定安县，内蒙古自治区的呼和浩特市回民区、扎赉特旗和莫力达瓦旗，黑龙江省的桦南县和宝清县，北京市的东城区和怀柔区，新疆的库尔勒市、伊宁县和鄯善县等50余个区县。调查员从区（市）县、街道（乡镇）两级医院、公安、疾病预防控制中心、计生等相关机构和部门抄录的该居委会（村）活产及死亡名单，与村医、村接生员（保健员）、村妇女主任、村会计等的有关出生及死亡记录核对，并入户调查核实。2013年活产漏报率＝漏报的活产数 ×100/（2012～2014年抽样地区上报的活产数＋漏报的活产数）; 2013年5岁以下儿童死亡漏报率＝漏报的死亡数 ×100/（2012～2014年抽样地区上报的5岁以下儿童死亡数＋漏报的死亡数）。

1.2.2 成人漏报调整

研究首先采用倾向性评分法对监测点报告死亡率进行漏报调整。我们利用2009～2011年漏报调查数据库全部个案拟合漏报概率的 Logistic 回归模型，以居民死亡是否漏报为因变量，以居民的基本要素及死亡诊断的基本因素为自变量建立二分类 Logistic 回归方程。将建立好的 Logistic 回归模型带入到2009～2011年漏报率数据库，计算每个观测漏报的可能性 Pi；使用逆概率法，计算 $W_i=1/Pi$。因此，在理论上标记为非漏报的个案 W_i 之和（即 $T=\sum_{\substack{i=1 \\ y=1}}^{n} W_i$）代表人群的实际死亡人数，也就是 2009～2011 年漏报调查数据库全部个案之和 $N_{2009\sim2011}$。实际上 T 与 $N_{2009\sim2011}$ 存在一定的差异，这是由于模型拟合的系统误差造成的，该差异非常小，用系数 β 表示：$\beta=N_{2009\sim2011}/T$。将系数 β 和 Logistic 回归方程应用到 2009～2011 年死因监测数据库，计算每个个案的 Pi 以及 W_i，并用 β 来调整每条观测的 W_i，即 $w_i'=\beta\times w_i$。那么，$\sum w_i'$ 代表 2009～2011 年人群实际死亡人数，即 $N_{dsp2009\sim2011}$，死因监测数据库的漏报率为：$P=(\sum w_i'-N_{dsp2009\sim2011})/\sum w_i'$。

然而漏报调查本身存在缺陷：一方面，漏报调查数据来自 2009～2011 年，而 2013 年的漏报率可能与此漏报率存在一定差异；另一方面，承担死亡漏报调查的报告单位及报告人与死亡信息的报告单位与报告人一致，这实际上破坏了漏报发现的随机性，可能导致漏报调整后的死亡率与真实值之间仍存在差距。为了解人口真实死亡水平，我们以第四、第五、第六次人口普查完整寿命表中死亡率数据为基础，考虑几次普查婴儿死亡率均存在不同程度漏报，以全国妇幼卫生监测婴儿死亡率代替普查婴儿死亡率，采用指数回归方法，对 2013 年全国年龄别性别死亡率进行估算。将由此获得的 2013 年全国分性别各年龄组死亡率及死亡概率与普林斯顿模型寿命表（Coale and Demeny）进行比对，死亡曲线十分接近。因此，我们以通过国家统计局第四、第五、第六次人口普查推算的 2013 年寿命表为依据，对漏报调整后的实际死亡曲线进行修匀，得到 2013 年我国各地区死亡率如下（表 1-2、表 1-3）：

表 1-2　修匀后的男性死亡率

年龄组（岁）	城市			农村		
	东部	中部	西部	东部	中部	西部
0	0.00375	0.00552	0.00928	0.00635	0.00857	0.01767
1～4	0.00060	0.00060	0.00082	0.00058	0.00067	0.00122
5～9	0.00021	0.00021	0.00043	0.00026	0.00027	0.00058
10～14	0.00023	0.00026	0.00053	0.00032	0.00037	0.00059

年龄组	城市			农村		
（岁）	东部	中部	西部	东部	中部	西部
15～19	0.00033	0.00036	0.00069	0.00057	0.00056	0.00102
20～24	0.00043	0.00043	0.00078	0.00057	0.00071	0.00123
25～29	0.00050	0.00074	0.00117	0.00096	0.00105	0.00171
30～34	0.00072	0.00087	0.00172	0.00133	0.00148	0.00248
35～39	0.00104	0.00136	0.00171	0.00161	0.00176	0.00263
40～44	0.00200	0.00247	0.00338	0.00256	0.00290	0.00438
45～49	0.00292	0.00328	0.00408	0.00388	0.00394	0.00570
50～54	0.00546	0.00703	0.00802	0.00667	0.00791	0.00968
55～59	0.00830	0.00957	0.01043	0.00956	0.00991	0.01213
60～64	0.01331	0.01533	0.01753	0.01548	0.01655	0.02019
65～69	0.02156	0.02408	0.02509	0.02609	0.02806	0.02896
70～74	0.03328	0.03926	0.04104	0.03953	0.04706	0.04871
75～79	0.05678	0.06111	0.06660	0.06874	0.07455	0.07894
80～84	0.09964	0.10821	0.11606	0.12149	0.12759	0.13321
85 岁及以上	0.21168	0.21232	0.21951	0.23853	0.21754	0.24941

表 1-3 修匀后的女性死亡率

年龄组	城市			农村		
（岁）	东部	中部	西部	东部	中部	西部
0	0.00375	0.00552	0.00928	0.00635	0.00857	0.01767
1～4	0.00060	0.00060	0.00082	0.00058	0.00067	0.00122
5～9	0.00021	0.00021	0.00043	0.00026	0.00027	0.00058
10～14	0.00023	0.00026	0.00053	0.00032	0.00037	0.00059

续表

年龄组（岁）	城市			农村		
	东部	中部	西部	东部	中部	西部
15 ~ 19	0.00033	0.00036	0.00069	0.00057	0.00056	0.00102
20 ~ 24	0.00043	0.00043	0.00078	0.00057	0.00071	0.00123
25 ~ 29	0.00050	0.00074	0.00117	0.00096	0.00105	0.00171
30 ~ 34	0.00072	0.00087	0.00172	0.00133	0.00148	0.00248
35 ~ 39	0.00104	0.00136	0.00171	0.00161	0.00176	0.00263
40 ~ 44	0.00200	0.00247	0.00338	0.00256	0.00290	0.00438
45 ~ 49	0.00292	0.00328	0.00408	0.00388	0.00394	0.00570
50 ~ 54	0.00546	0.00703	0.00802	0.00667	0.00791	0.00968
55 ~ 59	0.00830	0.00957	0.01043	0.00956	0.00991	0.01213
60 ~ 64	0.01331	0.01533	0.01753	0.01548	0.01655	0.02019
65 ~ 69	0.02156	0.02408	0.02509	0.02609	0.02806	0.02896
70 ~ 74	0.03328	0.03926	0.04104	0.03953	0.04706	0.04871
75 ~ 79	0.05678	0.06111	0.06660	0.06874	0.07455	0.07894
80 ~ 84	0.09964	0.10821	0.11606	0.12149	0.12759	0.13321
85 岁及以上	0.21168	0.21232	0.21951	0.23853	0.21754	0.24941

1.3 预期寿命计算

　　计算预期寿命前首先需要了解寿命表。寿命表按照编制的统计方法不同可分为现时寿命表和定群寿命表。现时寿命表是假定有同时出生的一代人（一般为 10 万人），按照现时的一系列年龄别死亡率先后死去，计算出这一代人在不同年龄的"生存概率"和"预期寿命"。定群寿命表是对某一特殊人群中的每一个人，从进入该特殊人群直到最后一个人死完记录其死亡过程，计算出该特殊人群在不同时间的生存概率。按照寿命表中年龄分组方法的不同，又可分为完全寿命表和简略寿命表。完全寿命表是以 0 岁开始，1 岁为一组，直到某一特定人群的生命极限。简略寿命表一般以 5 岁为一组，但 5 岁前和 85 岁以上稍特殊，5 岁以下分组方法为 0 岁一组，1 ~ 4 岁一组；85 岁以上合计为一组。简略寿命表在卫生统计中最为常用，见表 1-4。

其中，

nPx：平均实际人口数

nDx：年龄组实际死亡数

nMx：年龄组死亡率 $nMx=nDx/nPx$

a：平均存活比例，该组数据为定值，现阶段不需要做任何变动

nqx：年龄组死亡概率，是同时出生的一代人死于某年龄组 $X \sim X+n$ 的概率，表示 X 岁尚存活者在今后 n 年内死亡的可能性（概率），$q85=1$。$nqx=nDx/$ 活满 X 岁的人口数 $=2 \times n \times nMx/(2+n \times nMx)$

npx：年龄组生存概率，$npx=1-nqx$

lx：尚存人数，即计算出来的同时出生的一代到刚满 X 岁时尚能生存的人数。$lx+n=lx-ndx$

ndx：死亡人数，即计算出来的同时出生的一代人死于某年龄组的人数。$ndx=10 \times nqx$

nlx：生存人年数，即指同时出生的一代人，在 $X \sim X+n$ 年间生存的人年数。$nlx =n \times (lx+n+a \times ndx)$

表 1-4 简略寿命表

年龄组 (X)	年龄组组距 (N)	平均人口数 ($_nP_x$)	死亡数 ($_nD_x$)	年龄组死亡率 ($_nM_x$)	平均存活比例 (a)	死亡概率 ($_nq_x$)	存活概率 ($_np_x$)	尚存人数 (l_x)	死亡人数 ($_nd_x$)	生存人年数 ($_nL_x$)	生存总人年数 (T_x)	预期寿命 (e_x)
0	1	504647	3897	0.008	0.1	0.00767	0.9923	100000	767	99310	7766338	77.6634
1~4	4	1849066	1425	0.001	0.4	0.00308	0.9969	99233	305	396200	7667028	77.2628
5~9	5	2193500	495	0.000	0.5	0.00113	0.9989	98928	112	494360	7270828	73.4964
10~14	5	2065775	448.8	0.000	0.5	0.00109	0.9989	98816	107	493813	6776469	68.5765
15~19	5	2795356	782	0.000	0.5	0.00140	0.9986	98709	138	493200	6282656	63.6483
20~24	5	3401328	1348	0.000	0.5	0.00198	0.9980	98571	195	492367	5789456	58.7339
25~29	5	2815998	1306	0.000	0.5	0.00232	0.9977	98376	228	491309	5297090	53.8455
30~34	5	2627412	1612	0.001	0.5	0.00306	0.9969	98148	301	489988	4805780	48.9647
35~39	5	3500627	2842	0.001	0.5	0.00405	0.9959	97847	396	488246	4315792	44.1074
40~44	5	3554572	4683	0.001	0.5	0.00657	0.9934	97451	640	485655	3827546	39.2766
45~49	5	2960449	6057	0.002	0.5	0.01018	0.9898	96811	985	481592	3341891	34.5197
50~54	5	2655362	7723	0.003	0.5	0.01444	0.9856	95826	1383	475671	2860299	29.8489
55~59	5	2487936	11987	0.005	0.5	0.02380	0.9762	94442	2248	466592	2384628	25.2496
60~64	5	1657203	14534	0.009	0.5	0.04291	0.9571	92194	3956	451081	1918037	20.8043
65~69	5	1212474	17280	0.014	0.5	0.06881	0.9312	88238	6071	426012	1466955	16.6249
70~74	5	1015849	26583	0.026	0.5	0.12281	0.8772	82167	10091	385607	1040943	12.6687
75~79	5	743785	34854	0.047	0.5	0.20973	0.7903	72076	15117	322589	655336	9.0923
80~84	5	414366	38558	0.093	0.5	0.37746	0.6225	56960	21500	231048	332746	5.8418
85+	5	134390	46859	0.349		1.00000	0.0000	35460	35460	101698	101698	2.8680

Tx：生存总人年数，即为 *X* 岁生存者今后尚能生存的总人年数。*Tx=Tx+n+nlx*

ex：预期寿命，即为 *X* 岁时生存者今后尚能生存的平均年数，0 岁时的预期寿命简称人口平均预期寿命。*ex=Tx/lx*

1.4 垃圾编码重新分配

全人群死因监测报告死亡卡包括相当一部分医院外死亡个案，对于这部分死亡需要采用死因推断量表对根本死因进行推断，由于缺乏临床诊断依据，出现只有症状和体征、伤害无外部原因或意图不明、心血管病缺乏诊断意义、肿瘤未指明位置、呼衰及肝衰等的诊断是不可避免的；即使是院内死亡，部分急诊死亡案例也是很难准确判断根本死因的。通常情况下，死因编码不准确比例不超过 5% 即可认为编码质量达标。因此，当我们对死因监测数据进行系统分析前，需要对其中不能归为具体死因的垃圾编码按照一定规则重新分类。需重新分类的垃圾编码包括：心血管病缺乏诊断意义编码、肿瘤未指明位置编码、伤害无外部原因或意图不明编码及症状和体征编码。

1.4.1 心血管病垃圾编码重新分配

需参与重新分配的心血管病垃圾编码包括：I47.2（室性心动过速）、I49.0（心室纤颤和扑动）、I46（心脏停搏）、I50（心力衰竭）、I51.4（心肌炎，未特指）、I51.5（心肌变性）、I51.6（心血管疾病，未特指）、I51.9（心脏病，未特指）、I70.9（全身性和未特指的动脉粥样硬化）。分配方法为将 ICD-10 为上述垃圾编码的按照年龄别、性别汇总，按照世界卫生组织给出的分年龄别、性别的分配比例分配到缺血性心脏病中。垃圾编码分配后的缺血性心脏病（*gbd*=107）死亡数 = 缺血性心脏病垃圾编码分配前的死亡数 + 垃圾编码死亡数 ×beta 值；垃圾编码分配后的其他心血管疾病（*gbd*=110）死亡数 = 其他心血管疾病垃圾编码分配前的死亡数 − 垃圾编码死亡数 ×beta 值（表 1-5）。

表 1-5　**beta 值对照表**

年龄	0	1	5	10	15	20	25	30	35	40	45	50	55	60	65	70	75	80	85
男	0	0	0	0	0	0	0	0	0	0.11	0.04	0.04	0.20	0.16	0.25	0.26	0.23	0.03	0.03
女	0	0	0	0	0	0	0	0	0	0	0	0.1	0.14	0.12	0.25	0.20	0.17	0.06	0.06

1.4.2 肿瘤垃圾编码重新分配

需参与重新分配的肿瘤垃圾编码包括：C76（其他和不明确部位的恶性肿瘤）、C80（未特指部位的恶性肿瘤）、C97[独立的多个部位的（原发性）恶性肿瘤]。上述垃圾编码将按照世界卫生组织推荐的分配比例，分配入下述各类具体死因中去：gbd 61（口腔癌与口咽癌）、gbd 62（食管癌）、gbd 63（胃癌）、gbd 64（结肠癌与直肠癌）、gbd 68（黑色素瘤及其他皮肤癌）、gbd 69（乳腺癌）、gbd 70（宫颈癌）、gbd 71（子宫体癌）、gbd 73（前列腺癌）、gbd 74（膀胱癌）、gbd 75（淋巴瘤、多发性骨髓瘤）、gbd 76（白血病）。具体分配比例为：$X1=$ 肿瘤垃圾编码数；$X2=sum-X1$（$X2$ 为 sum 减去待分配的垃圾编码数后的死亡数）。

上述 gbd 的各疾病垃圾编码分配后的死亡数 = 上述 gbd 各疾病垃圾编码分配前的死亡数 ×（$1+X1/X2$）；其他恶性肿瘤（$gbd=77$）分配垃圾编码后的死亡数 =（其他恶性肿瘤垃圾编码分配前的死亡数 $-X1$）×（$1+X1/X2$）。

1.4.3 伤害垃圾编码重新分配

需参与重新分配的伤害垃圾编码包括：Y10–Y34（意图不确定的事件）、Y87.2（意图不确定事件的后遗症）。将上述垃圾编码按伤害死亡数构成比重新分配到伤害的全部具体死因中（gbd149～160）。具体分配过程如下：①将伤害总死亡率记为 sum；②伤害垃圾编码分配后的死亡率 = 伤害垃圾编码分配前的死亡率 ×（1+伤害垃圾编码的死亡率 /sum）。

1.4.4 不明原因死亡的重新分配

需参与重新分配的伤害垃圾编码包括：R00-99（症状、体征和临床与实验室检查异常所见不可归类在他处者）。将上述垃圾编码按死亡数构成比重新分配到全部第一及第二大类具体死因中（gbd 1 ~ 147）。具体分配过程如下：①求出 gbd 为1、59 两大类疾病分年龄别、性别的总死亡（不分疾病别），记为 sum；②除伤害外疾病不明原因死亡分配后的死亡率 = 除伤害外疾病不明原因死亡分配前的死亡率 ×（1+ 不明原因的死亡 /sum）。

1.5 去死因预期寿命测算方法

去死因寿命表用于分析某种或某类死因对预期寿命等寿命表指标的影响程度，从而反映某类疾病对人群健康的危害程度。编制去死因寿命表的设想是假定某种引起人口死亡的原因被消除，即原死于该死因的人不存在了，寿命会延长的程度。

2. 危险因素对人群死亡和预期寿命的影响研究

2.1 危险因素数据

2.1.1 数据来源

危险因素数据分城乡、东中西部、性别及各年龄组的流行水平数据来源于2013 年中国慢性病及其危险因素监测。该监测以 605 个全国疾病监测点（disease surveillance points，DSPs）系统为基础，随机抽取 302 个监测点作为调查现场，在全国代表性的基础上，达到省级代表性。采用多阶段分层整群随机抽样的方法，每个监测点随机抽取 4 个乡镇 / 街道，每个乡镇 / 随机抽取 3 个行政村 / 居委会，每个行政村 / 居委会随机抽取 1 个村（居民）小组（至少 50 户家庭），被抽中的村民（居民）小组中的所有家庭作为调查户，每户采用 Kish 表法随机选取 1 名 18 岁以上常住居民（调查前 12 个月内在监测点地区居住 6 个月以上）作为调查对象，最终有 176740 名调查对象完成了调查。

该调查采用面对面问卷调查、身体测量和生化指标检测三种方式，收集包括吸烟、饮酒、膳食、身体活动、自报健康状况和慢病患病及其控制情况等问卷调查信息，身高、体重、腰围、臀围和血压等身体测量信息，以及血糖、血红蛋白、血脂四项等生化指标检测信息。且参与本次调查的所有工作人员均需接受国家级和省级两级培训，考核合格后才可参加调查工作。

血压的测量：统一使用由国家项目工作组提供的欧姆龙 HEM-707/HEM-770A 电子血压计，精确度为 1mmHg。要求测量均在上午进行，选择温暖的房间，室内温度控制在 21℃左右，并保持安静。同时要求调查对象测量前 1 小时内避免剧烈的运动、锻炼、进食以及喝饮料（水除外），特别是含咖啡因的饮料，不要服用影响血压的药物；测量前 30 分钟内不能吸烟，保持精神放松，排空膀胱；安静休息 5 分钟后开始测量。首选左侧手臂进行测量，如左侧手臂有疾患的换用右侧手臂测量；对每个调查对象进行 3 次血压测量，两次测量间隔至少 1 分钟。

身高和体重的测量：统一使用由国家项目工作组规定型号的身高计和体重计。身高测量采用长度为 2.0m、精确度为 0.1cm 的身高计；体重测量采用最大称量为 150kg、精确度为 0.1kg 的体重计。

血糖和血脂的检测：血糖由监测点通过考核合格的实验室进行检测；其他血液样品在调查现场进行离心和分离，并按要求保存，由监测点在 1 个月内送至国家指定的医学检验机构检测其他指标。

2.1.2 数据调整

由于 2013 年中国慢性病及其危险因素监测采用 PPS 不等概率抽样，在数据分析时为了使获得的数据指标结果具有全国和省级代表性，为每一个调查对象赋予一个权重。权重的计算简述如下：①根据复杂抽样设计和无应答，对样本进行抽样加权；②由于抽样造成的某些重要指标在样本与总体分布上的偏差（主要为年龄和性别的偏差），对样本进行事后分层加权。最终，每一个调查样本获得一个最终权重＝抽样权重 × 事后分层权重。

在估计 2013 年我国各个危险因素分城乡（2 组）、东中西部地区（3 组）、性别（2 组）和年龄（按 5 岁组划分，18 ~ 24 岁为第一组，80 岁及以上为最后一组，12 组），共 144 个（2×3×2×12=144）亚组的流行水平时，均需将样本的权重纳入计算。

2.1.3 指标定义

（1）体质指数（body mass index，BMI）

BMI= 体重（kg)/ 身高（m）^{2}。按照中国超重和肥胖的分类标准：BMI < 18.5 为低体重；18.5 ≤ BMI < 24.0 为正常体重；24.0 ≤ BMI < 28.0 为超重；BMI > 28.0 为肥胖。

超重率：人群中 BMI 计算值达到超重范围者所占的比例。

肥胖率：人群中 BMI 计算值达到肥胖范围者所占的比例。

（2）血压

在调查中血压共测量 3 次，两次测量的时间间隔大于 1 分钟，三次测量结果均记录，以后两次测量结果的平均值作为最终血压值。在计算高血压人群归因危险度时，仅以收缩压（systolic blood pressure，SBP）作为人群血压水平的衡量值。按照《中国高血压防治指南》（2010 版）成人高血压标准：在未使用抗高血压药物的情况下，收缩压 ≥ 140mmHg（18.6kPa）和（或）舒张压≥ 90mmHg（12kPa）。

（3）血糖

根据 1999 年 WHO 糖尿病诊断标准：空腹血糖 ≥ 7.0mmol/L 和（或）服糖后 2 小时（OGTT-2h）血糖 ≥ 11.1mmol/L。

在本研究中仅考虑空腹血糖。

（4）血脂

按照《中国成人血脂异常防治指南（2007 年版）》的成人血脂异常诊断标准：

总胆固醇（TC）≥ 6.22mmol/L（240mg/dl）为高胆固醇血症；高密度脂蛋白胆固醇（HDL-C）< 1.04mmol/L（40mg/dl）为低高密度脂蛋白胆固醇血症；低密度脂蛋白胆固醇（LDL-C）≥ 4.14mmol/L（160mg/dl）为高低密度脂蛋白胆固醇血症；甘油三酯（TG）≥ 2.26mmol/L（200mg/dl）为高甘油三酯血症。

在本研究中仅考虑总胆固醇。

（5）吸烟

现在吸烟者：调查时存在吸烟行为的人。现在吸烟率：现在吸烟者在总人群中所占的比例。

（6）饮酒

饮酒：指喝过购买或自制的各类含有乙醇成分的饮料，包括啤酒、果酒、白酒、黄酒、糯米酒等。

饮酒者日均酒精摄入量：酒类消费者平均每天所摄入的酒精克数。

在本研究中饮酒量分为四个水平：不饮酒、3 个饮酒等级（1、2 和 3 级）。对于男性来说饮酒等级 1、2 和 3 的划分标准分别为：日均纯酒精摄入 < 40g/d、≥ 40g/d 但 ≤ 60g/d 和 ≥ 60g/d；女性 1、2 和 3 级标准为：日均纯酒精摄入 < 20g/d、≥ 20g/d 但 ≤ 40g/d 和 ≥ 40g/d。

（7）身体活动

每周身体活动量 = 每天活动的时间 × 每周活动天数 × 活动当量值（MET）。

在本研究中将每周身体活动量划分为四个等级：①每周身体活动量 < 600；② 600 < 每周身体活动量 ≤ 4000；③ 4000 < 每周身体活动量 ≤ 8000；④每周身体活动量 ≥ 8000。

（8）蔬菜和水果摄入

日均蔬菜、水果摄入不足：按照世界卫生组织推荐标准，日均蔬菜和水果类摄入量至少为 400 克。本报告将蔬菜、水果日均摄入量低于 400 克视为摄入不足。

蔬菜水果摄入不足比例：日均蔬菜、水果摄入低于 400 克者在总人群中所占的比例。

3. 危险因素干预示范研究

3.1 山东减盐干预策略及效果评价

3.1.1 采用横断面调查的方法评估干预前后目标人群盐与高血压相关知识、态度、行为变化情况及居民食盐摄入水平。

采用多阶段抽样调查的方法，在 20 个项目县中，每个基线调查县随机抽取 1 个乡镇（街道），每个乡镇（街道）随机抽取 3 个村（居委会），每个村（居委会）随机抽取 100 户，每户随机抽取 1 名 18～69 岁居民进行问卷调查。每个县区从抽取的 3 个村（居委会）中随机抽取 1 个村（居委会），从参加调查的 100 户中随机抽取 30 户进行膳食调查。

通过面对面流行病学调查估算人群知识态度行为水平；采用称重法测量膳食调查户三天食盐使用量，计算人均调味品食盐标准人日及实际摄入量；以上数据的计算均进行加权处理，并与 2011 年全省减盐基线调查的数据相比较，了解各项指标变化情况。

3.1.2 干预策略与措施

积极开展大众宣传，利用平面媒体和新媒体等手段提高人群盐与健康的知晓水平；针对重点人群——家庭妇女，积极开展家庭减盐竞赛，推出减盐健康指导员；针对中小学生的带动作用，积极开展小手拉大手的学校减盐主题干预活动，影响家庭积极落实减盐措施。

由各级项目办联合有关部门采用自填式问卷，了解各地媒体及重点场所宣传及重点人群培训情况。

3.1.3 干预措施实施情况

3.1.3.1 家庭减盐健康促进活动

（1）家庭减盐竞赛

在全省每个县（市、区）招募10户志愿家庭参加"减盐，让生活更有滋味"家庭减盐竞赛，对减盐20%以上的家庭进行奖励。活动旨在推广成功减盐经验和技巧，树立居民对减盐的信心。竞赛活动期间，由经过培训的家庭减盐指导员向竞赛家庭发放控盐勺和宣传材料，定期进行用盐指导、家庭成员血压监测、家庭含盐主要调味品用量监测等。3个月后，对竞赛家庭减盐情况进行评估，有65%的家庭人均食盐摄入量降低20%以上。

（2）家庭减盐经验推广与指导

组织"我的健康故事"征文、家庭健康美食厨艺大赛，会同省妇联发起"健康厨房行动"，培训15879名基层妇女干部和积极分子，评选"健康家庭"，宣传推广家庭减盐经验。结合基本公共卫生服务项目，由接受培训的207369名医务人员为社区家庭提供减盐指导，共举办13032次减盐健康教育讲座，对659.8万名孕产妇、老年人和慢性病患者提供了食盐摄入量评估与减盐指导。

3.1.3.2 "盐与健康"学校健康教育主题活动

（1）针对低年级学生，开展"三个一"活动。在全省所有初中、小学、幼儿园以"盐与健康"为主题，开展"上一节减盐健康教育课，贴一套减盐宣传海报，看一次减盐科普宣传片"为内容的减盐宣传"三个一"活动。

（2）针对中高年级学生，开展"五个一"活动。中高年级利用假期开展"手拉手我劝家人少吃盐"主题实践活动，活动内容包括"与家人共读一本减盐手册、给家人讲一次减盐知识、记录家庭一个月用盐量、写一篇家庭减盐心得、开一次减盐主题班会"。上述活动共持续3年，参加培训的教师达33493人，覆盖省内所有中小学校和幼儿园。

3.1.3.3 公众宣传与健康教育

（1）发布项目结果与标识

减盐项目领导小组办公室召开新闻发布会，发布基线调查结果和项目英文简称（SMASH）和项目标识，《大众日报》、山东卫视等省内主流媒体给予全文刊发和报道，30 余家国内媒体进行转载。

（2）开发制作音视频和图文等多种传播材料

1）拍摄《减盐防控高血压公益广告片》，在山东卫视、山东生活、综艺频道黄金时段及地方电视台、室外广告屏、城市媒体、医疗机构、超市／商场等公共场所视频窗口投放播出。

2）录制减盐广播公益广告。在山东交通广播、生活频道、音乐频道和地方广播播出。

3）拍摄科普电影《低盐饮食保健康》，获得了国家电影局统一颁发的电影公映许可证，纳入全国农村电影放映工程，在全省农村地区放映 1.1 万余场次。

4）开发系列平面宣传材料。开发制作《盐与健康》、《盐与高血压》知识读本、控盐工具包、提示牌、墙贴、宣传海报、年画等多种宣传品，张贴发放范围至全省所有村（居）、学校和 20% 以上的餐厅（食堂）。

3.1.3.4 多层次媒体宣传

在省内最权威的党报《大众日报》刊登"减盐，山东在行动"专版。在发行量最大的《齐鲁晚报》开辟"减盐健康食谱"征集与评选专栏。在省疾病预防控制中心主页上开设减盐专题网站，与新华网山东频道合作，利用山东省卫生计生委官方微信"山东卫生计生"、微博"健康山东"和新华网微信公众号等平台，采用线上线下的互动模式，发布"盐与健康"相关科普知识，通过"盐与颜的秘密"、"科普贴士"和"微信红包有奖答题"等环节鼓励公众参与减盐宣传活动。

3.2 重庆慢病综合干预策略及效果评价

3.2.1 资料来源

（1）过程指标评估资料来源：示范区上报的年度报表数据。

（2）高血压管理率、规范管理率与血压控制率过程指标评估资料来源：高血压管理率、规范管理率、血压控制率指标来源于重庆市基本公共卫生服务信息报表，收集了2010～2015年历年上报的高血压管理率、规范管理率、血压控制率等指标及趋势变化情况。

（3）脑卒中、心肌梗死发病率资料来源：脑卒中与心肌梗死发病资料来源于重庆市心脑血管事件报告信息系统，重庆市于2012年开始全市开展心脑血管事件报告。

（4）脑卒中死亡率资料来源：脑卒中死亡率资料来源于全国全人群死因监测信息系统。重庆市自2006年设立全死因监测点，本研究利用2006～2010年全死因监测点资料比较分析脑卒中死亡率及变化趋势。

（5）高血压患病率及相关行为危险因素资料来源：高血压患病率及相关行为危险因素资料来源于2010年与2013年中国慢性病及危险因素监测数据。

3.2.2 指标定义及诊断标准

（1）高血压、超重肥胖、代谢综合征诊断分别按照《中国高血压防治指南》（2010年版）、《中国成人血脂异常防治指南》（2007版）、《中国成人超重和肥胖症预防控制指南》、中华医学会糖尿病学分会2004年MS诊断标准进行判定。

（2）有害饮酒、蔬菜水果摄入不足、食盐摄入过多、食用油摄入过多。根据《中国居民膳食指南（2010）》的定义界定有害饮酒、蔬菜水果摄入不足、食盐摄入过多、食用油摄入过多。红肉摄入过多：根据世界癌症研究所基金会的推荐，猪、牛、羊肉等红肉类平均每日摄入量按生重计摄入量在100g以上视为摄入过多。

（3）身体活动。休闲性身体活动是指在休闲时有高中强度的运动或休闲活动，并且持续至少 10 分钟的情况。1 周身体活动水平根据《中国成人身体活动指南（试行）》，身体活动水平按照 1 周内身体活动量及不同类型身体活动的频率和时间分为充分和不足。充分是指符合以下两条之一者：①步行 + 中等强度活动 + 高强度活动≥ 7d/w 并≥ 3000MET-min/w；②指步行 + 中等强度活动 + 高强度活动≥ 5d/w 并且≥ 600MET-min/w；不足是指不满足以上两个条件者。

（4）高血压知晓率、管理率、治疗率与血压控制率。高血压知晓率是指本次调查判断为高血压患者中已经被乡镇（社区）级及以上医院确诊为高血压患者的比例。高血压管理率是指已经确诊的高血压患者接受社区卫生服务中心或乡镇卫生院随访管理的比例。高血压治疗率是指调查前已经知晓自己患有高血压者中采取措施（包括生活方式改变和药物治疗）的比例。血压控制率是指最近一次血压达标（收缩压＜ 140mmHg，舒张压＜ 90mmHg）。

3.2.3 统计分析方法

数据经 SPSS19.0、Deathreg 统计软件分析高血压患病率、脑卒中与心肌梗死发病率、脑卒中死亡率，高血压标化发病率采用 2010 年人口普查的人口构成进行标化。脑卒中发病率与死亡率标化采用 2000 年人口构成进行标化。年度变化百分比（APC）：用 y 表示率的自然对数，即 $y=ln（\%）$，以 y 为因变量，年份为自变量，线性模型：$y=\alpha+\beta x+\varepsilon$，式中 α 为常数项，β 为回归系数，ε 为随机误差项，$APC= 100\times\left(e^{\beta}-1\right)$，采用 t 检验。趋势检验采用曲线估计指数分布回归模型进行判别，计算 $R2$，$R2$ 越接近于 1，回归模型模拟越好，采用方差分析。以 $P＜0.05$ 为差异有统计学意义。

1. 2013 年预期寿命结果

2013 年我国居民预期寿命约为 75.8 岁，较 2010 年的 74.8 岁提高约 1 岁。其中城市约为 77.4 岁，农村约为 75.1 岁，城乡差距约为 2.3 岁；东部地区约为 77.2 岁，中部地区约为 75.8 岁，西部地区约为 73.5 岁，东西差距约为 3.6 岁。2013 年我国男性预期寿命约为 73.1 岁，女性约为 78.8 岁，性别差异约为 5.7 岁，较 2010 年的 5.0 岁进一步扩大。此外，预期寿命性别差异还存在农村（5.9 岁）高于城市（5.3 岁）、西部地区（6.3 岁）高于东部及中部地区的现象（表 2-1）。

表 2-1　2013 年预期寿命结果

	合计	男性	女性	性别差异
全国	75.8	73.1	78.8	5.7
城市	77.4	74.8	80.2	5.3
农村	75.1	72.4	78.2	5.9
城乡差距	2.3	2.5	1.9	－
东部	77.2	74.6	80.0	5.5
中部	75.8	73.3	78.8	5.5
西部	73.5	70.7	77.0	6.3
东西差距	3.6	3.9	3.1	－

从寿命表看，我国大部分地区婴儿预期寿命低于 1～4 岁儿童预期寿命的"矛盾"现象消失，说明婴儿死亡率已降至较低水平。但西部地区"矛盾"现象依然存在，主要是因为婴儿死亡率依然较高所致（表 2-2）。

表 2-2　2013 年全国分地区寿命表

	0 岁	1~ 岁	5~ 岁	10~ 岁	15~ 岁	20~ 岁	25~ 岁	30~ 岁	35~ 岁	40~ 岁	45~ 岁	50~ 岁	55~ 岁	60~ 岁	65~ 岁	70~ 岁	75~ 岁	80~ 岁	85~ 岁
全国合计	75.77	75.44	71.64	66.73	61.83	56.97	52.10	47.28	42.51	37.76	33.13	28.58	24.30	20.10	16.24	12.72	9.62	6.96	4.95
全国男性	73.11	72.79	69.00	64.11	59.23	54.41	49.59	44.83	40.14	35.47	30.96	26.54	22.44	18.45	14.81	11.54	8.67	6.24	4.42
全国女性	78.83	78.47	74.64	69.72	64.80	59.88	54.96	50.08	45.22	40.37	35.60	30.89	26.38	21.93	17.78	13.94	10.52	7.58	5.35
东部合计	77.18	76.61	72.77	67.84	62.92	58.03	53.14	48.28	43.46	38.67	33.98	29.39	25.01	20.77	16.80	13.20	9.91	7.12	4.91
东部男性	74.59	74.02	70.19	65.27	60.36	55.50	50.64	45.83	41.07	36.34	31.75	27.28	23.06	19.02	15.28	11.95	8.91	6.36	4.39
东部女性	80.04	79.48	75.60	70.66	65.73	60.80	55.87	50.96	46.08	41.21	36.41	31.68	27.10	22.62	18.35	14.41	10.81	7.72	5.27
中部合计	75.83	75.39	71.56	66.64	61.73	56.84	51.96	47.13	42.33	37.57	32.91	28.33	24.07	19.87	16.00	12.54	9.55	6.97	5.17
中部男性	73.29	72.88	69.06	64.15	59.26	54.40	49.56	44.79	40.06	35.37	30.83	26.37	22.30	18.30	14.63	11.40	8.65	6.30	4.63
中部女性	78.78	78.30	74.46	69.52	64.59	59.65	54.73	49.83	44.97	40.11	35.33	30.60	26.11	21.66	17.53	13.76	10.44	7.58	5.58
西部合计	73.54	73.63	69.92	65.07	60.21	55.40	50.59	45.86	41.20	36.51	32.01	27.55	23.42	19.32	15.63	12.16	9.18	6.64	4.75
西部男性	70.66	70.78	67.08	62.26	57.43	52.68	47.95	43.30	38.76	34.19	29.84	25.55	21.62	17.76	14.31	11.06	8.30	5.96	4.19
西部女性	76.96	77.01	73.28	68.40	63.51	58.62	53.73	48.89	44.09	39.27	34.57	29.92	25.51	21.13	17.13	13.35	10.08	7.27	5.21
城市合计	77.36	76.80	72.98	68.06	63.15	58.25	53.36	48.49	43.66	38.85	34.19	29.58	25.22	20.98	17.04	13.41	10.14	7.33	5.18
城市男性	74.84	74.29	70.48	65.57	60.68	55.81	50.95	46.13	41.34	36.60	32.03	27.54	23.36	19.34	15.64	12.27	9.27	6.68	4.68
城市女性	80.18	79.60	75.76	70.83	65.89	60.96	56.02	51.11	46.23	41.35	36.57	31.82	27.24	22.73	18.50	14.54	10.96	7.91	5.57
农村合计	75.10	74.83	71.03	66.13	61.24	56.39	51.53	46.74	42.00	37.27	32.66	28.13	23.88	19.71	15.87	12.40	9.37	6.78	4.84
农村男性	72.38	72.13	68.35	63.46	58.59	53.78	48.98	44.26	39.61	34.97	30.48	26.10	22.03	18.06	14.44	11.20	8.39	6.03	4.28
农村女性	78.24	77.95	74.13	69.21	64.30	59.39	54.47	49.60	44.75	39.92	35.16	30.47	25.98	21.57	17.44	13.66	10.31	7.42	5.24

2. ➤➤ 疾病造成的预期寿命损失

2.1 全国预期寿命损失顺位

2013 年造成我国居民预期寿命损失的前 10 位疾病分别为脑血管病、缺血性心脏病、慢性阻塞性肺病、肺及气管和支气管癌、道路伤害、肝癌、胃癌、高血压心脏病、下呼吸道感染、食管癌，共造成寿命损失 7.97 岁。男女顺位略有差异，其中男性前 10 位与性别合计一致，共造成寿命损失 8.20 岁；在女性顺位中，道路伤害降至第 8 位，高血压心脏病升至第 5 位，慢性肾病上升至第 10 位，排名前 10 位的疾病共造成寿命损失 7.51 岁，具体结果见表 2-3。

表 2-3　2013 年全国主要疾病造成的预期寿命损失（年）

顺位	全国		男性		女性	
	疾病名称	寿命损失	疾病名称	寿命损失	疾病名称	寿命损失
1	脑血管病	2.54	脑血管病	2.46	脑血管病	2.56
2	缺血性心脏病	1.73	缺血性心脏病	1.56	缺血性心脏病	1.92
3	慢性阻塞性肺病	0.91	慢性阻塞性肺病	0.86	慢性阻塞性肺病	0.94
4	肺、气管和支气管癌	0.69	肺、气管和支气管癌	0.83	肺、气管和支气管癌	0.48
5	道路伤害	0.48	道路伤害	0.66	高血压心脏病	0.36
6	肝癌	0.46	肝癌	0.60	下呼吸道感染	0.28
7	胃癌	0.35	胃癌	0.41	肝癌	0.26
8	高血压心脏病	0.32	高血压心脏病	0.28	道路伤害	0.26
9	下呼吸道感染	0.28	下呼吸道感染	0.27	胃癌	0.25
10	食管癌	0.21	食管癌	0.27	慢性肾病	0.20

2.2 城乡预期寿命损失顺位

2013 年造成我国城市居民预期寿命损失的前 10 位疾病分别是脑血管病、缺血性心脏病、慢性阻塞性肺病、肺及气管和支气管癌、肺癌、道路伤害、胃癌、下呼吸道感染、高血压心脏病、结直肠癌，共造成寿命损失 7.70 岁。农村地区造成预期寿命损失的前 10 位疾病分别是脑血管病、缺血性心脏病、慢性阻塞性肺病、肺及气管和支气管癌、道路伤害、肝癌、胃癌、高血压心脏病、下呼吸道感染、食管癌，共造成寿命损失 8.09 岁。值得关注的是城市地区呼吸系统疾病造成的寿命损失明显高于农村地区，城市女性造成预期寿命损失的前 5 位疾病中有 3 位是呼吸系统疾病，共造成寿命损失达 1.69 岁（表 2-4）。

表 2-4　2013 年城市和农村地区主要疾病造成的预期寿命损失（年）

地区	顺位	合计		男性		女性	
		疾病名称	寿命损失	疾病名称	寿命损失	疾病名称	寿命损失
城市	1	脑血管病	2.29	脑血管病	2.24	脑血管病	2.28
	2	缺血性心脏病	1.85	缺血性心脏病	1.66	缺血性心脏病	2.05
	3	慢性阻塞性肺病	0.86	肺、气管和支气管癌	1.00	慢性阻塞性肺病	0.82
	4	肺、气管和支气管癌	0.82	慢性阻塞性肺病	0.86	肺、气管和支气管癌	0.57
	5	肝癌	0.43	肝癌	0.56	下呼吸道感染	0.30
	6	道路伤害	0.36	道路伤害	0.48	高血压心脏病	0.28
	7	胃癌	0.33	胃癌	0.39	肝癌	0.24
	8	下呼吸道感染	0.30	下呼吸道感染	0.29	糖尿病	0.24
	9	高血压心脏病	0.25	食管癌	0.24	胃癌	0.23
	10	结直肠癌	0.21	高血压心脏病	0.23	慢性肾病	0.22

续表

地区	顺位	合计		男性		女性	
		疾病名称	寿命损失	疾病名称	寿命损失	疾病名称	寿命损失
农村	1	脑血管病	2.64	脑血管病	2.54	脑血管病	2.67
	2	缺血性心脏病	1.69	缺血性心脏病	1.51	缺血性心脏病	1.87
	3	慢性阻塞性肺病	0.93	慢性阻塞性肺病	0.85	慢性阻塞性肺病	0.99
	4	肺、气管和支气管癌	0.64	肺、气管和支气管癌	0.76	肺、气管和支气管癌	0.45
	5	道路伤害	0.53	道路伤害	0.73	高血压心脏病	0.39
	6	肝癌	0.47	肝癌	0.62	道路伤害	0.28
	7	胃癌	0.36	胃癌	0.42	下呼吸道感染	0.27
	8	高血压心脏病	0.35	高血压心脏病	0.31	肝癌	0.27
	9	下呼吸道感染	0.26	食管癌	0.28	胃癌	0.26
	10	食管癌	0.22	下呼吸道感染	0.25	慢性肾病	0.20

2.3 东中西部地区预期寿命损失顺位

2013 年造成我国东部地区预期寿命损失的前 10 位疾病分别是脑血管病、缺血性心脏病、肺及气管和支气管癌、慢性阻塞性肺病、肝癌、道路伤害、胃癌、高血压心脏病、食管癌、下呼吸道感染，共造成寿命损失 7.65 岁。造成我国中部地区预期寿命损失的前 10 位疾病分别是脑血管病、缺血性心脏病、慢性阻塞性肺病、肺及气管和支气管癌、道路伤害、肝癌、高血压心脏病、胃癌、慢性肾病、下呼吸道感染，共造成寿命损失 8.35 岁。造成我国西部地区预期寿命损失的前 10 位疾病分别是脑血管病、慢性阻塞性肺病、缺血性心脏病、肺及气管和支气管癌、道路伤害、肝癌、下呼吸道感染、高血压心脏病、胃癌、先天畸形，共造成寿命损失 8.08 岁。值得关注的是慢性肾病成为造成我国中部地区预期寿命损失的第 9

位疾病，先天畸形成为造成我国西部地区预期寿命损失的第 10 位疾病（表 2-5）。

表 2-5　2013 年全国分地区主要疾病造成的预期寿命损失（年）

顺位	东部		中部		西部	
	疾病名称	寿命损失	疾病名称	寿命损失	疾病名称	寿命损失
1	脑血管病	2.37	脑血管病	2.83	脑血管病	2.42
2	缺血性心脏病	1.83	缺血性心脏病	2.07	慢性阻塞性肺病	1.44
3	肺、气管和支气管癌	0.78	慢性阻塞性肺病	0.71	缺血性心脏病	1.21
4	慢性阻塞性肺病	0.74	肺、气管和支气管癌	0.66	肺、气管和支气管癌	0.61
5	肝癌	0.46	道路伤害	0.45	道路伤害	0.61
6	道路伤害	0.41	肝癌	0.45	肝癌	0.46
7	胃癌	0.38	高血压心脏病	0.42	下呼吸道感染	0.45
8	高血压心脏病	0.24	胃癌	0.34	高血压心脏病	0.33
9	食管癌	0.24	慢性肾病	0.21	胃癌	0.31
10	下呼吸道感染	0.20	下呼吸道感染	0.21	先天畸形	0.24

2.4　不同年龄组导致寿命损失的主要疾病构成

影响 0~4 岁、5~19 岁、20~59 岁及 60 岁以上人群预期寿命的主要疾病分别为围生期疾病、损伤和中毒、恶性肿瘤及心脏病（农村地区为脑血管病）。值得关注的是先天畸形和染色体异常仍是影响 0~4 岁及 5~19 岁人群预期寿命的主要疾病；传染病和寄生虫病仍是影响农村 0~4 岁儿童预期寿命的主要疾病；恶性肿瘤已上升至导致 5~19 岁人群预期寿命减少的主要疾病第二位，低龄化趋势明显（表 2-6）。

表 2-6　不同年龄组导致寿命损失的主要疾病构成

地区	顺位	0～4岁		5～19岁		20～59岁		60岁以上	
		疾病名称	死亡率占比	疾病名称	死亡率占比	疾病名称	死亡率占比	疾病名称	死亡率占比
城市	1	围生期疾病	35.75	损伤和中毒	52.97	恶性肿瘤	37.88	心脏病	24.34
	2	先天畸形和染色体异常	21.04	恶性肿瘤	17.33	损伤和中毒	16.84	恶性肿瘤	24.10
	3	损伤和中毒	14.15	神经系统疾病	6.85	心脏病	14.07	脑血管	22.34
	4	呼吸系统疾病	8.65	先天畸形和染色体异常	4.50	脑血管病	13.66	呼吸系统疾病	14.04
	5	神经系统疾病	4.37	心脏病	3.55	呼吸系统疾病	3.81	损伤和中毒	3.23
农村	1	围生期疾病	30.68	损伤和中毒	57.87	恶性肿瘤	33.41	脑血管	25.53
	2	损伤和中毒	20.91	恶性肿瘤	13.56	损伤和中毒	21.60	心脏病	24.26
	3	先天畸形和染色体异常	18.57	神经系统疾病	5.79	脑血管病	14.97	恶性肿瘤	20.81
	4	呼吸系统疾病	10.50	先天畸形和染色体异常	4.69	心脏病	13.65	呼吸系统疾病	14.41
	5	传染病和寄生虫病	4.65	心脏病	3.29	呼吸系统疾病	3.44	损伤和中毒	4.24

3. 危险因素归因死亡结果

不同危险因素的归因死亡数见表 2-7。不同危险因素造成的死亡数从高到低依次为高血压、吸烟、水果摄入不足、膳食高盐、高血糖、高 BMI、身体活动不足、饮酒、高胆固醇、蔬菜摄入不足。

表 2-7　不同危险因素归因死亡数

危险因素	合计	男性	女性	城市	农村	东部	中部	西部
高血压	2087893	1151662	936230	964453	1123439	738762	765277	583854

危险因素	合计	男性	女性	城市	农村	东部	中部	西部
吸烟	1593312	1282449	310863	771895	821417	590320	503164	499828
水果摄入不足	1348392	812970	535422	606396	741996	531089	452693	364610
高盐	834415	495258	339157	-	-	-	-	-
高血糖	622179	333611	288569	343439	278741	258174	202549	161456
BMI	499379	368293	131086	278476	220903	203271	170779	125329
身体活动	388954	207014	181940	213620	175334	176410	134481	78063
饮酒	304700	319700	-15000	118000	186700	99600	92300	112800
高胆固醇	264998	125108	139890	150792	114206	129625	77614	57760
蔬菜摄入不足	261795	138397	123398	135173	126622	126389	79427	55979

2013 年中国血压升高导致的死亡人数达到了 176 万，其中，在男性中血压升高导致的死亡人数（约为 98 万）高于女性（约为 78 万）；在农村导致的死亡人数（约为 93 万）高于城市（约为 83 万）；在东部地区导致的死亡人数最多（约为 65 万），其次是中部地区（约为 64 万），最低的是西部地区（约为 48 万）。在相关疾病中，血压升高导致缺血性心脏病死亡人数为 665616，在这几种疾病中最多；其次是出血性脑卒中和缺血性脑卒中，分别为 533140 人和 359289 人；血压升高导致的房颤和心内膜炎的死亡数最少，分别为 143 人和 221 人。

我国 2013 年因吸烟导致死亡数 159 万（男性 128 万，女性 31 万），导致死亡最多的分别为肺癌（35 万）、COPD（33 万）、缺血性心脏病（25 万）、出血性脑卒中（21 万）和缺血性脑卒中（12 万）。

我国因水果摄入不足导致的归因死亡数为 135 万（男性 81 万，女性 54 万），其中包括缺血性心脏病 472482 例，出血性卒中 340819 例，缺血性卒中 259079 例，肺癌 208424 例，食管癌 60680 例，喉癌 5362 例和口腔癌 3568 例，城市 61 万，农村 74 万。

2013 年全国因为高盐饮食导致死亡约 83 万人，其中男性 49 万，女性 34 万。归因于高盐饮食死亡的疾病主要为缺血性心脏病、缺血性脑卒中和出血性脑卒中，占 74%，男女性相似。由于 GBD 研究尚未对我们城市和农村，东中西部地区 24 小时尿钠水平进行估计，本研究尚无法对其进行归因死亡和预期寿命损失计算。

2013 年归因于高血糖的总死亡人数为 62.2 万人，其中，男性为 33.4 万人，女性 28.9 万人。归因于高血糖的相关疾病死亡人数以缺血性心脏病为最多，约为 21.2 万人，其次为脑血管病，约 18.2 万人，其余依次为糖尿病 14.5 万、慢性肾病 5.2 万和结核病 3.2 万。

2013 年归因于高 BMI 的总死亡人数为 49.9 万人，其中，男性为 36.8 万人，女性 13.1 万人。死亡人数最多的疾病为脑卒中、冠心病、高心病、肝癌、糖尿病、食管癌和肾病。

身体活动造成的归因总死亡数为 39 万，男性与女性死亡数相近，分别为 21 万和 18 万。不同疾病结局中，身体活动造成归因死亡最多的为缺血性心脏病，大约 20.6 万，其次是缺血性脑卒中，约为 13.3 万。

2013 年饮酒导致我国死亡人数为 38.12 万，同时避免了 7.65 万人死亡。饮酒导致死亡最多的为出血性脑卒中（9.71 万）、肝癌（8.82 万）、肝硬化（6.14 万）和食管癌（4.87 万），避免了 6.85 万缺血性心脏病、0.49 万缺血性脑卒中和 0.31 万糖尿病可能造成的死亡。

2013 年，我国归因于高血清胆固醇的死亡人数约 26.5 万人，其中死于缺血性心脏病的 236540 人，死于缺血性脑卒中的 28458 人。男性归因死亡人数为 125108 人，女性为 139890 人，城市归因死亡人数为 150792 人，农村为 114206 人；东部归因死亡人数为 129625 人，中部为 77614 人，西部为 57760 人。

2013 年为因蔬菜摄入不足导致的归因死亡数为 26 万（男性 14 万，女性 12 万），其中包括出血性脑卒中 11 万、缺血性心脏病 10 万和缺血性脑卒中 5 万例。

比较分析不同危险因素对恶性肿瘤、缺血性心脏病、脑卒中、呼吸系统疾病和糖尿病等几个主要疾病归因死亡的影响。在全国范围内，对恶性肿瘤归因死亡影响最高的为吸烟，其次为水果摄入不足，其归因死亡数分别为49.82万和27.80万；对缺血性心脏病归因死亡影响最高的危险因素为高血压，其次为水果摄入不足和吸烟，其归因死亡数分别为66.56万、47.24万和25.30万；此外，饮酒对缺血性心脏病具有保护效应，可以减少约6.85万死亡；对脑卒中归因死亡影响最高的危险因素为高血压，其次为水果摄入不足和膳食高盐，其归因死亡数分别为89.24万、59.79万和33.82万；仅有吸烟对呼吸系统疾病有影响，归因死亡数为33.35万；对糖尿病影响最大的危险因素为高血糖，归因死亡数为14.46万，其次为BMI和身体活动，其归因死亡数分别为4.20万和2.45万；此外，饮酒对糖尿病减少了约3100人死亡。具体参见图2-1。

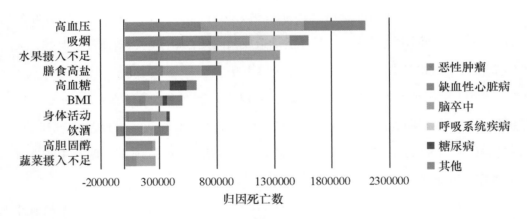

图2-1　不同危险因素对主要疾病造成的归因死亡数（全国）

比较分析不同性别中危险因素对恶性肿瘤、缺血性心脏病、脑卒中、呼吸系统疾病和糖尿病等几个主要疾病的归因死亡的影响。在男性中，对恶性肿瘤归因死亡影响最高的为吸烟，其次为水果摄入不足，其归因死亡数分别为40.35万和20.09万；对缺血性心脏病归因死亡影响最高的危险因素为高血压，其次为水果摄入不足和吸烟，其归因死亡数分别为 35.04 万、26.00 万和 21.94 万；此外，饮酒对缺血性心脏病具有保护效应，可以减少约 5.72 万死亡；对脑卒中归因死亡影响最高的危险因素为高血压，其次为水果摄入不足和吸烟，其归因死亡数分别为51.95 万、35.21 万和 29.76 万；仅有吸烟对呼吸系统疾病有影响，归因死亡数为20.92 万；对糖尿病影响最大的危险因素为高血糖，归因死亡数为 6.76 万，其次为BMI 和身体活动，其归因死亡数分别为 1.91 万和 1.11 万；此外，饮酒对糖尿病减少了约 2400 人死亡。具体参见图 2-2。

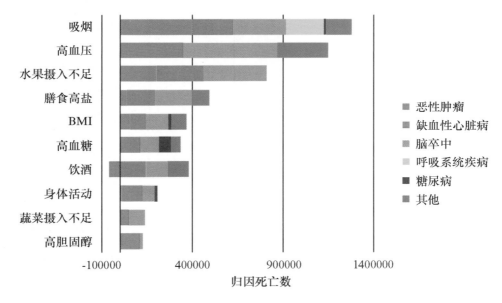

图 2-2　不同危险因素对主要疾病造成的归因死亡数（男性）

在女性中，对恶性肿瘤归因死亡影响最高的为吸烟，其次为水果摄入不足，其归因死亡数分别为 9.47 万和 7.72 万；对缺血性心脏病归因死亡影响最高的危险因素为高血压，其次为水果摄入不足和高胆固醇，其归因死亡数分别为 31.51 万、21.25 万和 12.70 万；此外，饮酒对缺血性心脏病具有保护效应，可以减少约 1.13万死亡；对脑卒中归因死亡影响最高的危险因素为高血压，其次为水果摄入不足和膳食高盐，其归因死亡数分别为 37.29 万、24.57 万和 13.06 万；仅有吸烟对呼吸系统疾病有影响，归因死亡数为 12.43 万；对糖尿病影响最大的危险因素为高血糖，归因死亡数为 7.70 万，其次为 BMI 和身体活动，其归因死亡数分别为 2.29 万和 1.34 万；此外，饮酒对糖尿病减少了约 700 人死亡。具体参见图 2-3。

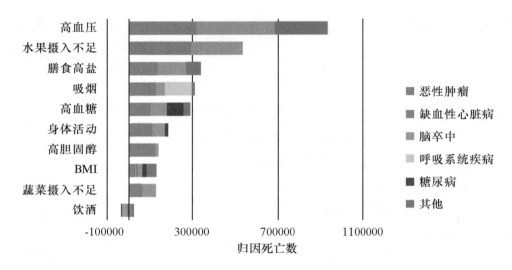

图 2-3　不同危险因素对主要疾病造成的归因死亡数（女性）

在城市地区中，对恶性肿瘤归因死亡影响最高的为吸烟，其次为水果摄入不足，其归因死亡数分别为 28.04 万和 13.80 万；对缺血性心脏病归因死亡影响最高的危险因素为高血压，其次为水果摄入不足和高胆固醇，其归因死亡数分别为 34.04 万、22.90 万和 13.51 万；此外，饮酒对缺血性心脏病具有保护效应，可以减少约 3.65 万死亡；对脑卒中归因死亡影响最高的危险因素为高血压，其次为水果摄入不足和吸烟，其归因死亡数分别为 40.14 万、23.94 万和 14.08 万；仅有吸烟对呼吸系统疾病有影响，归因死亡数为 15.52 万；对糖尿病影响最大的危险因素为高血糖，归因死亡数为 8.68 万，其次为 BMI 和身体活动，其归因死亡数分别为 2.63 万和 1.53 万；此外，饮酒对糖尿病减少了约 1700 人死亡。具体参见图 2-4。

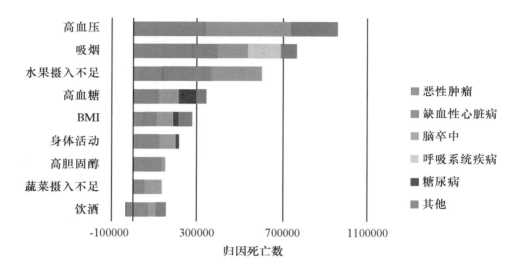

图 2-4　不同危险因素对主要疾病造成的归因死亡数（城市）

　　在农村地区中，对恶性肿瘤归因死亡影响最高的为吸烟，其次为水果摄入不足，其归因死亡数分别为 21.78 万和 14.00 万；对缺血性心脏病归因死亡影响最高的危险因素为高血压，其次为水果摄入不足和吸烟，其归因死亡数分别为 32.52 万、24.34 万和 13.39 万；此外，饮酒对缺血性心脏病具有保护效应，可以减少约 3.20 万死亡；对脑卒中归因死亡影响最高的危险因素为高血压，其次为水果摄入不足和吸烟，其归因死亡数分别为 49.10 万、35.85 万和 13.39 万；仅有吸烟对呼吸系统疾病有影响，归因死亡数为 17.83 万；对糖尿病影响最大的危险因素为高血糖，归因死亡数为 5.78 万，其次为 BMI，其归因死亡数为 1.56 万；此外，饮酒对糖尿病减少了约 1400 人死亡。具体参见图 2-5。

　　在东部地区中，对恶性肿瘤归因死亡影响最高的为吸烟，其次为水果摄入不足，其归因死亡数分别为 21.97 万和 11.71 万；对缺血性心脏病归因死亡影响最高的危险因素为高血压，其次为水果摄入不足和高胆固醇，其归因死亡数分别为 27.24 万、20.08 万和 11.56 万；此外，饮酒对缺血性心脏病具有保护效应，可以减少约 2.85 万死亡；对脑卒中归因死亡影响最高的危险因素为高血压，其次为水果摄入不足和吸烟，其归因死亡数分别为 30.95 万、21.32 万和 10.98 万；仅有吸烟对呼吸系统疾病有影响，归因死亡数为 10.78 万；对糖尿病影响最大的危险因素为高

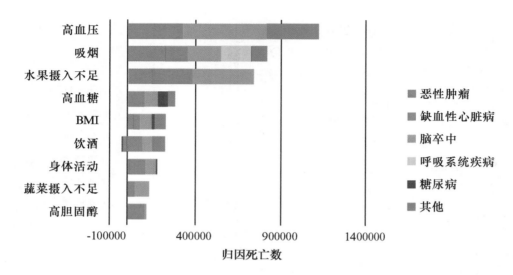

图 2-5　不同危险因素对主要疾病造成的归因死亡数（农村）

血糖，归因死亡数为 6.73 万，其次为 BMI，其归因死亡数为 1.99 万；此外，饮酒对糖尿病减少了约 1400 人死亡。具体参见图 2-6。

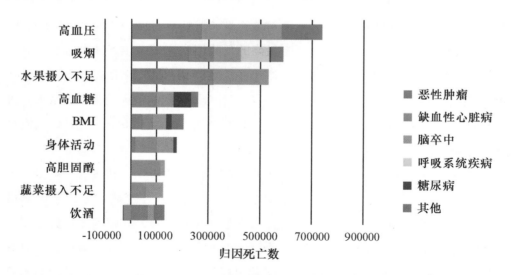

图 2-6　不同危险因素对主要疾病造成的归因死亡数（东部地区）

在中部地区中，对恶性肿瘤归因死亡影响最高的为吸烟，其次为水果摄入不足，其归因死亡数分别为 14.60 万和 8.13 万；对缺血性心脏病归因死亡影响最高的危险因素为高血压，其次为水果摄入不足和身体活动不足，其归因死亡数分别为 24.75 万、16.36 万和 7.30 万；此外，饮酒对缺血性心脏病具有保护效应，可以减少约 2.55 万死亡；对脑卒中归因死亡影响最高的危险因素为高血压，其次为水果摄入不足和吸烟，其归因死亡数分别为 32.48 万、16.36 万和 9.53 万；仅有吸烟对呼吸系统疾病有影响，归因死亡数为 8.08 万；对糖尿病影响最大的危险因素为高血糖，归因死亡数为 4.11 万，其次为 BMI，其归因死亡数为 1.25 万；此外，饮酒对糖尿病减少了约 900 人死亡。具体参见图 2-7。

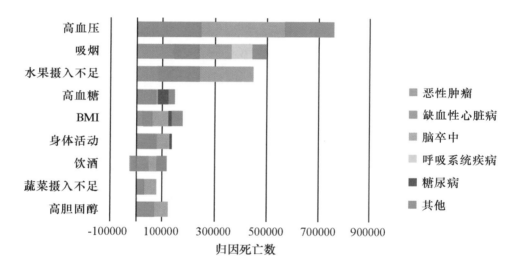

图 2-7　不同危险因素对主要疾病造成的归因死亡数（中部地区）

在西部地区中，对恶性肿瘤归因死亡影响最高的为吸烟，其次为水果摄入不足，其归因死亡数分别为 13.25 万和 7.97 万；对缺血性心脏病归因死亡影响最高的危险因素为高血压，其次为水果摄入不足和吸烟，其归因死亡数分别为 14.51 万、10.80 万和 6.06 万；此外，饮酒对缺血性心脏病具有保护效应，可以减少约 1.45 万死亡；对脑卒中归因死亡影响最高的危险因素为高血压，其次为水果摄入不足和吸烟，其归因死亡数分别为 25.80 万、17.69 万和 10.80 万；仅有吸烟对呼吸系统疾病有影响，归因死亡数为 14.49 万；对糖尿病影响最大的危险因素为高血糖，归因死亡数为 3.62 万；此外，饮酒对糖尿病减少了约 700 人死亡。具体参见图 2-8。

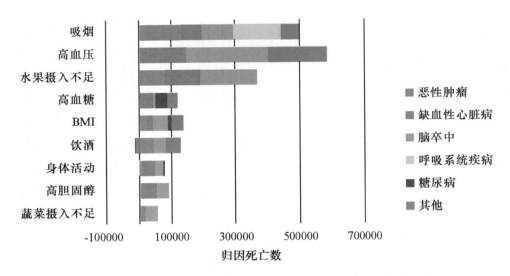

图 2-8　不同危险因素对主要疾病造成的归因死亡数（西部地区）

4. 不同危险因素对预期寿命的影响

不同危险因素对预期寿命的影响如表 2-8。高血压对预期寿命的影响最大，造成预期寿命损失 2.86 岁，吸烟 2.04 岁，水果摄入不足 1.73 岁和膳食高盐 1.36 岁。

表 2-8　不同危险因素对预期寿命的影响

危险因素	合计	男性	女性	城市	农村	东部	中部	西部
高血压	2.86	2.64	3.07	2.59	2.97	2.56	3.48	2.58
吸烟	2.04	2.93	0.88	1.97	2.07	1.96	2.04	2.16
水果摄入不足	1.73	1.80	1.58	1.48	1.83	1.74	1.86	1.53
高盐	1.36	1.44	1.24	–	–	–	–	–
高血糖	0.72	0.66	0.78	0.83	0.67	0.74	0.74	0.64
BMI	0.62	0.79	0.37	0.63	0.66	0.54	0.69	0.59
饮酒	0.43	0.77	-0.03	0.31	0.48	0.40	0.40	0.52

续表

危险因素	合计	男性	女性	城市	农村	东部	中部	西部
身体活动不足	0.43	0.39	0.47	0.48	0.41	0.48	0.48	0.29
高胆固醇	0.30	0.26	0.35	0.34	0.28	0.36	0.28	0.23
蔬菜摄入不足	0.30	0.28	0.31	0.31	0.30	0.35	0.29	0.23

通过比较和汇总分析，不同危险因素对全人群预期寿命的影响最高的为高血压，造成预期寿命损失为2.86岁，其次为吸烟造成预期寿命损失2.04岁，第三位是水果摄入不足造成寿命损失1.73岁。在不同性别比较，在男性中对预期寿命损失影响最大的是吸烟，共造成预期寿命损失2.93岁；其次为高血压，造成寿命损失2.64岁；第三位的是水果摄入不足，造成寿命损失1.80岁。在女性中对预期寿命损失影响最大的为高血压，造成寿命损失3.07岁；其次为水果摄入不足，寿命损失为1.58岁；排在第三位的是膳食高盐，寿命损失为1.24岁；吸烟排在第四位，造成寿命损失0.88岁；其中，饮酒对女性的预期寿命有一定的保护作用，饮酒可以对女性的预期寿命提高0.03岁。其他结果见图2-9。

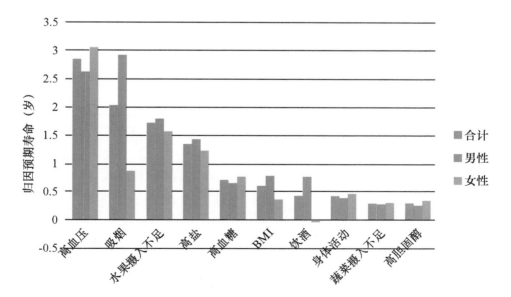

图2-9　2013年不同危险因素对预期寿命的影响（全国）

在城市地区，不同危险因素对全人群预期寿命的影响最高的为高血压，造成预期寿命损失为 2.59 岁，其次为吸烟造成预期寿命损失 1.97 岁，第三位是水果摄入不足造成寿命损失 1.48 岁。在不同性别中，对城市男性预期寿命损失影响最大的是吸烟，共造成预期寿命损失 2.90 岁；其次为高血压，造成寿命损失 2.43 岁；第三位的是水果摄入不足，造成寿命损失 1.52 岁。对城市女性预期寿命损失影响最大的为高血压，造成寿命损失 2.73 岁；其次为水果摄入不足，寿命损失为 1.39 岁；排在第三位的是高血糖，寿命损失为 0.85 岁；吸烟排在第四位，造成寿命损失 0.82 岁；饮酒对城市女性预期寿命有保护作用，可以提高预期寿命 0.04 岁。其他结果见图 2-10。

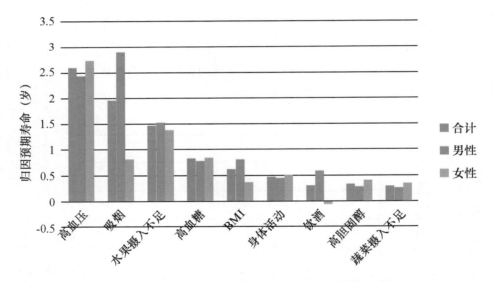

图 2-10　2013 年不同危险因素对预期寿命的影响（城市）

在农村地区，不同危险因素对全人群预期寿命的影响最高的为高血压，造成预期寿命损失为 2.97 岁，其次为吸烟造成预期寿命损失 2.07 岁，第三位是水果摄入不足造成寿命损失 1.83 岁。在不同性别中，对农村男性预期寿命损失影响最大的是吸烟，共造成预期寿命损失 2.94 岁；其次为高血压，造成寿命损失 2.72 岁；

第三位的是水果摄入不足，造成寿命损失 1.90 岁。对农村女性预期寿命损失影响最大的为高血压，造成寿命损失 3.21 岁；其次为水果摄入不足，寿命损失为 1.66 岁；排在第三位的是吸烟，寿命损失为 0.90 岁；饮酒对农村女性预期寿命有保护作用，可以提高预期寿命 0.04 岁。其他结果见图 2-11。

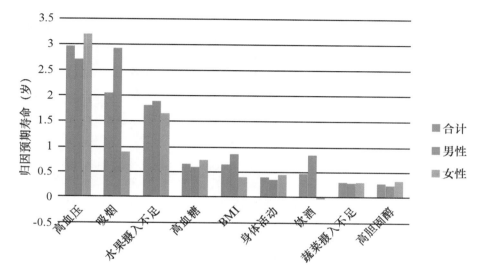

图 2-11　2013 年不同危险因素对预期寿命的影响（农村）

在东部地区，不同危险因素对全人群预期寿命的影响最高的为高血压，造成预期寿命损失为 2.56 岁，其次为吸烟造成预期寿命损失 1.96 岁，第三位是水果摄入不足造成寿命损失 1.74 岁。在不同性别中，对东部男性预期寿命损失影响最大的是吸烟，共造成预期寿命损失 2.81 岁；其次为高血压，造成寿命损失 2.35 岁；第三位的是水果摄入不足，造成寿命损失 1.78 岁。对东部女性预期寿命损失影响最大的为高血压，造成寿命损失 2.73 岁；其次为水果摄入不足，寿命损失为 1.62 岁；排在第三位的是吸烟，寿命损失为 0.89 岁；饮酒对东部女性预期寿命有保护作用，可以提高预期寿命 0.04 岁。其他结果见图 2-12。

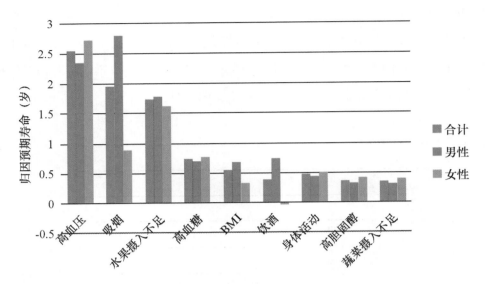

图 2-12　2013 年不同危险因素对预期寿命的影响（东部地区）

在中部地区，不同危险因素对全人群预期寿命的影响最高的为高血压，造成预期寿命损失为 3.48 岁，其次为吸烟造成预期寿命损失 2.04 岁，第三位是水果摄入不足造成寿命损失 1.86 岁。在不同性别中，对中部男性预期寿命损失影响最大的是高血压，共造成预期寿命损失 3.24 岁；其次为吸烟，造成寿命损失 2.99 岁；第三位的是水果摄入不足，造成寿命损失 1.97 岁。对中部女性预期寿命损失影响最大的为高血压，造成寿命损失 3.71 岁；其次为水果摄入不足，寿命损失为 1.65 岁；排在第三位的是高血糖，寿命损失为 0.84 岁；饮酒对中部女性预期寿命有保护作用，可以提高预期寿命 0.05 岁。其他结果见图 2-13。

在西部地区，不同危险因素对全人群预期寿命的影响最高的为高血压，造成预期寿命损失为 2.58 岁，其次为吸烟造成预期寿命损失 2.16 岁，第三位是水果摄入不足造成寿命损失 1.53 岁。在不同性别中，对西部男性预期寿命损失影响最大的是吸烟，共造成预期寿命损失 3.05 岁；其次为高血压，造成寿命损失 2.37 岁；第三位的是水果摄入不足，造成寿命损失 1.61 岁。对西部女性预期寿命损失影响最大的为高血压，造成寿命损失 2.82 岁；其次为水果摄入不足，寿命损失为 1.38

岁；排在第三位的是吸烟，寿命损失为 0.94 岁。其他结果见图 2-14。

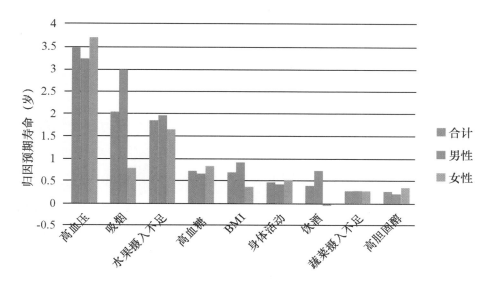

图 2-13　2013 年不同危险因素对预期寿命的影响（中部地区）

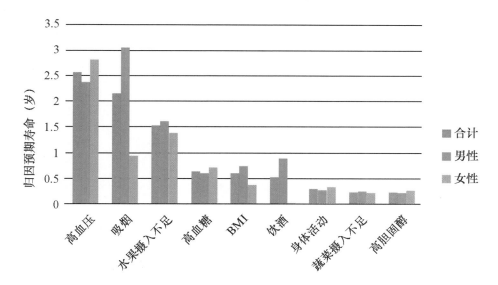

图 2-14　2013 年不同危险因素对预期寿命的影响（西部地区）

5. 危险因素干预示范研究

5.1 山东省减盐干预策略及效果评价

5.1.1 山东省人群盐与高血压相关知识、态度、行为变化情况

与 2011 年基线调查相比，本次调查发现，干预后高血压诊断标准知晓率升高了 61.5%；每人每天 6 克盐的知晓率升高 108.1%；少吃盐降压的知晓率升高41.7%；定量盐勺使用率升高 207.2%；对食品钠/盐含量的关注率升高 112.7%；对低盐饮食的赞成率升高 5.4%；主动采取减盐措施率升高 32.9%；对低钠盐的知晓率升高 108.6%。(表 2-9)

表 2-9　山东省居民分性别及城乡减盐相关知识态度及行为情况（%）

减盐相关知识	合计		性别		城乡	
	2013 年	2011 年	男性	女性	城市	农村
高血压诊断标准知晓率	49.9	30.9	50.3	47.6	54.8	45.2
每人每天 6 克盐知晓率	46.2	22.2	47.3	44.9	46.7	45.8
少吃盐降血压知晓率	73.7	52.0	74.4	72.9	73.4	73.9
定量盐勺使用率	21.1	6.9	20.1	22.1	19.1	22.3
钠/盐含量关注率	23.4	11.0	23.2	23.7	26.7	21.3
钠/盐含量标注必要率	78.1	78.1	78.3	78.0	78.5	77.9
低盐饮食赞成率	94.2	89.4	93.0	95.5	93.1	95.2
主动采取减盐措施率	50.5	38.0	46.2	55.0	49.5	51.1
低钠盐知晓率	26.7	12.8	25.8	27.7	33.2	22.6

5.1.2 18～69 岁居民调味品盐/钠摄入量

山东省居民人均每日调味品食盐摄入量为 11.03 克，男性为 11.21 克，女性为

10.91 克，鲁西北为 11.44 克，鲁东为 11.27 克，鲁中南为 10.59 克，城市为 11.09 克，农村为 10.98 克。

调味品食盐摄入量低于 6 克的人群占 16.98%，调味品食盐摄入量高于 14 克者占 29.81%。与 2011 年基线调查相比，人均调味品食盐摄入量降低了 6.98%，男性降低了 10.71%，女性降低了 2.66%，其中鲁西北地区降低了 2.27%，鲁中南地区降低了 14.26%，鲁东地区降低了 1.15%，城市地区增加了 2.69%，农村地区降低了 11.11%（表 2-10）。

表 2-10　山东省居民分城乡、地区人均调味品食盐摄入量（克）

调味品	合计	性别		城乡		地区		
		男性	女性	城市	农村	鲁东	鲁中南	鲁西北
合计	11.03	11.21	10.91	11.09	10.98	11.27	10.59	11.44
精盐	8.51	8.38	8.61	8.66	8.41	8.96	8.01	8.83
醋	0.04	0.04	0.04	0.05	0.04	0.02	0.05	0.06
酱	0.20	0.22	0.18	0.32	0.11	0.08	0.32	0.12
味精	0.15	0.13	0.17	0.09	0.19	0.35	0.06	0.11
酱油	1.67	1.79	1.57	1.73	1.63	1.45	1.66	1.86
咸菜	0.06	0.03	0.08	0.00	0.09	0.00	0.02	0.16

5.2 重庆市慢病综合干预策略及效果评价

5.2.1 对高血压的影响

5.2.1.1 对血压的影响纵向比较

2010 年重庆市慢性病及危险因素监测人群高血压患病粗率为 28.01%，标化患病率为 24.68%。2013 年监测人群高血压患病粗率为 43.92%，标化患病率为 25.23%。比较示范区与非示范区 2010 年监测人群高血压患病粗率分别为 26.04% 与 31.63%，标化发病率分别为 22.81% 与 28.11%。2013 年示范区与非示范区高血压患病粗率分别为 40.66% 与 46.53%，标化发病率分别为 22.83% 与 27.84%，由此可见示范区与非示范区相比较，示范区高血压患病率 2 次监测均高于非示范区，但 2 次间示范区高血压标化患病率无明显差异。比较 2 次监测人群收缩压 2013 年（134.58 ± 21.50）高于 2010 年（126.11 ± 19.92），差异有统计学意义（t=-15.31，$P < 0.001$）；但舒张压是 2010 年（80.20 ± 13.67）高于 2013 年（76.10 ± 10.88），差异有统计学意义（t=12.15，$P < 0.001$）。见表 2-11。

5.2.1.2 对慢性病相关行为与高血压健康管理指标的影响纵向比较

比较 2010 年与 2013 年慢性病综合防控示范区间慢性病相关行为与高血压健康管理指标发现，示范区建设可以对有害饮酒率、1 周身体活动水平、高血压知晓率与高血压治疗率有积极的影响，差异有统计学意义（$P < 0.05$），但对蔬菜水果摄入不足、盐摄入过多、食用油摄入过多等膳食习惯的影响是负面的，差异有统计学意义（$P < 0.05$）。见表 2-11。

表 2-11　2010 年与 2013 年重庆市示范区慢性病相关行为与健康管理指标比较

行为与高血压健康管理指标	示范区				χ^2	P
	2010 年		2013 年			
	例数	构成比（%）	例数	构成比（%）		
吸烟率	2404	80.16	1961	81.78	2.25	0.134
有害饮酒率	185	55.22	170	26.48	78.62	< 0.001
红肉摄入过多	942	31.41	775	32.49	0.72	0.396
蔬菜水果摄入不足	803	26.78	1018	42.45	146.48	< 0.001
休闲性身体活动的比例	510	17.01	422	17.60	0.33	0.567
1 周内身体活动水平						
活跃	1323	44.11	1654	68.97	461.9	< 0.001
中等	783	26.11	547	22.81		
不足	893	29.78	197	8.22		
盐摄入过多	502	74.15	2056	85.74	50.68	< 0.001
食用油摄入过多	476	70.31	2124	88.57	134.83	< 0.001
高血压知晓率	383	44.59	492	50.46	6.32	0.012

续表

行为与高血压健康管理指标	示范区				χ^2	P
	2010 年		2013 年			
	例数	构成比（%）	例数	构成比（%）		
高血压管理率	529	61.58	313	63.62	0.55	0.458
高血压治疗率	311	36.20	382	77.64	215.00	< 0.001

5.2.1.3 对高血压患病率、健康管理指标与相关行为的影响横向比较

采用 2013 年慢性病及危险因素监测数据比较发现，示范区居民吸烟率（27.06%）、红肉摄入过多（67.51%）、蔬菜水果摄入不足（42.58%）的比例均低于非示范区（30.24%、73.11%、49.78%），差异均有统计学意义（$P < 0.05$）。有休闲性身体活动（17.60%）、1 周内身体活动水平达到充分的比例（91.78%）示范区高于非示范区（14.95%，86.18%），差异均有统计学意义（$P < 0.05$），但饮酒者中有害饮酒的比例、食盐摄入过多、食用油摄入过多的比例示范区与非示范区间差异无统计学意义（$P > 0.05$）。示范区居民高血压患病率（40.66%）、血脂异常的比例（17.82%）低于非示范区居民（46.53%，21.17%），差异有统计学意义（$P < 0.05$）。高血压知晓率、管理率、治疗率均是示范区（50.46%、63.62%、77.64%）高于非示范区（39.89%、47.30%、70.63%），差异有统计学意义（$P < 0.05$）。见表 2-12。

表 2-12　重庆市示范区与非示范区居民主要慢性病患病率、管理率及相关行为比较

慢性病相关行为	示范区（$n=2398$）		非示范区（$n=2996$）		χ^2 值	P 值
	例数（人）	构成比（%）	例数（人）	构成比（%）		
现在吸烟率 [a]	649	27.06	906	30.24	6.55	0.010
饮酒者中有害饮酒率	472	73.52	715	75.74	1.00	0.317
红肉摄入过多的比例 [b]	1610	67.51	2159	73.11	19.99	<0.001
蔬菜水果摄入不足的比例	1380	57.55	1508	50.33	27.87	<0.001
有休闲性身体活动的比例	422	17.60	448	14.95	6.89	0.009
1 周内身体活动充分的比例	2201	91.78	2582	86.18	41.63	<0.001
食盐摄入过多的比例	2056	85.74	2556	85.31	0.19	0.660

续表

慢性病相关行为	示范区（ n =2398 ）		非示范区（ n =2996 ）		χ^2 值	P 值
	例数（人）	构成比（%）	例数（人）	构成比（%）		
食用油摄入过多的比例	2124	88.57	2612	87.18	2.41	0.121
高血压知晓率	492	50.46	556	39.89	26.02	<0.001
高血压管理率	313	63.62	263	47.30	28.07	<0.001
高血压治疗率	382	77.64	392	70.63	6.65	0.010
超重肥胖率	808	33.69	1020	34.05	0.07	0.787
向心性肥胖的比例	265	11.05	315	10.51	0.40	0.527
高血压患病率	975	40.66	1394	46.53	18.63	<0.001
血脂异常的患病率	426	17.82	632	21.17	9.41	0.002
代谢综合征患病率	434	18.10	539	17.99	0.01	0.919

注：a：指应答吸烟者中现在仍吸烟的人所占的比例；b：样本量为应答吃红肉的居民。

5.2.2 对脑卒中发病率、死亡率与心肌梗死发病率的影响

5.2.2.1 示范区与非示范区脑卒中发病率比较

通过全市心脑血管事件报告数据分析比较 2012~2015 年重庆市示范区与非示范区脑卒中发病率发现，示范区脑卒中发病率低于非示范区，示范区与非示范区脑卒中发病率均处于平衡的发病水平（表 2-13）。

表 2-13　重庆市示范区与非示范区脑卒中发病率比较（1/10 万）

年份	男性		女性		合计	
	示范区	非示范区	示范区	非示范区	示范区	非示范区
2012 年	245.3	310.2	204.2	262.7	224.7	286.4
2013 年	300.5	352.7	251.7	303.7	276.1	328.2
2014 年	284.6	332.3	217.0	272.1	250.8	302.2
2015 年	278.9	316.6	215.0	259.2	247.0	287.9
F	0.66	0.00	0.00	0.16	0.18	0.04

年份	男性		女性		合计	
	示范区	非示范区	示范区	非示范区	示范区	非示范区
APC（%）	3.36	0.02	0.10	-1.49	1.92	-0.70
P	0.503	0.996	1.000	0.730	0.713	0.863

5.2.2.2 示范区与非示范区心肌梗死发病率比较

通过对心脑血管事件报告数据分析发现，示范区心肌梗死发病率低于非示范区，但示范区与非示范区心肌梗死发病率均呈逐年上升的趋势，差异有统计学意义（$P < 0.05$），见表 2-14。

表 2-14　重庆市示范区与非示范区心肌梗死发病率比较（1/10 万）

年份	男性		女性		合计	
	示范区	非示范区	示范区	非示范区	示范区	非示范区
2012 年	29.9	34.5	19.8	27	24.8	30.7
2013 年	35.4	41.2	22.4	30.6	28.9	35.9
2014 年	38.3	43.8	30.1	32.7	34.2	38.2
2015 年	41.5	51.3	30.2	41.2	35.8	46.2
F	47.36	66.19	42.09	60.2	42.09	60.2
APC（%）	11.18	13.31	13.54	13.77	13.54	13.77
P	0.02	0.015	0.023	0.016	0.023	0.016

5.2.2.3 示范区与非示范区脑卒中死亡率比较

2006 ~ 2015 年重庆市脑卒中死亡率处于相对稳定的死亡水平，但标化死亡率呈下降的趋势，差异有统计学意义（$P < 0.05$）。比较示范区中的渝中区、万州区与非示范区中的大足区与秀山县发现，示范区脑卒中标化死亡率均呈下降的趋势，而非示范区的脑卒中标化死亡率均呈上升的趋势，差异有统计学意义（$P < 0.05$），见表 2-15。

表2-15 2006~2015年重庆市示范区与非示范区脑卒中死亡率及趋势变化

年份	重庆市		渝中区*		万州区*		大足区		秀山县	
	死亡率 (1/10万)	标化率 (1/10万)	死亡率 (1/10万)	标化率 (1/10万)	死亡率 (1/10万)	标化率 (1/10万)	死亡率 (1/10万)	标化率 (1/10万)	死亡率 (1/10万)	标化率 (1/10万)
2006	114.01	92.97	85.31	56.93	121.01	114.93	63.12	57.40	68.71	51.11
2007	125.69	100.16	94.57	66.91	148.14	141.50	75.23	67.48	85.94	72.22
2008	114.84	89.47	65.31	46.53	146.55	122.89	76.18	68.87	102.34	84.10
2009	115.03	87.67	52.08	41.49	145.82	123.10	89.77	80.87	135.29	106.17
2010	136.78	102.81	82.11	46.99	148.41	116.69	148.75	125.30	144.79	111.69
2011	135.01	91.83	95.80	60.82	142.60	112.99	146.94	133.08	142.54	103.22
2012	116.18	66.61	89.83	45.04	137.74	79.71	202.67	112.38	199.57	131.43
2013	119.76	69.73	93.22	43.85	135.91	96.35	190.34	105.81	84.29	57.95
2014	134.26	75.93	86.02	47.18	137.76	78.87	176.47	100.88	101.70	67.33
2015	137.26	77.69	83.38	42.45	143.06	82.36	181.24	103.11	120.14	81.43
APC (%)	1.41	-3.44	1.61	-2.96	0.20	-5.64	14.57	7.04	3.98	1.51
F	3.32	7.96	0.57	3.45	0.12	21.24	44.87	8.91	1.27	0.17
P	0.106	0.022	0.471	0.100	0.735	0.002	<0.001	0.017	0.293	0.690

注：*：为慢性病综合防控示范区。

本研究利用人口死亡登记、危险因素监测等卫生统计大数据，建立了期望寿命的综合评价方法，对突出的健康问题进行了危险因素归因分析，为优化卫生资源配置、提高人口健康公平性、实现"健康中国"建设目标提供了科学依据；开展危险因素干预示范研究，为下一步在全国范围内的推广奠定了基础。具体来说有以下几点：

课题组利用全国人口死亡登记数据及全国妇幼卫生监测数据，通过漏报调整、指数回归、垃圾编码重新分配等技术，估计人群的真实死亡水平，结合寿命表计算人均预期寿命，评价不同疾病对预期寿命的影响。结果显示 2013 年我国居民预期寿命约为 75.8 岁，较 2010 年的 74.8 岁提高约 1 岁，提前实现"十二五"期间人均预期寿命提高 1 岁目标。其中城市约为 77.4 岁，农村约为 75.1 岁，城乡差距约为 2.3 岁；东部地区约为 77.2 岁，中部地区约为 75.8 岁，西部地区约为 73.5 岁，东西差距约为 3.6 岁。与国家统计局 6 普数据及模型寿命表比对，认为该结果较为客观地反映了我国人群真实预期寿命水平。课题组还发现，我国大部分地区婴儿预期寿命低于 1~4 岁儿童预期寿命的"矛盾"现象消失，说明婴儿死亡率已降至较低水平。深化医改以来，"保基本、强基层、建机制"的医改政策有效地提高了农村地区基层医疗卫生服务能力和基本公共卫生服务均等化水平；中西部地区医疗保障，特别是新农合覆盖面扩大和保障水平的提高，有效改善了经济落后地区居民医疗服务利用，促进了农村及中西部地区居民预期寿命的提升。

2013 年造成我国居民预期寿命损失的前 10 位疾病分别为脑血管病、缺血性心脏病，慢性阻塞性肺病，肺、气管和支气管癌，道路伤害，肝癌，胃癌，高血压心脏病，下呼吸道感染，食管癌，共造成寿命损失 7.97 岁。慢性病也是影响生命质量的主要因素，慢性病患者的生命质量综合指数均值为 0.752，未患有慢性病的居民均值为 0.816。由于患病率较高的前 10 种慢性病患病造成总人群人均剩余质量调整寿命年（QALY）减少 0.22 年，以此计算，前 10 种慢性疾病将会造成全国总的质量调整寿命年（QALY）损失 2.10 亿人年。不同疾病中，高血压病、椎间盘疾病、脑血管病对质量调整寿命年（QALY）的影响较大。

过去 25 年，我国经历了从传染病向慢病的转变。一方面，对传染病及母婴疾病的控制对预期寿命增长起到了至关重要的作用；另一方面，对慢性病的防治有效遏制了慢性病死亡率上升的趋势，对预期寿命增长也有积极意义。但我们还应看到，尽管慢性病防控对预期寿命增长总体呈"贡献"态势，但慢性病造成的预期寿命损失占比日趋增加，慢性病防控任重而道远，也将为提高我国居民预期寿命起到越来越重要的作用。

此外，通过分析不同危险因素对人群归因死亡和期望寿命的影响发现，高血压、吸烟、水果摄入不足、高盐、高血糖和高 BMI 等行为和代谢性因素是影响人群死亡和期望寿命的主要原因，且不同地区和城乡的人群存在差异。危险因素干预示范研究发现，针对高血压等危险因素进行干预，可显著提高人群的知晓率，降低人群的患病率。

1. 课题研究的主要作用、影响和应用前景

课题充分利用国家卫生服务调查、人口死亡登记、危险因素监测等卫生统计大数据，建立了预期寿命和健康相关生命质量综合评价方法，对突出的健康问题进行了危险因素归因分析，并开发了预期寿命和危险因素归因分析平台，为各领域人口健康工作人员开展相关研究提供了技术支持；为优化卫生资源配置，提高

人口健康公平性，实现"健康中国"建设目标提供了科学依据；开展危险因素干预示范研究，为下一步在全国范围内的推广奠定了基础。具体来说有以下几点：

课题组利用全国人口死亡登记数据及全国妇幼卫生监测数据，通过漏报调整、指数回归、垃圾编码重新分配等技术，估计人群的真实死亡水平，结合寿命表计算人均预期寿命，评价不同疾病对预期寿命的影响。结果显示2013年我国居民预期寿命约为75.8岁，较2010年的74.8岁提高约1岁，提前实现"十二五"期间人均预期寿命提高1岁目标。其中城市约为77.4岁，农村约为75.1岁，城乡差距约为2.3岁；东部地区约为77.2岁，中部地区约为75.8岁，西部地区约为73.5岁，东西差距约为3.6岁。与国家统计局6普数据及模型寿命表比对，认为该结果较为客观地反映了我国人群真实预期寿命水平。课题组还发现，我国大部分地区婴儿预期寿命低于1~4岁儿童预期寿命的"矛盾"现象消失，说明婴儿死亡率已降至较低水平。深化医改以来，"保基本、强基层、建机制"的医改政策有效地提高了农村地区基层医疗卫生服务能力和基本公共卫生服务均等化水平；中西部地区医疗保障，特别是新农合覆盖面扩大和保障水平的提高，有效改善了经济落后地区居民医疗服务利用，促进了农村及中西部地区居民预期寿命的提升。

在分析预期寿命这一反映生命长度指标的同时，课题组还开展了生命质量研究，以反映居民的存活质量，以更全面的反映健康状况。利用国家卫生服务调查以及健康相关生命质量专项调查的数据，建立了中国居民的健康指数定量模型，研究发现2013年居民自评健康得分为80.91分，比2008年略有提高，不同维度中疼痛的发生比例最高，且比2008年明显增加，其次是焦虑与抑郁。影响居民健康相关生命质量的主要因素有：年龄、性别、收入、居住地区等，根据分析结果，女性、老年人群、低收入、低保、文化程度较低、婚姻状况差、城市居民、西部居民自评健康状况相对较差。

2013年造成我国居民预期寿命损失的前10位疾病分别为脑血管病、缺血性心脏病、慢性阻塞性肺病、肺及气管和支气管癌、道路伤害、肝癌、胃癌、高血压心脏病、下呼吸道感染、食管癌，共造成寿命损失7.97岁。慢性病也是影响生命质量的主要因素，慢性病患者的生命质量综合指数均值为 0.752，未患有慢性病的居民均值为 0.816。由于患病率较高的前 10 种慢性病患病造成总人群人均剩余质量调整寿命年（QALY）减少 0.22 年，以此计算，前 10 种慢性疾病将会造成全国总的质量调整寿命年（QALY）损失 2.10 亿人年。不同疾病中，高血压病、椎间盘疾病、脑血管病对质量调整寿命年（QALY）的影响较大。

过去 25 年，我国经历了从传染病向慢病的转变。一方面，对传染病及母婴疾病的控制对预期寿命增长起到了至关重要的作用；另一方面，对慢性病的防治有效遏制了慢性病死亡率上升的趋势，对预期寿命增长也有积极意义。但我们还应看到，尽管慢性病防控对预期寿命增长总体呈"贡献"态势，但慢性病造成的预期寿命损失占比日趋增加，慢性病防控任重而道远，也将为提高我国居民预期寿命起到越来越重要的作用。

此外，通过分析不同危险因素对人群归因死亡和预期寿命的影响发现，高血压、吸烟、水果摄入不足、高盐、高血糖和高 BMI 等行为和代谢性因素是影响人群死亡和预期寿命的主要原因，且不同地区和城乡的人群存在差异。危险因素干预示范研究发现，针对高血压等危险因素进行干预，可显著提高人群的知晓率，降低人群的患病率。

利用课题研究成果，我们撰写的分析报告以卫生计生委简报形式报送至中办国办，并获得国家领导及国家卫生计生委主任批示，李斌主任指出"可作为规划判定指标的参考"。此外，我们在国内外期刊发表文章 25 篇，其中英文文章 10 篇，1 篇发表于国际顶级期刊 lancet。出版科技著作 3 部，对研究方法与结果进行了详尽介绍，为同行开展相关数据分析提供依据。

2. 研究中的问题、经验和建议

课题涉及的慢性病危险因素较多，有些数据涉及执行单位其他部门，甚至执行单位之外的部门，给数据收集带来一定难度。需要国家从顶层进行设计，推进科学数据共享进程。

附录 A
危险因素——高血压

1. 概要

本部分估计了 2013 年我国血压升高导致的各类相关疾病的死亡和对预期寿命的影响。针对血压归因死亡的估计重点包括：血压的定义和流行水平估计、相关疾病的定义、血压的理论最小风险暴露分布的确定以及血压与相关疾病关联强度的估计。

以收缩压作为血压水平的衡量值。血压升高导致的相关疾病包括脑卒中、缺血性心脏病、高血压心脏病等心脑血管疾病和肾病。血压的理论最小风险暴露分布确定为均值 115mmHg，标准差 6mmHg。血压每升高 10mmHg 导致相关疾病的RR 值来源于 2013 年全球疾病负担研究。

2. 背景

《2012 年世界卫生统计》报告中指出全球有三分之一的成年人患有高血压，且在非洲地区成人高血压的患病率达到 40%～50%，由高血压导致的死亡人数约达脑卒中和冠心病所导致的总死亡人数的一半。预计到 2025 年，全球将有 15 亿人患有高血压病。

新中国成立以来，我国分别于 1958～1959 年、1979～1980 年及 1991 年，针对 15 岁及以上人群，进行了 3 次大规模的高血压流行病学专项抽样调查，高血压粗患病率呈持续增长趋势，分别为 5.11%、7.73% 及 13.58%。2002 年，中国居民营养与健康状况调查数据显示 18 岁以上成人高血压患病率达到 18.80%，比 1991年增加 31%。据 2010 年中国慢性病及其危险因素监测结果显示，我国成人高血压的患病率更是达到了 33.5%。

高血压的健康危害不仅是因为其本身可发展为高血压危象危及生命，还在于它是脑卒中、心肌梗死、充血性心力衰竭、肾脏病和外周血管疾病的主要危险因素之一。1992 年国家"八五"医学科技攻关项目在中国 11 省市建立队列人群，对队列人群基线血压水平与此后随访 10 年的急性心血管病发病风险的分析结果显示，与理想血压（< 120/80mmHg）相比，血压在 120～129/80～84mmHg时，总的心血管病发生风险增加 54%（RR=1.54），急性冠心病发生风险增加 49%（RR=1.49），急性缺血性脑卒中发生风险增加 64%（RR=1.64），急性出血性脑卒中发生风险增加 49%（RR=1.49）；血压在 130～139/85～89mmHg 时，总的心血管病、急性冠心病、急性缺血性脑卒中、急性出血性脑卒中发生风险 RR 值依次为 1.72、1.32、1.59 和 3.48；血压在 140～159/90～99mmHg 时，总的心血管病、急性冠心病、急性缺血性脑卒中、急性出血性脑卒中发生风险 RR 值依次为 2.94、2.18、3.56和 4.61；血压在 160～179/100～109mmHg 时，总的心血管病、急性冠心病、急性缺血性脑卒中、急性出血性脑卒中发生风险 RR 值依次为 4.51、2.29、4.89 和11.70；血压在 ≥ 180/110mmHg 时，总的心血管病、急性冠心病、急性缺血性脑卒中、急性出血性脑卒中发生风险 RR 值依次为 9.34、4.10、10.0 和 28.18。

因此掌握我国分城乡、东中西地区高血压造成的死亡和对预期寿命的影响程度，对于今后评估、制定和完善高血压的防治方案、相关卫生政策，进一步提高我国人群健康水平有重要意义。

3. 血压暴露

3.1 血压的定义

血压定义：2013 年中国慢性病及其危险因素监测调查中，血压共测量 3 次，两次测量的时间间隔大于 1 分钟，三次测量结果均记录，以后两次测量结果的平均值作为最终血压值。在计算高血压人群归因危险度时，仅以收缩压（systolic blood pressure，SBP）作为人群血压水平的衡量值。

3.2 血压的暴露分布

基于复杂抽样权重和事后分层权重，对 2013 年中国慢性病及其危险因素监测人群的血压值（SBP）进行加权，估计我国人群分城乡（2 组）、东中西部地区（3 组）、性别（2 组）和年龄（按 5 岁组划分，18～24 岁为第一组，80 岁及以上为最后一组，12 组），共 144 个（2×3×2×12=144）亚组的血压值（SBP）的均值和标准差。详见表 A-1。

2013 年中国慢性病及其危险因素监测为横断面一次性调查，获得的血压值是人群短时间内血压值，随机波动性较大，存在回归稀释偏倚，因此对每个亚组的血压值进行回归稀释系数的矫正，得到最终的血压均值和标准差，纳入计算过程。

3.3 血压的理论最小风险暴露分布

血压的理论最小风险暴露值是指在此水平下，血压导致人群患心血管疾病等的健康风险最小或不会导致健康风险。血压（SBP）理论最小暴露分布为均值 107～119mmHg，标准差 6mmHg。

4. 高血压和相关疾病的关联强度

4.1 相关疾病

血压升高导致的相关疾病具体包括：风湿性心脏病、缺血性心脏病、高血压心脏病、缺血性脑卒中、出血性脑卒中、心肌炎、心房颤动、主动脉瘤、周围性血管疾病、心内膜炎、其他心血管病、糖尿病引起的肾病、高血压引起的肾病、肾小球肾炎引起的肾病、其他原因引起的肾病。

4.2 高血压与相关疾病关联强度

高血压与相关疾病在不同年龄段的关联强度（相对危险度，Relative Risk，RR）数据来源于 2013 年全球疾病负担研究，对各国大量的前瞻性队列研究获得的血压与相关疾病的 RR 值进行 Meta 回归分析，得到各年龄组的 RR 值，且 RR 值在不同国家、性别之间相似。其中，高血压心脏病和高血压引起的肾病 100% 归因于血压升高。血压升高与其他相关疾病间的相对危险度（RR）详见表 A-2。

5. 高血压归因危险度

将获得的分城乡、东中西部地区各年龄组的高血压暴露分布（均值和标准差）、RR 值、理论最小风险暴露分布及人群可能的最小（10）和最大（100）暴露水平，代入人群归因危险的计算公式，分别计算出高血压导致的各相关疾病的归因危险度，又可以称为广义潜在影响分值（potential impact fraction，PIF）。

$$PIF = \frac{\int\limits_{l}^{h} RR(x)P(x)dx - \int\limits_{l}^{h} RR(x)P^{*}(x)dx}{\int\limits_{l}^{h} RR(x)P(x)dx}$$

RR（x）：高血压导致相关疾病的相对危险度；

P（x）：观察人群的高血压暴露分布；

P^{*}（x）：高血压的理论最小暴露分布；

l 和 h：分别为人群高血压的最小和最大暴露水平。

6. 结果

6.1 高血压相关疾病结局的人群归因分值（PAF）

2013 年中国血压升高导致相关疾病的累计死亡人数占总死亡人数的 22.78%，其中，这一比例在女性（24.99%）中高于男性（21.25%）；在农村（23.95%）中高于城市（21.54%）；在中部地区最高（26.72%），其次是东部地区（21.04%），最低的是西部地区（20.92%）。在相关疾病中，血压升高导致缺血性心脏病死亡数占总死亡人数的 7.26%，在这几种疾病中最高；其次是出血性脑卒中和缺血性脑卒中，分别占总死亡人数的 5.82% 和 3.92%；血压升高导致的房颤和心内膜炎的死亡数占总死亡人数的比例非常低，近似于 0%。其他高血压相关疾病死亡的人群归因分值分布详见表 A-3。

6.2 高血压造成的相关疾病死亡数

2013 年中国血压升高导致的死亡人数达到了近 209 万。其中，在男性中血压升高导致的死亡人数（约为 115 万）高于女性（约为 94 万）；在农村导致的死亡人数（约为 112 万）高于城市（约为 96 万）；在中部地区导致的死亡人数最多（约为 77 万），其次是东部地区（约为 74 万），最低的是西部地区（约为 58 万）。在相关疾病中，血压升高导致缺血性心脏病的死亡人数为 665616，在这几种疾病中最多；其次是出血性脑卒中和缺血性脑卒中，分别为 533140 人和 359289 人；血压升高导致的房颤和心内膜炎的死亡数最少，分别为 143 人和 221 人。血压升高导致的其他相关疾病死亡人数详见表 A-4。

6.3 高血压对不同地区预期寿命的影响

2013 年中国去高血压影响后的预期寿命为 78.63 岁，与全死因预期寿命相比，提高了 2.86 岁。其中，对女性血压升高导致预期寿命损失了 3.07 岁，高于对男性的影响（2.64 岁），且在城市和农村血压升高对女性预期寿命的影响均大于男性；在农村血压升高导致预期寿命损失了 2.97 岁，高于城市（2.59 岁）；在中部地区血压升高对预期寿命的影响最高（3.48 岁），其次是西部地区（2.58 岁），对东部影响最小（2.56 岁），详见表 A-5。

7. 讨论

2013 年中国人群血压升高约造成 209 万人的死亡，其中造成的死亡人数中，男性多于女性，农村多于城市，东部和中部远多于西部，但城乡间死亡人数的差异在东中西部间分布不同。

2013 年中国人群血压升高导致的相关疾病死亡中，死亡人数最多是前三位疾病依次是缺血性心脏病、出血性脑卒中和缺血性脑卒中；在男性和女性死亡人数最多是前三位疾病和顺位是一致，均是上述三种疾病；在城乡间、东中西部间死亡人数最多是前三位疾病也是这三种疾病，但顺位不同。

2013 年中国人群血压升高导致了 2.86 岁的寿命损失，对女性预期寿命（3.07

岁）的影响高于男性（2.64 岁）；并且血压升高在中部地区导致的寿命损失最多（3.48 岁）。

表 A-1　2013 年中国分地区、城乡、性别、25 岁及以上人群的血压流行水平（mmHg）

地区	城乡	男女合计		男性		女性	
		均数	标准差	均数	标准差	均数	标准差
合计	合计	129.5	20.3	131.1	18.7	127.8	21.6
	城市	128.6	19.8	131.0	18.3	126.2	20.9
	农村	130.2	20.7	131.3	19.1	129.2	22.1
东部	合计	129.6	20.0	131.6	18.4	127.5	21.2
	城市	128.4	19.4	131.1	18.1	125.8	20.4
	农村	130.8	20.4	132.2	18.8	129.4	21.8
中部	合计	129.7	20.4	131.4	18.8	128.0	21.8
	城市	128.7	19.9	131.1	18.3	126.2	21.1
	农村	130.6	20.8	131.7	19.1	129.6	22.3
西部	合计	129.1	20.6	130.1	19.1	128.0	22.0
	城市	128.8	20.3	130.7	18.6	126.9	21.7
	农村	129.2	20.8	129.9	19.3	128.5	22.2

表 A-2　不同年龄组血压与相关疾病的相对危险度，RR（10mmHg）

疾病	性别	25 ~	30 ~	35 ~	40 ~	45 ~	50 ~	55 ~	60 ~	65 ~	70 ~	75 ~	80+
风湿性心脏病	男	1.58	1.44	1.31	1.24	1.23	1.21	1.19	1.18	1.16	1.15	1.13	1.10
	女	1.58	1.44	1.31	1.24	1.23	1.21	1.19	1.18	1.16	1.15	1.13	1.10
缺血性心脏病	男	1.92	1.79	1.66	1.58	1.55	1.51	1.46	1.41	1.37	1.33	1.28	1.21
	女	1.92	1.79	1.66	1.58	1.55	1.51	1.46	1.41	1.37	1.33	1.28	1.21
高血压心脏病	男	–	–	–	–	–	–	–	–	–	–	–	–
	女	–	–	–	–	–	–	–	–	–	–	–	–

续表

疾　病	性别	25 ~	30 ~	35 ~	40 ~	45 ~	50 ~	55 ~	60 ~	65 ~	70 ~	75 ~	80+
缺血性脑卒中	男	2.27	2.18	2.09	1.99	1.87	1.76	1.66	1.57	1.48	1.40	1.31	1.15
	女	2.27	2.18	2.09	1.99	1.87	1.76	1.66	1.57	1.48	1.40	1.31	1.15
出血性脑卒中	男	2.36	2.29	2.23	2.12	1.98	1.84	1.71	1.60	1.51	1.42	1.32	1.16
	女	2.36	2.29	2.23	2.12	1.98	1.84	1.71	1.60	1.51	1.42	1.32	1.16
心肌炎	男	1.68	1.56	1.45	1.38	1.36	1.34	1.30	1.27	1.24	1.21	1.19	1.14
	女	1.68	1.56	1.45	1.38	1.36	1.34	1.30	1.27	1.24	1.21	1.19	1.14
房颤和颤振	男	1.76	1.62	1.49	1.41	1.40	1.37	1.33	1.30	1.27	1.24	1.20	1.14
	女	1.76	1.62	1.49	1.41	1.40	1.37	1.33	1.30	1.27	1.24	1.20	1.14
主动脉瘤	男	1.83	1.71	1.58	1.50	1.47	1.43	1.38	1.34	1.31	1.28	1.24	1.17
	女	1.83	1.71	1.58	1.50	1.47	1.43	1.38	1.34	1.31	1.28	1.24	1.17
周围血管性疾病	男	1.76	1.62	1.49	1.41	1.40	1.37	1.33	1.30	1.27	1.24	1.20	1.14
	女	1.76	1.62	1.49	1.41	1.40	1.37	1.33	1.30	1.27	1.24	1.20	1.14
心内膜炎	男	1.68	1.56	1.45	1.38	1.36	1.34	1.3	1.27	1.24	1.21	1.19	1.14
	女	1.68	1.56	1.45	1.38	1.36	1.34	1.3	1.27	1.24	1.21	1.19	1.14
其他心血管疾病	男	1.76	1.62	1.49	1.41	1.40	1.37	1.33	1.30	1.27	1.24	1.20	1.14
	女	1.76	1.62	1.49	1.41	1.40	1.37	1.33	1.30	1.27	1.24	1.20	1.14
糖尿病慢性肾病	男	1.28	1.28	1.28	1.28	1.28	1.28	1.28	1.28	1.28	1.28	1.28	1.28
	女	1.28	1.28	1.28	1.28	1.28	1.28	1.28	1.28	1.28	1.28	1.28	1.28
肾小球肾炎慢性肾病	男	1.28	1.28	1.28	1.28	1.28	1.28	1.28	1.28	1.28	1.28	1.28	1.28
	女	1.28	1.28	1.28	1.28	1.28	1.28	1.28	1.28	1.28	1.28	1.28	1.28
高血压引起的肾病	男	–	–	–	–	–	–	–	–	–	–	–	–
	女	–	–	–	–	–	–	–	–	–	–	–	–
其他慢性肾病	男	1.28	1.28	1.28	1.28	1.28	1.28	1.28	1.28	1.28	1.28	1.28	1.28
	女	1.28	1.28	1.28	1.28	1.28	1.28	1.28	1.28	1.28	1.28	1.28	1.28

注：高血压心脏病和高血压引起的肾病 100% 归因于血压升高，在本表中用 "–" 表示。

表 A-3 高血压相关疾病结局归因分值（PAF，%）

疾病	合计			城市			农村			东部			中部			西部		
	合计	男性	女性	合计	男性	女性	合计	男性	女性	合计	男性	女性	合计	男性	女性	合计	男性	女性
风湿性心脏病	0.16	0.12	0.23	0.13	0.09	0.19	0.20	0.14	0.27	0.1	0.07	0.14	0.15	0.11	0.19	0.27	0.18	0.40
缺血性心脏病	7.26	6.47	8.41	7.60	6.84	8.70	6.93	6.12	8.13	7.76	6.96	8.85	8.64	7.76	9.92	5.22	4.57	6.22
缺血性脑卒中	3.92	3.70	4.24	4.16	3.95	4.46	3.69	3.46	4.03	4.50	4.22	4.88	4.57	4.41	4.79	2.53	2.36	2.78
出血性脑卒中	5.82	5.89	5.72	4.81	5.00	4.53	6.78	6.72	6.87	4.31	4.45	4.13	6.78	6.92	6.57	6.72	6.56	6.96
高血压心脏病	3.01	2.66	3.51	2.44	2.15	2.87	3.55	3.15	4.13	2.25	1.92	2.70	3.77	3.38	4.33	3.19	2.85	3.72
心肌炎	0.12	0.12	0.13	0.11	0.12	0.10	0.13	0.12	0.16	0.07	0.08	0.05	0.06	0.06	0.06	0.26	0.23	0.32
房颤和震颤	0.00	0.00	0.00	0.00	0.00	0.00	0.00	0.00	0.00	0.00	0.00	0.01	0.00	0.00	0.00	0.00	0.00	0.00
主动脉瘤	0.04	0.04	0.03	0.05	0.06	0.04	0.02	0.03	0.02	0.05	0.06	0.03	0.03	0.04	0.02	0.03	0.03	0.02
周围性血管疾病	0.20	0.17	0.23	0.17	0.15	0.21	0.23	0.20	0.26	0.21	0.18	0.25	0.24	0.21	0.27	0.15	0.13	0.17
心内膜炎	0.00	0.00	0.00	0.00	0.00	0.00	0.00	0.00	0.00	0.00	0.00	0.00	0.00	0.00	0.00	0.00	0.00	0.00
其他心血管疾病	1.19	1.12	1.29	0.99	0.96	1.04	1.38	1.27	1.54	0.97	0.92	1.03	1.25	1.19	1.32	1.41	1.28	1.61
糖尿病引起的肾病	0.18	0.14	0.23	0.23	0.19	0.28	0.14	0.11	0.19	0.19	0.15	0.24	0.19	0.15	0.24	0.16	0.13	0.22
高血压引起的肾病	0.56	0.52	0.62	0.54	0.49	0.59	0.58	0.54	0.64	0.35	0.32	0.4	0.72	0.67	0.78	0.66	0.61	0.74
肾小球肾炎引起的肾病	0.21	0.20	0.23	0.21	0.19	0.24	0.21	0.21	0.22	0.19	0.18	0.19	0.25	0.23	0.27	0.21	0.20	0.23
其他原因引起的肾病	0.10	0.09	0.12	0.10	0.08	0.11	0.11	0.10	0.12	0.10	0.09	0.11	0.09	0.09	0.11	0.11	0.10	0.13
合计	22.78	21.25	24.99	21.54	20.27	23.35	23.95	22.16	26.58	21.04	19.59	23.02	26.72	25.23	28.88	20.92	19.23	23.52

表 A-4 高血压造成的相关疾病死亡数

疾病	合计			城市			农村			东部			中部			西部		
	合计	男性	女性	合计	男性	女性	合计	男性	女性	合计	男性	女性	合计	男性	女性	合计	男性	女性
风湿性心脏病	15076	6366	8710	5919	2428	3491	9157	3938	5219	3492	1408	2084	4180	1921	2259	7404	3036	4367
缺血性心脏病	665616	350481	315135	340408	179736	160672	325208	170745	154463	272384	141234	131150	247514	131825	115689	145717	77422	68296
缺血性脑卒中	359289	200514	158775	186215	103924	82291	173073	96589	76484	157988	85612	72376	130765	74896	55869	70535	40006	30530
出血性脑卒中	533140	319011	214128	215181	131504	83677	317959	187508	130451	151516	90370	61146	194118	117559	76559	187505	111082	76423
高血压性心脏病	275752	144416	131336	109354	56404	52950	166398	88011	78386	78846	38877	39969	107878	57350	50528	89028	48189	40839
心肌炎	11412	6438	4974	5083	3204	1880	6329	3234	3094	2287	1538	749	1792	1090	702	7332	3809	3523
房颤和颤振	143	64	79	112	48	64	30	16	14	143	64	79	0	0	0	0	0	0
主动脉瘤	3374	2349	1025	2319	1646	673	1055	703	352	1611	1124	487	965	676	289	798	549	249
周围性血血管疾病	18212	9436	8776	7621	3820	3800	10591	5616	4976	7365	3589	3776	6750	3591	3159	4097	2256	1841
心内膜炎	221	146	75	120	82	39	100	65	36	95	74	22	38	26	12	88	47	40
其他心血管病	109011	60629	48383	44355	25214	19141	64656	35415	29241	33987	18710	15277	35676	20230	15446	39348	21689	17660
糖尿病引起的肾病	16610	7853	8757	10092	4875	5216	6518	2978	3540	6727	3133	3594	5302	2527	2775	4582	2194	2388
高血压引起的肾病	51289	28145	23144	23976	12988	10988	27313	15157	12156	12325	6419	5906	20506	11418	9089	18458	10308	8150
肾小球肾炎引起的肾病	19417	10847	8570	9423	5072	4350	9994	5774	4220	6499	3627	2872	7108	3916	3192	5809	3303	2506
其他原因引起的肾病	9333	4968	4364	4274	2163	2112	5058	2805	2253	3497	1837	1661	2683	1454	1229	3152	1677	1475
合计	2087893	1151662	936230	964453	533109	431345	1123439	618553	504886	738762	397616	341147	765277	428479	336797	583854	325567	258286

表 A-5　高血压对不同地区预期寿命的影响

	预期寿命（岁）			去高血压预期寿命（岁）			去高血压预期寿命提高数（岁）		
	合计	男性	女性	合计	男性	女性	合计	男性	女性
全国	75.77	73.11	78.83	78.63	75.75	81.89	2.86	2.64	3.07
城市	77.36	74.84	80.18	79.95	77.27	82.90	2.59	2.43	2.73
农村	75.10	72.38	78.24	78.07	75.10	81.46	2.97	2.72	3.21
东部	77.18	74.59	80.04	79.74	76.95	82.78	2.56	2.35	2.73
中部	75.83	73.29	78.78	79.31	76.53	82.49	3.48	3.24	3.71
西部	73.54	70.66	76.96	76.12	73.03	79.79	2.58	2.37	2.82

参考文献

[1] 世界卫生组织. 新的世卫组织统计数据显示高血压和糖尿病发病率上升 [EB/OL]. http：//www. who.int/mediacentre/news/releases/2012/world_health_statistics_20120516/zh/，2012-5-16.

[2] Kearney PM，Whelton M，Reynolds K，et al. Global burden of hypertension：analysis of worldwide data[J]. Lancet，2005，365（9455）：217-223.

[3] 卫生部心血管病防治研究中心. 中国心血管病报告（2011）[M]. 北京：中国大百科全书出版社，2012.

[4] 李立明. 中国居民营养与健康状况调查报告之四 2002 高血压 [M]. 北京：人民卫生出版社，2002.

[5] 中国疾病预防控制中心慢性非传染性疾病预防控制中心. 中国慢性病及其危险因素监测报告2010[M]. 北京：军事医学科学出版社，2012.

[6] Whelton PK. Epidemiology of hypertension [J]. Lancet，1994，344：101-106.

[7] He J，et al. Premature deaths attributable to blood pressure in China：a prospective cohort study. Lancet，2009，374（9703）：1765-1772.

[8] 王薇，赵冬，刘静，等. 中国 35～64 岁人群血压水平与 10 年心血管病发病危险的前瞻性研究 [J]. 中华内科杂志，2004，43（10）：730-734.

[9] GBD 2013 Risk Factors Collaborators. Global，regional，and national comparative risk assessment of 79 behavioral，environmental and occupational，and metabolic risks or clusters of risks in 188 countries，1990–2013：a systematic analysis for the Global Burden of Disease Study 2013[J]. Lancet，2015，386（10010）：2287-2232.

1. 概要

本部分估计了 2013 年我国 BMI 导致的各类相关疾病的死亡和对预期寿命的影响。针对 BMI 归因死亡的估计重点包括：BMI 的定义和流行水平估计、相关疾病的定义、BMI 的理论最小风险暴露分布的确定以及 BMI 与相关疾病关联强度的估计。

BMI 升高导致的相关疾病包括食管癌、肝癌、乳腺癌等癌症，脑卒中、缺血性心脏病、高 BMI 心脏病等心脑血管疾病。BMI 的理论最小风险暴露分布确定为均值 22，标准差 1。BMI 每升高 5 导致相关疾病的 *RR* 值来源于 2013 年全球疾病负担研究。

2. 背景

超重、肥胖作为不良膳食习惯、身体活动不足、能量代谢失衡的后果之一，同时也是心血管疾病、糖尿病、恶性肿瘤等慢性病的共同危险因素，是慢性病预防控制的核心内容之一。近 20 年来，我国已开展多项有关超重肥胖的调查，研究表明，近 20 多年来，我国居民超重和肥胖均呈现迅速上升的趋势[1-6]。中国的疾病负担研究显示，2010 年 BMI 升高造成了 232 万人年的寿命损失，造成了严重的疾病负担[7]。本研究利用全国疾病监测系统收集的死因和危险因素数据，对 BMI 升高造成的死亡以及预期寿命的影响进行估计，以期为超重和肥胖的干预以及相关疾病的防治提供科学依据。

因此掌握我国分城乡、东中西部地区 BMI 造成的死亡和对预期寿命的影响程度，对于今后评估、制定和完善超重、肥胖的防控方案及相关卫生政策，进一步提高我国人群健康水平有重要意义。

3. BMI 的暴露

3.1 BMI 的定义

BMI= 体重（kg）/ 身高（m）²。按照中国超重和肥胖的分类标准：BMI < 18.5 为低体重；18.5 ≤ BMI < 24.0 为正常体重；24.0 ≤ BMI < 28.0 为超重；BMI > 28.0 为肥胖。

超重率：人群中 BMI 计算值达到超重范围者所占的比例。

肥胖率：人群中 BMI 计算值达到肥胖范围者所占的比例。

3.2 BMI 的暴露分布

基于复杂抽样权重和事后分层权重，对 2013 年中国慢性病及其危险因素监测人群的 BMI 进行加权，估计我国人群分城乡（2 组）、东中西部地区（3 组）、性别（2 组）和年龄（按 5 岁组划分，18 ~ 24 岁为第一组，80 岁及以上为最后一组，12 组），共 144 个（2×3×2×12=144）亚组的 BMI 的均值和标准差。详见表 B-1。

3.3 BMI 的理论最小风险暴露分布

BMI 的理论最小风险暴露值是指在此水平下，BMI 导致人群患癌症、心血管疾病等的健康风险最小或不会导致健康风险。BMI 理论最小暴露分布 [8] 为均值 22，标准差为 1。

4. BMI 和相关疾病的关联强度

4.1 相关疾病

BMI 升高导致的相关疾病具体包括风湿性心脏病、缺血性心脏病、高 BMI 心脏病、缺血性脑卒中、出血性脑卒中、心肌炎、心房颤动、主动脉瘤、周围性血管疾病、心内膜炎，其他心血管病和糖尿病引起的肾病、高 BMI 引起的肾病、肾小球肾炎引起的肾病、其他原因引起的肾病。

4.2 BMI 与相关疾病关联强度

BMI 与相关疾病在不同年龄段的关联强度（相对危险度，relative risk，*RR*）数据来源于 2013 年全球疾病负担研究，对各国大量的前瞻性队列研究获得的 BMI 与相关疾病的 *RR* 值进行 Meta 回归分析，得到各年龄组的 *RR* 值，且 *RR* 值在不同国家、性别之间相似。BMI 升高与相关疾病间的相对危险度（*RR*）详见表 B-2。

5. BMI 归因危险度

将获得的分城乡、东中西部地区各年龄组的 BMI 暴露分布（均值和标准差）、*RR* 值、理论最小风险暴露分布及人群可能的最小（10）和最大（100）暴露水平，代入人群归因危险的计算公式，分别计算出 BMI 导致的各相关疾病的归因危险度，又可以称为广义潜在影响分值（potential impact fraction，PIF）。

$$PIF = \frac{\int\limits_{l}^{h} RR(x)P(x)dx - \int\limits_{l}^{h} RR(x)P^{*}(x)dx}{\int\limits_{l}^{h} RR(x)P(x)dx}$$

RR（*x*）：BMI 导致相关疾病的相对危险度；

P（*x*）：观察人群的 BMI 暴露分布；

P*（*x*）：BMI 的理论最小暴露分布；

l 和 *h*：分别为人群 BMI 的最小和最大暴露水平。

6. 结果

6.1 BMI 相关疾病结局的人群归因分值（PAF）

2013 年中国 BMI 升高导致相关疾病的累计死亡人数占总死亡人数的 5.45%，其中，这一比例在男性（6.79%）中高于女性（3.50%）；在城市（6.22%）中高于农村（4.71%）；在中部地区最高（5.96%），其次是东部地区（5.79%），最低的是西部地区（4.49%）。在相关疾病中，BMI 升高导致缺血性心脏病和出血性脑卒中死亡数较高，分别占总死亡人数的 1.04% 和 1.15%；BMI 升高导致的房颤和心内膜炎的死亡数占总死亡人数的比例非常低，近似于 0%。其他高 BMI 相关疾病死亡的人群归因分值分布详见表 B-3。

6.2　BMI 造成的相关疾病死亡数

2013 年中国 BMI 升高导致的死亡人数达到了近 50 万。其中，在男性中 BMI 升高导致的死亡人数（约为 37 万）远高于女性（约为 13 万）；在城市导致的死亡人数（约为 28 万）高于农村（约为 22 万）；在东部地区导致的死亡人数最多（约为 20 万），其次是中部地区（约为 17 万），最低的是西部地区（约为 13 万）。在相关疾病中，BMI 升高导致缺血性心脏病和出血性脑卒中的死亡人数较多，分别为 95669 人和 105842 人；BMI 升高导致的房颤和心内膜炎的死亡数最少，分别为 68 人和 174 人。BMI 升高导致的其他相关疾病死亡人数详见表 B-4。

6.3　高 BMI 对不同地区预期寿命的影响

2013 年中国去高 BMI 影响后的预期寿命为 76.39 岁，与全死因预期寿命相比提高了 0.62 岁。其中，对男性 BMI 升高导致预期寿命损失了 0.79 岁，高于对女性的影响（0.37 岁），且在城市和农村 BMI 升高对男性预期寿命的影响均大于女性；在城市 BMI 升高导致预期寿命损失了 0.69 岁，高于农村（0.59 岁）；在中部地区 BMI 升高对预期寿命的影响最高（0.66 岁），其次是东部地区（0.63 岁），对西部影响最小（0.54 岁），详见表 B-5。

7.　讨论

2013 年中国人群 BMI 升高约造成 50 万人的死亡，其中造成的死亡人数中，男性多于女性，城市多于农村，东部和中部远多于西部。

2013 年中国人群 BMI 升高导致的相关疾病死亡中，死亡人数最多的前三位疾病依次的出血性脑卒中、缺血性心脏病和缺血性脑卒中；在男性和女性死亡人数最多的前三位疾病均是上述三种疾病，但顺位不同；在城乡间、东中西部间死亡人数最多的前三位疾病也是这三种疾病，但顺位不同。

2013 年中国人群 BMI 升高导致了 0.62 岁的寿命损失，对男性预期寿命（0.79 岁）的影响高于女性（0.37 岁）；并且 BMI 升高在中部地区导致的寿命损失最多（0.66 岁）。

表 B-1　2013 年中国不同地区、不同性别 25 岁以上人群 BMI 均数及标准差

地区	城乡	男女合计		男性		女性	
		均数	标准差	均数	标准差	均数	标准差
合计	合计	24.3	3.7	24.3	3.6	24.2	3.8
	城市	24.5	3.7	24.8	3.7	24.2	3.7
	农村	24.1	3.7	23.9	3.6	24.2	3.8
东部	合计	24.5	3.7	24.5	3.6	24.4	3.9
	城市	24.5	3.7	24.8	3.6	24.2	3.8
	农村	24.4	3.8	24.3	3.6	24.5	3.9
中部	合计	24.4	3.7	24.4	3.6	24.3	3.7
	城市	24.6	3.7	24.9	3.7	24.3	3.6
	农村	24.2	3.7	24.1	3.5	24.4	3.8
西部	合计	23.8	3.6	23.8	3.6	23.8	3.7
	城市	24.3	3.7	24.5	3.7	24.1	3.6
	农村	23.5	3.6	23.4	3.4	23.7	3.7

表 B-2　不同年龄组 BMI 与相关疾病的相对危险度（BMI = 5）

疾病	性别	25 ~	30 ~	35 ~	40 ~	45 ~	50 ~	55 ~	60 ~	65 ~	70 ~	75 ~	80+
食管癌	男	1.39	1.39	1.39	1.39	1.39	1.39	1.39	1.39	1.39	1.39	1.39	1.39
	女	1.35	1.35	1.35	1.35	1.35	1.35	1.35	1.35	1.35	1.35	1.35	1.35
肝癌	男	1.29	1.29	1.29	1.29	1.29	1.29	1.29	1.29	1.29	1.29	1.29	1.29
	女	1.18	1.18	1.18	1.18	1.18	1.18	1.18	1.18	1.18	1.18	1.18	1.18
乳腺癌	女	1.02	1.02	1.02	1.02	1.02	1.13	1.13	1.13	1.13	1.13	1.13	1.13
子宫颈癌	女	1.61	1.61	1.61	1.61	1.61	1.61	1.61	1.61	1.61	1.61	1.61	1.61
结肠癌	男	1.18	1.18	1.18	1.18	1.18	1.18	1.18	1.18	1.18	1.18	1.18	1.18
	女	1.06	1.06	1.06	1.06	1.06	1.06	1.06	1.06	1.06	1.06	1.06	1.06
胆囊癌	男	1.16	1.16	1.16	1.16	1.16	1.16	1.16	1.16	1.16	1.16	1.16	1.16
	女	1.34	1.34	1.34	1.34	1.34	1.34	1.34	1.34	1.34	1.34	1.34	1.34
胰腺癌	男	1.07	1.07	1.07	1.07	1.07	1.07	1.07	1.07	1.07	1.07	1.07	1.07
	女	1.09	1.09	1.09	1.09	1.09	1.09	1.09	1.09	1.09	1.09	1.09	1.09
卵巢癌	女	1.04	1.04	1.04	1.04	1.04	1.04	1.04	1.04	1.04	1.04	1.04	1.04
肾癌	男	1.24	1.24	1.24	1.24	1.24	1.24	1.24	1.24	1.24	1.24	1.24	1.24
	女	1.32	1.32	1.32	1.32	1.32	1.32	1.32	1.32	1.32	1.32	1.32	1.32
甲状腺癌	男	1.22	1.22	1.22	1.22	1.22	1.22	1.22	1.22	1.22	1.22	1.22	1.22
	女	1.14	1.14	1.14	1.14	1.14	1.14	1.14	1.14	1.14	1.14	1.14	1.14
白血病	男	1.09	1.09	1.09	1.09	1.09	1.09	1.09	1.09	1.09	1.09	1.09	1.09
	女	1.13	1.13	1.13	1.13	1.13	1.13	1.13	1.13	1.13	1.13	1.13	1.13
缺血性心脏病	男	2.27	2.02	1.72	1.60	1.57	1.52	1.47	1.41	1.36	1.32	1.27	1.17
	女	2.27	2.02	1.72	1.60	1.57	1.52	1.47	1.41	1.36	1.32	1.27	1.17
缺血性脑卒中	男	2.47	2.24	1.98	1.83	1.73	1.64	1.54	1.46	1.38	1.30	1.23	1.07
	女	2.47	2.24	1.98	1.83	1.73	1.64	1.54	1.46	1.38	1.30	1.23	1.07

续表

疾病	性别	25 ~	30 ~	35 ~	40 ~	45 ~	50 ~	55 ~	60 ~	65 ~	70 ~	75 ~	80+
出血性脑卒中	男	3.07	2.91	2.60	2.39	2.20	2.00	1.81	1.67	1.52	1.41	1.30	1.07
	女	3.07	2.91	2.60	2.39	2.20	2.00	1.81	1.67	1.52	1.41	1.30	1.07
高 BMI 心脏病	男	3.12	3.00	2.77	2.57	2.41	2.28	2.16	2.04	1.96	1.86	1.79	1.70
	女	3.12	3.00	2.77	2.57	2.41	2.28	2.16	2.04	1.96	1.86	1.79	1.70
心肌炎	男	2.85	2.70	2.57	2.44	2.26	2.13	2.01	1.89	1.73	1.61	1.49	1.42
	女	2.85	2.70	2.57	2.44	2.26	2.13	2.01	1.89	1.73	1.61	1.49	1.42
房颤和房扑	男	3.24	3.10	2.88	2.66	2.45	2.24	2.08	1.91	1.72	1.59	1.48	1.28
	女	3.24	3.10	2.88	2.66	2.45	2.24	2.08	1.91	1.72	1.59	1.48	1.28
周围性血管疾病	男	3.23	3.13	2.91	2.69	2.45	2.24	2.06	1.90	1.72	1.59	1.47	1.29
	女	3.23	3.13	2.91	2.69	2.45	2.24	2.06	1.90	1.72	1.59	1.47	1.29
心内膜炎	男	2.82	2.74	2.63	2.44	2.26	2.12	2.01	1.87	1.73	1.61	1.52	1.45
	女	2.82	2.74	2.63	2.44	2.26	2.12	2.01	1.87	1.73	1.61	1.52	1.45
其他心血管疾病	男	3.25	3.10	2.87	2.68	2.44	2.23	2.06	1.89	1.72	1.60	1.46	1.28
	女	3.25	3.10	2.87	2.68	2.44	2.23	2.06	1.89	1.72	1.60	1.46	1.28
糖尿病	男	3.55	3.46	3.35	3.16	2.86	2.62	2.42	2.22	2.05	1.90	1.74	1.46
	女	3.55	3.46	3.35	3.16	2.86	2.62	2.42	2.22	2.05	1.90	1.74	1.46
糖尿病引起的肾病	男	−	−	1.75	1.75	1.75	1.75	1.75	2.04	2.04	1.62	1.62	1.43
	女	−	−	1.75	1.75	1.75	1.75	1.75	2.04	2.04	1.62	1.62	1.43
高 BMI 引起的肾病	男	−	−	1.76	1.76	1.76	1.76	1.76	2.04	2.04	1.61	1.61	1.44
	女	−	−	1.76	1.76	1.76	1.76	1.76	2.04	2.04	1.61	1.61	1.44
肾小球肾炎引起的肾病	男	−	−	1.74	1.74	1.74	1.74	1.74	2.05	2.05	1.60	1.60	1.45
	女	−	−	1.74	1.74	1.74	1.74	1.74	2.05	2.05	1.60	1.60	1.45
其他原因引起的肾病	男	−	−	1.73	1.73	1.73	1.73	1.73	2.03	2.03	1.63	1.63	1.43
	女	−	−	1.73	1.73	1.73	1.73	1.73	2.03	2.03	1.63	1.63	1.43

表 B-3　BMI 相关疾病结局归因分值（PAF，%）

疾病	合计			城市			农村			东部			中部			西部		
	合计	男性	女性	合计	男性	女性	合计	男性	女性	合计	男性	女性	合计	男性	女性	合计	男性	女性
食管癌	0.25	0.30	0.17	0.27	0.35	0.16	0.22	0.26	0.16	0.30	0.38	0.20	0.21	0.25	0.15	0.22	0.27	0.14
肝癌	0.40	0.54	0.19	0.46	0.64	0.20	0.35	0.45	0.20	0.44	0.61	0.20	0.41	0.56	0.21	0.34	0.45	0.17
乳腺癌	0.03	0.00	0.07	0.04	0.00	0.10	0.02	0.00	0.10	0.04	0.00	0.10	0.03	0.00	0.07	0.02	0.00	0.05
子宫颈癌	0.07	0.00	0.17	0.08	0.00	0.18	0.06	0.00	0.15	0.07	0.00	0.16	0.08	0.00	0.19	0.06	0.00	0.15
结直肠癌	0.08	0.11	0.05	0.12	0.16	0.06	0.05	0.06	0.03	0.12	0.16	0.06	0.07	0.09	0.04	0.05	0.07	0.03
胆囊、胆管癌	0.03	0.01	0.06	0.05	0.02	0.09	0.02	0.01	0.03	0.05	0.03	0.09	0.03	0.01	0.05	0.02	0.01	0.03
胰腺癌	0.03	0.02	0.03	0.04	0.03	0.05	0.01	0.01	0.02	0.04	0.03	0.05	0.02	0.02	0.03	0.01	0.01	0.02
卵巢癌	0.00	0.00	0.01	0.01	0.00	0.01	0.00	0.00	0.00	0.01	0.00	0.01	0.00	0.00	0.01	0.00	0.00	0.00
肾癌	0.02	0.02	0.02	0.03	0.03	0.03	0.01	0.00	0.01	0.03	0.03	0.03	0.02	0.01	0.02	0.01	0.01	0.01
甲状腺癌	0.00	0.00	0.00	0.00	0.00	0.01	0.00	0.00	0.00	0.01	0.00	0.01	0.00	0.00	0.00	0.00	0.00	0.00
白血病	0.02	0.02	0.03	0.03	0.02	0.04	0.02	0.01	0.03	0.03	0.02	0.04	0.02	0.02	0.03	0.02	0.01	0.02
缺血性心脏病	1.04	1.52	0.35	1.28	1.91	0.38	0.82	1.16	0.32	1.25	1.86	0.40	1.19	1.72	0.42	0.64	0.92	0.21
缺血性脑卒中	0.45	0.66	0.14	0.56	0.84	0.16	0.35	0.49	0.13	0.55	0.82	0.17	0.52	0.77	0.17	0.25	0.37	0.08
出血性脑卒中	1.15	1.73	0.32	1.19	1.82	0.29	1.12	1.65	0.35	0.97	1.50	0.25	1.39	2.07	0.40	1.14	1.67	0.33
高 BMI 心脏病	0.42	0.59	0.18	0.42	0.61	0.16	0.42	0.56	0.2	0.36	0.51	0.15	0.52	0.73	0.23	0.39	0.54	0.17
心肌炎	0.07	0.07	0.07	0.08	0.09	0.07	0.06	0.05	0.07	0.05	0.06	0.04	0.04	0.04	0.04	0.12	0.10	0.14
房颤和颤振	0.00	0.00	0.00	0.00	0.00	0.00	0.00	0.00	0.00	0.00	0.00	0.00	0.00	0.00	0.00	0.00	0.00	0.00
周围性血管疾病	0.08	0.07	0.10	0.08	0.08	0.09	0.09	0.07	0.11	0.10	0.08	0.12	0.10	0.09	0.12	0.05	0.05	0.06
心内膜炎	0.00	0.00	0.00	0.00	0.00	0.00	0.00	0.00	0.00	0.00	0.00	0.00	0.00	0.00	0.00	0.00	0.00	0.00
其他心血管病	0.55	0.52	0.58	0.58	0.6	0.55	0.52	0.45	0.61	0.57	0.58	0.55	0.55	0.50	0.61	0.53	0.48	0.61
糖尿病	0.46	0.35	0.61	0.59	0.49	0.73	0.33	0.22	0.49	0.57	0.46	0.72	0.44	0.33	0.59	0.34	0.25	0.49
高 BMI 引起的肾病	0.11	0.09	0.13	0.12	0.11	0.14	0.10	0.08	0.13	0.08	0.07	0.09	0.14	0.12	0.17	0.12	0.10	0.15
肾小球肾炎引起的肾病	0.11	0.10	0.13	0.13	0.12	0.14	0.10	0.09	0.12	0.11	0.10	0.12	0.13	0.12	0.15	0.10	0.09	0.12
其他原因引起的肾病	0.05	0.05	0.06	0.06	0.05	0.07	0.05	0.04	0.06	0.06	0.05	0.07	0.05	0.04	0.06	0.05	0.05	0.07
合计	5.45	6.79	3.50	6.22	7.98	3.72	4.71	5.68	3.28	5.79	7.37	3.63	5.96	7.47	3.76	4.49	5.43	3.05

表 B-4 BMI 造成的相关疾病死亡数

疾病	全国			城市			农村			东部			中部			西部		
	合计	男性	女性	合计	男性	女性	合计	男性	女性	合计	男性	女性	合计	男性	女性	合计	男性	女性
食管癌	22715	16504	6211	12202	9261	2941	10514	7244	3270	10690	7799	2892	5932	4198	1734	6093	4508	1585
肝癌	36666	29379	7287	20477	16701	3776	16189	12678	3511	15292	12347	2945	11885	9446	2438	9489	7585	1904
乳腺癌	2697	0	2697	1797	0	1797	900	0	900	1436	0	1436	766	0	766	496	0	496
子宫颈癌	6250	0	6250	3402	0	3402	2848	0	2848	2395	0	2395	2222	0	2222	1632	0	1632
结直肠癌	7534	5837	1697	5365	4217	1148	2170	1621	549	4163	3235	929	1885	1460	425	1486	1143	343
胆囊、胆管癌	3117	806	2311	2264	608	1656	853	198	655	1876	529	1347	789	174	615	453	104	349
胰腺癌	2443	1189	1254	1742	875	868	700	314	386	1426	689	736	624	306	318	393	194	199
卵巢癌	327	0	327	240	0	240	87	0	87	188	0	188	85	0	85	54	0	54
肾癌	1616	906	710	1247	717	530	369	189	180	946	551	394	479	252	227	192	102	89
甲状腺癌	312	152	159	206	107	99	105	45	60	180	91	89	81	38	43	51	23	27
白血病	2155	968	1187	1260	587	673	895	381	514	1044	471	573	627	283	344	484	213	271
缺血性心脏病	95669	82508	13161	57173	50166	7007	38496	32343	6154	43768	37836	5931	34090	29173	4917	17811	15499	2312
缺血性脑卒中	41364	35969	5396	25139	22217	2922	16226	13752	2474	19325	16734	2591	14987	13033	1954	7052	6201	851
出血性脑卒中	105842	93821	12021	53204	47772	5432	52638	46049	6589	34178	30399	3779	39772	35101	4671	31892	28321	3571

续表

疾病	全国			城市			农村			东部			中部			西部		
	合计	男性	女性	合计	男性	女性	合计	男性	女性	合计	男性	女性	合计	男性	女性	合计	男性	女性
高 BMI																		
心脏病	38573	31783	6791	19012	16063	2949	19562	15720	3842	12625	10342	2283	15027	12336	2690	10922	9104	1817
心肌炎	6417	3731	2687	3634	2278	1356	2783	1453	1330	1881	1263	619	1244	744	500	3292	1724	1568
房颤和颤振	68	37	30	52	31	22	15	7	9	68	37	30	0	0	0	0	0	0
周围性血管疾病	7769	3925	3843	3693	1980	1713	4076	1946	2130	3392	1607	1785	2943	1552	1391	1434	766	668
心内膜炎	174	126	48	119	84	34	55	42	14	85	72	13	39	22	17	50	32	18
其他心血管病	50304	28404	21900	26049	15823	10226	24255	12581	11674	19844	11722	8122	15645	8514	7132	14815	8168	6646
糖尿病	42007	19095	22912	26440	12903	13538	15567	6192	9374	19920	9264	10656	12527	5611	6916	9560	4221	5340
高 BMI																		
引起的肾病	10008	5018	4990	5423	2871	2552	4585	2147	2439	2692	1362	1329	3973	1986	1987	3344	1670	1674
肾小球肾炎引起的肾病	10371	5558	4813	5734	3122	2611	4637	2435	2202	3800	2087	1714	3740	1953	1787	2831	1518	1312
其他原因引起的肾病	4980	2577	2403	2602	1367	1235	2377	1210	1168	2058	1073	985	1416	741	675	1505	763	743
合计	499379	368293	131086	278476	209749	68727	220903	158544	62359	203271	149510	53761	170779	126924	43854	125329	91859	33471

表 B-5　BMI 对不同地区预期寿命的影响

	预期寿命（岁）			去 BMI 影响预期寿命（岁）			去 BMI 预期寿命提高数（岁）		
	合计	男性	女性	合计	男性	女性	合计	男性	女性
全国	75.77	73.11	78.83	76.39	73.90	79.20	0.62	0.79	0.37
东部	77.18	74.59	80.04	77.81	75.40	80.43	0.63	0.81	0.38
中部	75.83	73.29	78.78	76.49	74.15	79.18	0.66	0.86	0.40
西部	73.54	70.66	76.96	74.08	71.35	77.29	0.54	0.69	0.33
城市	77.36	74.84	80.18	78.05	75.76	80.56	0.69	0.92	0.38
农村	75.10	72.38	78.24	75.68	73.12	78.61	0.59	0.74	0.37

参考文献

[1] 王陇德. 中同居民营养与健康状况调查报告之一：2002 综合报告. 北京：人民卫生出版社，2005.

[2] 马冠生，李艳平，胡永华，等. 1992 至 2002 年间中国居民超重率和肥胖率的变化 [J]. 中华预防医学杂志，2005，39（5）：311-315.

[3] 中国疾病预防控制中心慢性非传染性疾病预防控制中心. 中国慢性病及其危险因素监测报告（2010）[R]. 北京：军事医学科学出版社，2012.

[4] 王醴湘，吕筠，郭彧，等. 中国慢性病前瞻性研究：10 个项目地区成年人超重 / 肥胖现况分析 [J]. 中华流行病学杂志，2015，36（11）：1190-1194.

[5] 何耀. 我国超重/肥胖流行趋势及其对公共卫生的挑战. 中华流行病学杂志，2014，35（4）：345-348.

[6] Finucane MM，Stevens GA，Cowan MJ，et al. National，regional，and global trends in body-mass index since 1980：Systematic analysis of health examination surveys and epidemiological studies with 960 country-years and 9. 1 million participants. Lancet，2011，377（9765）：557-567.

[7] Yang G，Wang Y，Zeng Y，et al. Rapid health transition in China，1990–2010 : findings from the Global Burden of Disease Study 2010. The lancet，2013，381（9882）：1987–2015.

[8] GBD 2013 Risk Factors Collaborators. Global，regional，and national comparative risk assessment of 79 behavioral，environmental and occupational，and metabolic risks or clusters of risks in 188 countries，1990–2013 : a systematic analysis for the Global Burden of Disease Study 2013[J]. *Lancet*, 2015，386（10010）：2287–2332.

高血糖归因死亡和对预期寿命的影响

危险因素

预期寿命

1. 前言

长期高血糖是血管病变的重要危险因素[1]。即使较低的空腹血糖受损水平也可发生微血管和大血管并发症[2]。多数研究已证实，高血糖是缺血性脑卒中的独立危险因素，高血糖患者不仅脑卒中发病率是血糖正常个体的 2 倍以上，而且梗死面积、病情严重程度、神经功能恢复、合并感染以及复发性脑卒中等方面也均较后者严重[3-6]。因此，良好的血糖控制对预防糖尿病及其他相关疾病的发生和发展至关重要。然而，根据 WHO 估计[7]，目前全球已有糖尿病患者 1.75 亿左右，至 2030 年将达到 3.66 亿。而国际糖尿病联盟（International Diabetes Federation，IDF）对全球糖尿病患病情况估计认为[8]，截至 2010 年全球糖尿病患病人数将达到 2.85 亿，2030 年将达到 4.38 亿。糖尿病及其并发症在许多国家已成为致死、致残的主要原因之一。我国糖尿病患病情况也并不乐观。据中国慢性病及其危险因素监测结果显示[9]，2010 年我国 18 岁及以上居民糖尿病患病率达 9.7%，即约 10 个人中就有 1 个是糖尿病患者。较 2002 年的 2.6%[10]上升了 7.1 个百分点。

1980～2010 年的 30 年间，我国糖尿病患病率整体呈现持续增长的趋势[11-12]。1980 年全国糖尿病患病率仅为 0.67%，到 90 年代中期已超过 3%，1996 年的患病率较 1980 年上升了近 4 倍，糖尿病的年增长率为 9.86%；在之后的 15 年间，患病率继续迅速上升，到 2010 年全国糖尿病患病率已较 90 年代中期增加了 2 倍。30 年间，我国糖尿病患病率增加了 15 倍，上升非常迅速。我国已从 < 3% 的低患病率国家迅速跨入世界糖尿病中等患病率（3% ~ 10%）国家的行列，甚至即将成为高患病率国家，增长速度十分惊人。目前已成为亚洲糖尿病患病率最高的国家之一。一方面，糖尿病及其他高血糖相关疾病将会给个人、家庭及社会带来沉重的经济负担。据世界银行估计中国花费在糖尿病防治上的费用将在未来 10 ~ 20 年内成倍增长 [13]。另一方面，高血糖造成的早死和伤残对我国居民预期寿命的影响也同样不容忽视。预期寿命是反映一个国家或地区居民生活质量和健康水平的重要指标。开展高血糖（high fasting plasma glucose）归因预期寿命研究，可以定量地明确高血糖对我国居民预期寿命的影响程度，对政府确定慢性病防控中的重点疾病、改善人群健康提供定量依据。

2. 资料与方法

2.1 资料：死因数据、危险因素数据、*RR* 值数据

2.2 方法

采用人群归因危险度估计高血糖危险因素造成的死亡和对预期寿命的影响。人群归因危险度是对实际人群中危险因素暴露的分布与理论最小分布比较，如人群中危险因素暴露降低到理论最小分布，估计疾病或死亡降低的比例。

高血糖对人群归因死亡和预期寿命的影响估计分为 7 个步骤：

2.2.1 确定高血糖的定义及相关疾病 [14]

高血糖定义为空腹血糖水平高于最低期望暴露均值水平加 1 个标准差，本研

究血糖的最低期望暴露均值水平取 5.1mmol/L，标准差为 0.3mmol/L，即空腹血糖水平大于 5.4mmol/L 即可定义为高血糖。

通过文献综述确定高血糖相关疾病，主要包括结核病、缺血性心脏病、脑血管疾病、糖尿病和慢性肾病。

2.2.2 估计血糖的暴露分布

血糖暴露数据主要来源于 2013 年中国慢性病及其危险因素监测数据。利用监测数据，分别计算全国、分城乡、东中西部分性别、分年龄组的血糖的均值和标准差。具体年龄分组为 25~29 岁、30~34 岁、35~39 岁、40~44 岁、45~49 岁、50~54 岁、55~59 岁、60~64 岁、65~69 岁、70~74 岁、75~79 岁、80~84 岁和 85 岁及以上。

2.2.3 估计危险因素与相关疾病的关联强度，通常用相对危险度（*RR*）指标来表示

本研究高血糖与相关疾病的相对危险度 RR 值来源于 2013 全球疾病负担研究（GBD2013）研究结果[15]。

2.2.4 确定血糖理论最小暴露分布

血糖理论最小暴露分布的确定来源于 2013 全球疾病负担研究（GBD2013）研究结果[15]。血糖的理论最小暴露分布为血糖水平小于最低期望暴露均值水平加 1 个标准差，本研究血糖最低期望暴露均值水平为 5.1mmol/L，标准差为 0.3mmol/L，即空腹血糖水平处于 5.4mmol/L 以下的分布。

2.2.5 计算人群归因危险度

高血糖人群归因危险度 *PIF* 计算[14]公式如下：

$$PIF = \frac{\int\limits_{l}^{h} RR(x)P(x)dx - \int\limits_{l}^{h} RR(x)P^*(x)dx}{\int\limits_{l}^{h} RR(x)P(x)dx}$$

式中 PIF 为人群影响分值（population impactfraction），亦称为人群归因危险度；$RR(x)$ 是暴露水平为 X 的相对危险度；$P(x)$ 为人群暴露分布（population distribution of exposure）；$P^*(x)$ 为暴露的反事实分布；l 暴露水平为人群最小暴露水平，h 为最大暴露水平。

高血糖 PIF 计算无需回归稀释。

2.2.6　计算去除高血糖危险因素暴露后的相关疾病的死亡率。

2.2.7　计算该危险因素对预期寿命的影响。

3. 》》结果

3.1　2013年我国25岁及以上居民血糖暴露水平（均值、标准差）

2013 年我国 25 岁及以上居民血糖平均水平为 5.7mmol/L，其中，随着年龄增加呈现升高趋势。在全国、城市、农村、东部地区、中部地区和西部地区不同性别和年龄组下的血糖均值水平和标准差分布情况详见表 C-1。

3.2　高血糖与相关疾病的关联强度（RR值）

高血糖造成的相关疾病的关联强度用相对危险度（RR）来表示。高血糖对不同年龄组人群造成的结核病、缺血性心脏病、脑血管病、糖尿病和慢性肾病的 *RR* 值见表 C-2。

3.3 PIF 计算结果

根据血糖暴露均值水平和高血糖造成的相关疾病 *RR* 值计算所得高血糖所造成不同疾病的人群归因危险度 PIF 值见表 C-3。

3.4 各类相关疾病的归因死亡情况

3.4.1 归因死亡人数

2013 年归因于高血糖的总死亡人数为 62.2 万人，其中男性为 33.4 万人，女性 28.9 万人，男性高于女性。城市归因于高血糖的死亡人数约为 34.3 万人，农村约 27.9 万，城市高于农村；东部归因于高血糖的死亡人数约为 25.8 万人，中部约 20.3 万人，西部约 16.1 万人；归因死亡人数以东部为最多，中部次之，西部最少。从全国来看，归因于高血糖的相关疾病死亡人数以缺血性心脏病为最多，约为 21.2 万人；其次为脑血管病，约 18.2 万人；其余依次为糖尿病，约 14.5 万人；慢性肾病，约 5.2 万人；结核病，约 3.2 万人。其他具体死亡人数情况见表 C-4。

3.4.2 去除高血糖归因死亡后的死亡率情况

去除高血糖危险因素暴露对死亡的影响后，2013 年我国 25 岁及以上人群死亡率为 227.24/10 万，其中男性为 115.77/10 万，女性 111.46/10 万。城市为 70.30/10 万，农村 156.94/10 万。东部、中部和西部地区分别为 87.71/10 万、82.44/10 万和 57.08/10 万。去除高血糖暴露对死亡的影响后，2013 年我国 25 岁及以上人群死亡率呈现男性高于女性、农村高于城市、东部地区高于中部地区、中部地区高于西部地区的特点。具体死亡率情况见表 C-5。

3.5 高血糖危险因素暴露对预期寿命的影响

去除高血糖危险因素暴露对预期寿命的影响后，2013 年我国居民预期寿命为
76.49 岁，其中男性为 73.77 岁，女性为 79.61 岁。

与 2013 年全死因预期寿命相比，去除高血糖危险因素暴露后的预期寿命将会
平均提高 0.72 岁。男性平均提高 0.66 岁，女性平均提高 0.78 岁。从城乡来看，去
除高血糖危险因素暴露对预期寿命的影响后，城市居民预期寿命为 78.19 岁，农村
为 75.77 岁，城市居民平均预期寿命将会提高 0.83 岁，农村提高 0.67 岁。从不同
地区来看，去除高血糖危险因素暴露对预期寿命的影响后，东部、西部和中部地
区居民平均预期寿命分别将会达到 77.92 岁、76.57 岁和 74.18 岁，与 2013 年全死
因预期寿命相比，东部和中部地区居民预期寿命均将平均提高 0.74 岁，西部地区
将平均提高 0.64 岁。中部地区女性人群去除高血糖危险因素暴露后的预期寿命增
幅最大，平均提高 0.84 岁。由此可见，高血糖造成我国 25 岁及以上预期寿命损失
呈现女性高于男性、城市高于农村、东中部地区高于西部地区的特点。其中，高
血糖对中部地区女性人群预期寿命影响最大。详见表 C-6。

4. 主要发现

随着社会经济的快速发展，我国居民生活方式和饮食结构发生了巨大变化。
我国居民糖尿病患病率呈现持续快速增长趋势。据中国慢性病及其危险因素监测
数据显示[16]，依据 2010 年 ADA 糖尿病诊断标准，中国 2010 年 18 岁以及上成人
糖尿病患病率达 11.6%，糖尿病前期患病率达 50.1%。依次推算，我国糖尿病患病
人数高达 1.13 亿人，糖尿病前期高达 4.93 亿人。由此可见，我国糖尿病及糖尿病
前期患病人数庞大。糖尿病已经成为影响我国居民健康的重要公共卫生问题。高
血糖暴露将会导致糖尿病及其他相关疾病，由此造成的人群早死和伤残将会对我
国居民的健康预期寿命产生重要影响。

　　本研究利用 2013 年中国慢性病及其危险因素监测血糖暴露数据和死因监测数据，采用人群归因危险度估算了高血糖危险因素暴露造成的死亡以及对预期寿命的影响。研究发现，2013 年我国 25 岁及以上居民归因于高血糖危险因素暴露导致的死亡人数巨大，约为 62.2 万人。归因于高血糖的死亡人数呈现男性高于女性、城市高于农村、东部地区高于中部地区、中部地区高于西部地区的特点。这与既往的研究报道一致 [17-18]。同类研究显示，2010 年与 1990 年相比，糖尿病标化死亡率从 1990 年的 8.80/10 万上升至 2010 年的 12.76/10 万，增长了 45.00%，男性标化死亡率的年均增长速度远高于女性 [17]。糖尿病死亡负担和失能负担均呈现城市高于农村，东、中、西部地区依次递减的现象 [18]。考虑可能与经济发展水平、工业化和城市化进程以及人口老龄化等社会经济因素影响高血糖以及其他生活行为危险因素的流行水平有关 [18-19]。本研究显示，归因于高血糖相关疾病的死亡人数总体上以缺血性心脏病为最多，约为 21.2 万人。但不同地区不同人群又有所差异，西部地区糖尿病相关疾病的归因死亡人数以脑血管病居于首位，其次为缺血性心脏病，其余依次为糖尿病、慢性肾病和结核病，农村男性人群也呈现相同特点。不过需要指出的是，西部城市女性人群高血糖相关疾病归因死亡顺位与全国一致，以缺血性心脏病为首。

　　高血糖危险因素的暴露水平对我国居民的预期寿命具有重要影响。如若去除高血糖危险因素暴露，我国居民预期寿命将会达到 76.49 岁，较全死因预期寿命将平均提高增高 0.72 岁。去除高血糖危险因素暴露后，中部地区女性人群受益最多，预期寿命将会平均提高 0.84 岁。高血糖危险因素暴露对预期寿命的影响呈现城市高于农村、东中部地区高于西部地区的特点；考虑城市地区和东中部地区高血糖相关疾病的患病和死亡及危险因素流行水平较高等因素有关。研究提示，高血糖危险因素如若不能得到有效控制，将会严重影响我国居民预期寿命的提高水平，高血糖防控需要重点加强经济发达地区以及男性人群高血糖危险因素的防控工作。国内外许多大型人群研究均已经证实 [20-22]，血糖控制在正常水平能够有效地预防糖尿病微血管以及大血管病变的发生或延缓其发展，从而降低糖尿病患者的死亡以及并发症的发生。然而，我国 18 岁及以上成人糖尿病知晓率仅为 30.1%，治疗率仅为 25.8%，治疗者中的血糖控制率仅为 39.7%[16]。由此可见，我国糖尿病人群中有 2/3 的患者不知道自己患有糖尿病，接受治疗的糖尿病患者比例不足 1/3，而在接受治疗的患者中血糖控制达标的比例较低。糖尿病防控需要从控制血糖、血压、血脂等多个方面开展综合防治，才能达到最佳防治效果。有文献报道，我国糖尿病患者中血糖、血压、血脂同时达标的比例仅为 5.6%[23]，也就是说绝大部分中国 2 型糖尿病患者处于并发症高风险状态。由此可见，目前我国居民糖尿病知晓、治疗和控制现状依然堪忧。研究提示，如果能够有效降低高血糖危险因素的流行水平，将会较大程度地提高我国居民的预期寿命和健康水平。加强我国糖尿病及高血糖危险因素的防治迫在眉睫。不过，制定我国糖尿病及高血糖危险因素的防治政策、策略和措施需要因地制宜，关注重点地区和重点人群的防控。

表 C-1　2013 年中国不同地区、不同性别 25 岁以上人群高血糖均数及标准差（mmol/L）

地区	城乡	男女合计		男性		女性	
		均数	标准差	均数	标准差	均数	标准差
合计	合计	5.7	1.5	5.7	1.5	5.6	1.5
	城市	5.7	1.5	5.8	1.6	5.6	1.4
	农村	5.6	1.5	5.6	1.5	5.6	1.5
东部	合计	5.7	1.5	5.7	1.6	5.6	1.4
	城市	5.7	1.5	5.8	1.6	5.6	1.4
	农村	5.7	1.5	5.7	1.5	5.7	1.4
中部	合计	5.7	1.5	5.7	1.5	5.6	1.5
	城市	5.8	1.5	5.8	1.6	5.7	1.4
	农村	5.6	1.5	5.6	1.4	5.6	1.5
西部	合计	5.5	1.5	5.6	1.5	5.5	1.4
	城市	5.7	1.6	5.8	1.6	5.6	1.5
	农村	5.5	1.4	5.5	1.4	5.5	1.4

表 C-2 不同年龄组高血糖造成相关疾病的 RR 值

相关疾病	性别	25~29	30~34	35~39	40~44	45~49	50~54	55~59	60~64	65~69	70~74	75~79	80~84	85+
结核病	男性	3.164	3.164	3.164	3.164	3.164	3.164	3.164	3.164	3.164	3.164	3.164	3.164	3.164
	女性	3.164	3.164	3.164	3.164	3.164	3.164	3.164	3.164	3.164	3.164	3.164	3.164	3.164
缺血性心脏病	男性	1.752	1.51	1.282	1.180	1.204	1.207	1.19	1.179	1.176	1.176	1.178	1.165	1.165
	女性	1.752	1.51	1.282	1.180	1.204	1.207	1.19	1.179	1.176	1.176	1.178	1.165	1.165
脑血管病	男性	1.613	1.446	1.271	1.183	1.182	1.173	1.156	1.141	1.127	1.115	1.103	1.066	1.066
	女性	1.613	1.446	1.271	1.183	1.182	1.173	1.156	1.141	1.127	1.115	1.103	1.066	1.066
糖尿病*	男性	—	—	—	—	—	—	—	—	—	—	—	—	—
	女性	—	—	—	—	—	—	—	—	—	—	—	—	—
慢性肾病	男性	1.388	1.388	1.388	1.388	1.388	1.388	1.388	1.388	1.388	1.388	1.388	1.388	1.388
	女性	1.388	1.388	1.388	1.388	1.388	1.388	1.388	1.388	1.388	1.388	1.388	1.388	1.388

注：高血糖和糖尿病为 100% 归因，在本表中用 "—" 表示。

表 C-3 高血糖相关疾病结局归因分值（PIF，%）

疾病	合计			城市			农村			东部			中部			西部		
	合计	男性	女性	合计	男性	女性	合计	男性	女性	合计	男性	女性	合计	男性	女性	合计	男性	女性
全死因	6.8	6.2	7.7	7.7	7.1	8.4	5.9	5.2	7.0	7.4	6.8	8.1	7.1	6.4	8.1	5.8	5.1	6.8
结核病	82.2	82.1	82.4	87.5	88.3	84.8	78.7	77.7	81.2	87.7	88.5	84.6	83.7	83.4	84.6	78.8	77.9	80.8
缺血性心脏病	15.4	14.9	16.0	16.8	16.9	16.8	13.9	12.9	15.1	16.4	16.5	16.3	14.7	14.0	15.5	14.8	13.6	16.2
脑血管病	9.6	9.7	9.4	10.7	11.3	9.9	8.7	8.5	9.0	10.0	10.6	9.2	9.6	9.6	9.6	9.1	8.9	9.5
糖尿病	99.6	99.6	99.6	99.7	99.8	99.6	99.5	99.4	99.6	99.7	99.8	99.6	99.7	99.8	99.7	99.4	99.1	99.6
慢性肾病	31.1	29.5	33.1	34.7	34.2	35.3	27.5	24.9	30.7	33.6	33.2	34.2	30.2	28.3	32.5	29.6	27.2	32.6

表 C-4 高血糖造成的相关疾病归因死亡人数（人）

疾病	全国			城市			农村			东部			中部			西部		
	合计	男性	女性	合计	男性	女性	合计	男性	女性	合计	男性	女性	合计	男性	女性	合计	男性	女性
全死因	622179	333611	288569	343439	187624	155815	278741	145987	132754	258174	138637	119537	202549	108357	94192	161456	86616	74840
结核病	31807	23459	8348	13376	10475	2901	18431	12984	5447	7961	6391	1570	8630	6558	2072	15216	10510	4706
缺血性心脏病	212478	110287	102192	120929	64655	56275	91549	45632	45917	95766	50971	44795	72977	37323	35654	43735	21992	21743
脑血管病	181758	105491	76267	93190	55896	37294	88568	49595	38973	68858	40583	28275	62722	36362	26360	50177	28546	21631
糖尿病	144615	67633	76982	86827	41268	45560	57788	26365	31422	67276	31048	36228	41114	19311	21803	36226	17275	18951
慢性肾病	51521	26741	24780	29116	15331	13785	22405	11410	10996	18313	9644	8669	17106	8803	8303	16102	8294	7809

表 C-5　2013 年我国人群去除高血糖归因死亡后的死亡率（1/10 万）

地区	城乡	合计	男性	女性
合计	合计	227.24	115.77	111.46
	城市	70.30	35.60	34.70
	农村	156.94	80.17	76.77
东部	合计	87.71	44.41	43.31
	城市	29.42	14.86	14.57
	农村	58.29	29.55	28.74
中部	合计	82.44	42.13	40.32
	城市	22.48	11.39	11.08
	农村	59.97	30.73	29.23
西部	合计	57.08	29.24	27.84
	城市	18.40	9.35	9.05
	农村	38.68	19.89	18.79

表 C-6　去除高血糖归因死亡后对预期寿命的影响（岁）

	预期寿命（岁）			去高血糖影响后的预期寿命（岁）			归因预期寿命损失（岁）		
	合计	男性	女性	合计	男性	女性	合计	男性	女性
全国	75.77	73.11	78.83	76.49	73.77	79.61	0.72	0.66	0.78
城市	77.36	74.84	80.18	78.19	75.62	81.03	0.83	0.78	0.85
农村	75.10	72.38	78.24	75.77	72.99	78.99	0.67	0.61	0.75
东部	77.18	74.59	80.04	77.92	75.29	80.81	0.74	0.70	0.77
中部	75.83	73.29	78.78	76.57	73.96	79.62	0.74	0.67	0.84
西部	73.54	70.66	76.96	74.18	71.25	77.67	0.64	0.59	0.71

参考文献

[1] The Diabetes Control and Complications Trial Research Group. The effect of intensivetreatment of diabetes on the development and progression of long-term complications in insulin-dependent diabetes mellitus. N Engl J Med, 1993, 329：977-986. 28 UK Prospective Diabetes Study（UKPDS）Group. Effect of intensive blood-glucose control with metformin on complications in overweight patients with type 2 diabetes（UKPDS 34）. Lancet, 1998, 352：854-865.

[2] Zarowitz BJ. Management of diabetes mellitus in older persons. GeriatrNurs, 2006, 27：77-82.

[3] Almdal T, Scharling H, Jensen JS, et al. The independent effect of type 2 diabetes mellitus on ischemic heart disease, stroke, and death：a population-based study of 13, 000 men and women with 20 years of follow-up. Arch Intern Med, 2004, 164：1422-1426.

[4] Baird TA, Parsons MW, Barber PA, et al. The influence of diabetes mellitus and hyperglycaemia on stroke incidence and outcome. J ClinNeurosci, 2002, 9：618-626.

[5] Baird TA, Parsons MW, Phanh T, et al. Persistent poststroke hyperglycemia is independently associated with infarct expansion and worse clinical outcome. Stroke, 2003, 34：2208-2214.

[6] Parsons MW, Barber PA, Desmond PM, et al. Acute hyperglycemia adversely affects stroke outcome：a magnetic resonance imaging and spectroscopy study. Ann Neurol, 2002, 52：20-28.

[7] Wild S, Roglic G, Green A , et al. Global Prevalence of Diabetes：Estimates for the year 2000 and projections for 2030 [J]. Diabetes Care, 2004, 27：1047-1053.

[8] IDF Diabetes Atlas, 4rth Edition, 2009.

[9] 中国疾病预防控制中心慢性非传染性疾病预防控制中心. 中国慢性病及其危险因素监测报告（2010）[M]. 北京：军事医学科学出版社, 2012.

[10] 王陇德. 中国居民营养与健康状况调查报告之一 2002 综合报告 [M]. 北京：人民卫生出版社, 2006.

[11] 中华医学会糖尿病学分会. 中国 2 型糖尿病防治指南（2010 年版）[J]. 中国糖尿病杂志, 2012, 20（1）: s1-s35.

[12] 中华医学会糖尿病学分会. 中国 2 型糖尿病防治指南（2013 年版）[J]. 中国糖尿病杂志, 2014, 6（7）: 447-498.

[13] The World Bank. Toward a Healthy and Harmonious Life in China: Stemming the Rising Tide of Non-Communicable Diseases, World Bank Report Number 62318-CN. Beijing, China: Human Development Unit East Asia and Pacific Region, World Bank; 2011.

[14] Lim SS, Vos T, Flaxman AD, et al. A comparative risk assessment of burden of disease and injury attributable to 67 risk factors and risk factor clusters in 21 regions, 1990-2010: a systematicanalysis for the Global Burden of Disease Study 2010 [J]. Lancet, 2012, 380: 2224-2260.

[15] Global, regional, and national age-sex specific all-cause and cause-specific mortality for 240 causes of death, 1990-2013: a systematic analysis for the Global Burden of Disease Study 2013. LANCET, 2015, 9963: 117-171.

[16] Xu Y, Wang L, He J, et al. 2010 China Noncommunicable Disease Surveillance Group. Prevalence and control of diabetes in Chinese adults. JAMA. 2013 Sep 4, 310（9）: 948-959.

[17] 曾新颖, 周脉耕, 李镒冲, 等. 1990 年和 2010 年中国糖尿病的疾病负担研究 [J]. 中国慢性病预防与控制, 2015, 23（12）: 904-907.

[18] 李镒冲, 刘晓婷, 胡楠, 等. 中国 2010 年糖尿病疾病负担 [J]. 中华流行病学杂志, 2013, 34（1）: 33-36.

[19] Li Y, Zhang M, Jiang Y, et a1. Co-variations and clustering ofchronic disease behavioralrisk factors in China: China chronicdisease and risk factor surveillance, 2007, PLoS One, 2012, 7: e33881.

[20] The Diabetes Control and Complications Trial Research Group. The effect of intensive treatment of diabetes On the development and progression of longterm complication in insulin—-dependent diabetes mellitus[J]. N Engl J Med, 1993（329）: 977-986.

[21] UK Prospective Diabetes Study（UKPDS）Group. Intensive blood glucose control with sulphonylureas or insulin compared with conventional treatment and risk of complication in patients with type2 diabetes（UKPDS 33）[J]. Lancet，1998（352）：837-853.

[22] 陈燕燕，王金平，安雅莉，等. 生活方式干预对糖尿病前期人群心脑血管事件和死亡的影响大庆糖尿病预防长期随访研究 [J]. 中华内科杂志，2015，54（1）：700.

[23] Ji L1，Hu D，Pan C，et al. CCMR Advisory Board；CCMR-3B STUDY Investigators. Primacy of the 3B approach to control risk factors for cardiovascular disease in type 2 diabetes patients. Am J Med. 2013 Oct，126（10）：925. e11-22.

附录 D
血清总胆固醇对我国
人群预期寿命的影响

1. 前言

心血管疾病是全球和我国的第一位死亡原因 [1]。血清总胆固醇（TC）升高是动脉粥样硬化性心血管疾病的主要危险因素之一，随着 TC 水平增加，缺血性心脏病和缺血性脑卒中的发病风险增加，而降低 TC 水平可以减少其发生风险 [2-3]。2013 年全球疾病负担研究（GBD）显示，高血清总胆固醇导致全球约 283 万的死亡，所造成的疾病负担（DALY）在各类危险因素中位居第 13 位 [4]。研究显示，发达国家的人群血清总胆固醇已有所下降，而东亚、东南亚和太平洋地区则有所增加 [5]，我国血清总胆固醇水平虽低于发达国家，但已呈现升高趋势 [6-7]。

预期寿命是综合反映一个地区人群健康状况的重要指标，本研究利用 2013 年全国慢病监测数据，采用全球疾病负担研究（GBD）的方法计算高血清总胆固醇的人群归因分值，进而结合死因登记资料等估计该危险因素对我国人群预期寿命的影响，为制定相关公共卫生目标和政策提供依据。

2. 资料与方法

2.1 资料

高血清总胆固醇患病率来源于 2013 年中国慢性病及其危险因素监测。该监测以 605 个全国疾病监测点系统为基础，随机抽取 302 个监测点作为调查现场，在全国代表性的基础上，达到了省级代表性。

相关疾病死亡信息来自 2013 年人口死亡信息登记管理系统中 605 个死因监测点的死亡个案和各县区常住人口信息作为基础数据，包括全国 31 个省（自治区、直辖市）的 605 个监测点，总监测人口超过 3 亿，约占全国人口的 24%。

2.2 方法

采用人群归因分值估计各类危险因素造成的死亡和对预期寿命的影响。人群归因分值是对实际人群中危险因素暴露的分布与理论最小分布比较，如人群中危险因素暴露降低到理论最小分布，估计疾病或死亡降低的比例。人群归因死亡和对预期寿命影响的估计分为 7 个步骤：

2.2.1 确定该危险因素的定义及相关疾病

本研究分析的危险因素是血清总胆固醇，与其相关的疾病包括缺血性心脏病（ICD-10 编码：I20-I25.9）和缺血性脑卒中（ICD-10 编码：G45-G46.8，I63-I63.9，I65-I66.9，I67.2，I67.3，I67.5，I67.6，I69.3）。

2.2.2 估计该危险因素的暴露分布

从 2013 年全国慢性病监测中获得分城乡、东中西、性别、年龄的血清总胆固醇浓度。之后需要对该值进行转换，以获得平常胆固醇水平（usual TC）[8]，转换时主要考虑两个因素，一是回归稀释偏倚（regression dilution bias），这是由于胆固醇水平会随时间产生随机波动，一次性测量获得的胆固醇值比"平常"胆固醇值的分布更宽，与其存在偏差；同时还要考虑替代稀释效应（surrogate dilution effect），这是因为一般在队列研究中，TC 改变 1mmol/L 对应着低密度脂蛋白改变 0.67mmol/L，而在干预研究里，由于膳食和药物的影响，TC 改变 1mmol/L 同时也对应低密度脂蛋白改变 1mmol/L，因此观察性研究与试验性研究相比，会低估胆固醇降低带来的效应，需要进行校正[9]。本研究参考世界卫生组织的 CRA 材料[8]和咨询相关专家，最终使用矫正因子 0.625，将胆固醇测量值的标准差与矫正因子相乘获得平常胆固醇水平。

2.2.3 估计危险因素与相关疾病的关联强度

通常用相对危险度（RR）指标来表示。2013 年全球疾病负担研究利用对全球多项大型队列汇聚研究进行的汇总分析（pooled analysis）[10-11]，获得血清总胆固醇每增加 1mmol/L，各年龄组发生缺血性心脏病和缺血性脑卒中的相对风险（RR），由于 Meta 分析显示男性和女性的 RR 近似，所以使用的是两种性别综合的 RR 值。

2.2.4 确定理论最小暴露分布

在计算高血清总胆固醇水平的人群归因分值时，需要比较现实人群血清总胆固醇分布和理论最小分布，血清总胆固醇的理论最小暴露分布的确定是基于：①前瞻性研究中，血清总胆固醇水平在理论最小暴露分布时能使人群心血管病风险尽可能最小；②临床试验显示对于在平均 TC 水平以下的人群，降低胆固醇水平仍是有益且没有任何副作用；③该理论最小暴露分布与那些心血管病发病非常低的人群的胆固醇水平基本一致，这也可以作为确定理论最小暴露分布的一个方法[8]。本研究采用了 GBD 2010 的理论最小暴露分布值：3.9mmol/l（$s = 0.9$）。

2.2.5 计算分城乡、东中西部的人群归因分值（PIF）

$$PIF = \frac{\int_l^h RR(x)P(x)dx - \int_l^h RR(x)P^*(x)dx}{\int_l^h RR(x)P(x)dx}$$

$RR(x)$ 是暴露水平为 x 的相对危险度，$P(x)$ 是人群暴露分布，$P^*(x)$ 是人群的反事实暴露分布（即理论最小暴露分布），h 代表最大暴露水平，l 代表最小暴露水平，h 和 l 均为根据文献和常识自设的。

如果用公式计算后出现 PIF 值是负值，表示该危险因素在该组人群中的分布没有产生疾病风险，考虑到表达上的合适性，将负值 PAF 取值为 0。

合计（全死因）的人群归因分值的计算：先分别计算两种疾病分年龄的 PIF 值（分东中西部、城乡、男女），然后计算出相应的归因死亡数，用归因死亡数合计除以总死亡数（全死因）得出合计的人群归因分值。

2.2.6　计算分城乡、东中西部的相关疾病的死亡率

以国家统计局 2013 年分性别、年龄别死亡率为基础，将死亡数据库中的垃圾编码进行分配，并按照全球疾病负担 GBD 2013 的疾病分类方法，得到调整后不同疾病分性别、城乡、东中西部的死亡率。

垃圾编码分配的主要原则：

心脑血管垃圾编码：将心衰（I50）、心室心律失常（I47.1，I49.0，I46）、动脉粥样硬化（I70.9）、心脏病并发症（I51.4，I51.5，I51.6，I51.9）按一定比例分配给缺血性心脏病。

肿瘤垃圾编码：将其他和不明确部位的恶性肿瘤（C76）、未特指部位的恶性肿瘤（C80）、独立的多个部位的（原发性）恶性肿瘤（C97）按一定比例分配给其他明确的恶性肿瘤。

伤害垃圾编码：将意图不确定的事件（Y10–Y34）和意图不确定事件的后遗症（Y87.2）按一定比例分配到伤害的各个具体死因。

不明原因死亡垃圾编码：将症状、体征和临床与实验室检查异常所见不可归类在他处者（R00-99）按死亡数构成比分配到传染病和慢性非传染性疾病。

2.2.7　计算分城乡、东中西部的该危险因素对预期寿命的影响

根据 PAF 值、相关疾病死亡率和人口数计算出归因于该危险因素的死亡数，

将相关疾病的死亡数相加，再除以人口数计算出去除该危险因素导致的死亡后的死亡率，将该死亡率带入预期寿命计算表，计算出 0 岁组的预期寿命，与 2013 年全死因死亡率计算的 0 岁组预期寿命相比较，得出该危险因素对预期寿命的影响。

在计算中，各类合计的归因死亡数不是由各类合计的 PAF 值直接计算而得，因为直接计算后发现，各分类的死亡数相加后不等于合计，为解决这一问题只计算最细分类的 PIF 值，然后由相应分类直接相加而得各类合计。

3. 结果

3.1 2013 年我国 25 岁及以上居民血清总胆固醇水平（mmol/L）

表 D-1 2013 年我国 25 岁及以上居民血清总胆固醇水平均值（M）与标准差（SD）（mmol/L）

地区	城乡	男女合计		男性		女性	
		均数	标准差	均数	标准差	均数	标准差
合计	合计	4.8	1.0	4.8	1.0	4.8	1.0
	城市	4.8	1.0	4.8	1.0	4.8	1.0
	农村	4.7	1.0	4.7	1.0	4.7	1.0
东部	合计	4.9	1.0	4.9	1.0	4.9	1.0
	城市	5.0	1.0	5.0	1.0	5.0	1.1
	农村	4.8	1.0	4.8	1.0	4.8	1.0
中部	合计	4.6	1.0	4.6	1.0	4.6	1.0
	城市	4.6	1.0	4.7	1.0	4.6	1.0
	农村	4.6	1.0	4.6	0.9	4.6	1.0
西部	合计	4.8	1.0	4.8	1.0	4.7	1.0
	城市	4.8	1.0	4.8	1.0	4.8	1.0
	农村	4.7	1.0	4.7	1.0	4.7	1.0

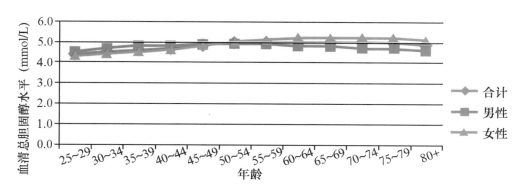

图 D-1　2013 年我国 25 岁及以上人群各年龄组血清总胆固醇水平均值

3.2 RR 值

见表 D-2。

3.3 2013 年我国人群分地区、城乡血清总胆固醇人群归因分值

见表 D-3。

3.4 2013 年我国高血清总胆固醇归因死亡人数

见表 D-4。

表 D-2　血清总胆固醇每升高 1mmol/L 各年龄组发生相关疾病的相对风险

疾病	25~29	30~34	35~39	40~44	45~49	50~54	55~59	60~64	65~69	70~74	75~79	80-
缺血性心脏病	2.819	2.607	2.321	2.09	1.916	1.732	1.54	1.4	1.314	1.248	1.203	1.282
缺血性脑卒中	2.291	2.074	1.806	1.592	1.432	1.307	1.216	1.147	1.1	1.063	1.037	1.012

表 D-3　2013 年我国 25 岁及以上人群血清总胆固醇人群归因分值（PIF，%）（分地区、城乡）

疾病	全国			城市			农村			东部			中部			西部		
	合计	男性	女性	合计	男性	女性	合计	男性	女性	合计	男性	女性	合计	男性	女性	合计	男性	女性
全死因	2.9	2.3	3.7	3.4	2.7	4.4	2.4	2.0	3.1	3.7	3.0	4.6	2.7	2.0	3.7	2.1	1.7	2.6
缺血性心脏病	17.2	14.8	19.9	18.8	16.0	22.0	15.4	13.5	17.5	19.8	17.5	22.3	13.9	11.1	17.3	17.4	15.9	19.3
缺血性脑卒中	3.8	3.8	3.8	3.9	3.9	4.4	3.7	3.6	3.8	4.0	4.1	3.9	3.2	3.0	3.5	4.4	4.4	4.4

表 D-4　2013 年我国 25 岁及以上人群高血清胆固醇归因死亡人数

疾病	全国			城市			农村			东部			中部			西部		
	合计	男性	女性	合计	男性	女性	合计	男性	女性	合计	男性	女性	合计	男性	女性	合计	男性	女性
合计	264998	125108	139890	150792	70121	80671	114206	54988	59218	129625	61881	67744	77614	33906	43708	57760	29322	28438
缺血性心脏病	236540	109516	127024	135126	61433	73692	101414	48083	53332	115590	54161	61429	69301	29511	39790	51649	25844	25804
缺血性脑卒中	28458	15592	12866	15666	8687	6979	12792	6905	5887	14034	7720	6315	8313	4395	3918	6111	3478	2633

3.5 高血清总胆固醇对预期寿命的影响

表 D-5　高血清总胆固醇对不同地区预期寿命的影响

	预期寿命（岁）			去高血清总胆固醇影响 预期寿命（岁）			去高血清总胆固醇 预期寿命提高数（岁）		
	合计	男性	女性	合计	男性	女性	合计	男性	女性
全国	75.77	73.11	78.83	76.07	73.37	79.18	0.30	0.26	0.35
城市	77.36	74.84	80.18	77.71	75.12	80.6	0.34	0.29	0.42
农村	75.10	72.38	78.24	75.38	72.63	78.57	0.28	0.24	0.33
东部	77.18	74.59	80.04	77.54	74.91	80.45	0.36	0.32	0.41
中部	75.83	73.29	78.78	76.10	73.51	79.14	0.28	0.22	0.36
西部	73.54	70.66	76.96	73.77	70.87	77.23	0.23	0.21	0.26

4. 主要发现

　　2013 年，我国 25 岁及以上人群血清总胆固醇平均水平为 4.8mmol/L，男性和女性均为 4.8mmol/L；城市 4.8mmol/L，农村 4.7mmol/L；东部 4.9mmol/L，中部 4.6mmol/L，西部 4.8mmol/L；从各年龄组分布来看，50 岁以下年龄组，男性和女性的血清胆固醇水平随年龄增加而升高，男性高于女性；从 50 岁年龄组开始，男性血清胆固醇水平略有下降，而女性则上升，女性水平高于男性。

　　血清总胆固醇每升高 1mmol/L 发生缺血性心脏病的相对风险高于发生缺血性脑卒中的风险；总体上随年龄增加，发生两种疾病的相对风险逐渐下降。

　　高血清总胆固醇增高的全死因的人群归因分值是 2.9%，即 25 岁及以上人群的全部死亡中，有 2.9% 是由于高血清总胆固醇造成的；分死因别来看，缺血性心脏病的死亡中有 17.2% 由于高血清总胆固醇造成，缺血性脑卒中则为 3.8%；从性别看，全死因的人群归因分值，女性为 3.7%，高于男性（2.3%），缺血性心脏病的人群归因分值，女性为 19.9%，高于男性（14.8%），缺血性脑卒中则性别间无明显差异；城市的人群归因分值高于农村；从地区看，全死因的人群归因分值，东部最高，中部其次，西部最低，分病种的则为西部高于中部。

2013 年，我国归因于高血清胆固醇的死亡人数约 26.5 万人，其中死于缺血性心脏病的 236540 人，占 89%，死于缺血性脑卒中的 28458 人。男性归因死亡人数为 125108 人，女性为 139890 人，城市归因死亡人数为 150792 人，农村为 114206 人；东部归因死亡人数为 129625 人，中部为 77614 人，西部为 57760 人。

2013 年，高血清总胆固醇导致的总人群预期寿命损失为 0.3 岁，男性为 0.26 岁，女性为 0.35 岁，女性高于男性；城市为 0.34 岁，农村为 0.28 岁，城市高于农村；东部为 0.36 岁，中部为 0.28 岁，西部为 0.23 岁，东部最高，西部最低。

5. 讨论

本研究是第一次就高血清总胆固醇对我国人群预期寿命的影响进行的研究。结果显示，如果将人群的血清总胆固醇水平降到理论最小暴露分布，可以将我国人群预期寿命提高 0.3 岁，其中女性、城市和东部地区获益更多。

研究发现，男性和女性的血清总胆固醇水平均值近似，但是女性损失的预期寿命高于男性。这主要是由于男性和女性的胆固醇水平虽然总体均值近似，但是各年龄组之间有差异，在大约 50 岁之前，男性胆固醇水平高于女性，50 岁之后，女性高于男性，虽然相对危险度随年龄增加而下降，但是死亡主要发生在较高年龄组，所以 50 岁以后年龄组占的比重大，女性总体上归因分值高于男性。另外，缺血性心脏病的人群归因分值，女性高于男性，而缺血性脑卒中则二者近似，考虑这与高血清总胆固醇对脑卒中的 RR 值在 50 岁以后处于较低水平有关，虽然女性在 50 岁之后胆固醇水平高于男性，但是由于 50 岁以后 RR 值较低，削弱了其作用，因此一定程度上拉平了二者之间的差异。

　　研究结果中，中部地区的胆固醇水平低于西部，而中部的全死因归因分值高于西部，如果不考虑年龄结构的影响，这主要是因为全死因归因分值不仅反映了相关疾病的 PIF，还反映了这些疾病在该地区死亡中的构成。有研究显示，中部地区的缺血性心脏病和脑血管疾病的年龄标化死亡率普遍高于西部地区 [12]，因此高血清总胆固醇对中部地区的影响高于西部。

参考文献

[1] GBD 2013 Mortality and Causes of Death Collaborators. Global，regional，and national age-sex specific all-cause and cause-specific mortality for 240 causes of death，1990-2013：a systematic analysis for the Global Burden of Disease Study 2013. Lancet，2015，385（9963）：117-171.

[2] 中国成人血脂异常防治指南制订联合委员会 . 中国成人血脂异常防治指南 [J]. 中华心血管病杂志，2007，35（5）：390-419.

[3] Stone NJ，Robinson JG，Lichtenstein AH，et al. 2013 ACC/AHA guideline on the treatment of blood cholesterol to reduce atherosclerotic cardiovascular risk in adults. J Am Coll Cardiol，2014，63（25）：2889-2934.

[4] Forouzanfar MH，Alexander L，et al. Global，regional，and national comparative risk assessment of 79 behavioural，environmental and occupational，and metabolic risks or clusters of risks in 188 countries，1990-2013：a systematic analysis for the Global Burden of Disease Study 2013. Lancet （London，England），2015，386：2287-2323.

[5] Farzadfar F，Finucane MM，Danaei G，et al. National，regional，and global trends in serum total cholesterol since 1980：Systematic analysis of health examination surveys and epidemiological studies with 321 country-years and 3.0 million participants. The Lancet，2011，377（9765）：578-586.

[6] 张坚，满青青，王春荣，等 . 中国 18 岁及以上人群血脂水平及分布特征 [J]. 中华预防医学杂志，2005，39（5）：302-305.

[7] 王薇，刘静，王淼，等．1992 至 2007 年多省市队列人群血清总胆固醇水平的变化特点 [J]．中华心血管病杂志，2014，42（3）：230-235.

[8] World Health Organization. Comparative quantification of health risks：Chapter7 ：High Cholesterol. 2004 ：392，423-424. http：//www.who.int/healthinfo/global_burden_disease/cra/en/.

[9] Law MR，Wald NJ，Wu T，et al. Systematic underestimation of association between serum cholesterol concentration and ischaemic heart disease in observational studies：Data from the BUPA study. Br Med J，1994，308（6925）：363-366.

[10] Singh GM，Danaei G，Farzadfar F，et al. The age-specific quantitative effects of metabolic risk factors on cardiovascular diseases and diabetes：A pooled analysis. PLoS One，2013，8（7）：e65174.

[11] Supplement to：GBD 2013 Risk Factors Collaborators. Global，regional，and national comparative risk assessment of 79 behavioural，environmental and occupational，and metabolic risks or clusters of risks in 188 countries，1990–2013 ：a systematic analysis for the Global Burden of Disease Study 2013. Lancet 2015；published online Sept 11. Appendix p 685-688.

[12] Zhou M，Wang H，Zhu J，et al. Cause-specific mortality for 240 causes in China during 1990– 2013 ：a systematic subnational analysis for the Global Burden of Disease Study 2013. Lancet （London，England），2016，387 ：251-272.

附录 E
中国居民归因于膳食高盐的疾病负担研究

危险因素 → 预期寿命

1. 概要

为了定量估计我国高盐膳食对居民死亡和预期寿命的影响程度，为我国开展减盐干预及其效果评价奠定基础。本研究选择 24 小时尿钠作为膳食高盐摄入暴露指标，采用比较的危险因素风险评估方法估计我国膳食高盐摄入导致的疾病负担，主要包括两部分：一部分是膳食高盐直接导致的疾病负担，即导致胃癌的疾病负担；另一部分是通过增加血压值间接导致的疾病负担。对于第二部分，首先定量测量 25 岁及以上人群膳食高盐对血压值的影响，即计算该人群中血压值有多少是因为膳食高盐引起的，即每增加或减少一个单位的 24 小时尿钠，血压值的增加或减少量，然后定量测量高血压导致的心脑血管病和慢性肾病死亡，最后基于前两步的结果计算膳食高盐导致的胃癌、心脑血管病和慢性肾病死亡，并在计算归因死亡的基础上，利用寿命表法估计归因预期寿命的损失。研究发现，2013 年全国 25 岁及以上居民，男性 24 小时尿钠水平高于女性，低年龄组男性 SBP 水平普遍高于女性，但随着年龄的增长，男性 SBP 值又低于女性；除高血压心脏病，高盐膳食相关疾病的人群归因分值均随着年龄增长而增加，65～69 岁年龄组达到最大，然后减少，高血压心脏病则呈逐渐上升，男女趋势相似。高盐膳食各相关疾病中，高血压心脏病的人群归因分值最大，其次为缺血性心脏病、缺血性脑卒中、出血性脑卒中和慢性肾病，男女性一致。2013 年全国因为高盐膳食导致死亡约 83 万人，其中男性 49 万，女性 34 万。归因于高盐膳食死亡的疾病主要为缺血性心脏病、缺血性脑卒中和出血性脑卒中，占 74%，男女性相似。2013 年因为高盐膳食损失预期寿命年 1.36 年，其中男性 1.44 年，女性 1.24 年。

2. 背景

大量证据证明，膳食高盐会导致胃癌的发生和死亡增加；导致高血压的发生，从而增加心血管病和肾病的发生和死亡风险[1-3]。2010 年全球疾病负担（GBD）研究结果显示[4]，全球因为膳食高盐导致的死亡从 1990 的 225 万增加到 2010 年的 310 万。高血压导致的死亡从 729 万增加到 940 万。膳食高盐和高血压在 67 种主要危险因素归因疾病负担中全球排第 11 位和第 1 位，在中国所在的东亚地区排第 7 位和第 1 位。膳食高盐导致的疾病负担沉重。

我国是一个盐高摄入量的国家，1982、1992 和 2002 年全国营养调查以及慢性病与行为危险因素监测结果显示，80% 的中国居民食盐量超过中国营养协会 6 克 / 天的食盐推荐量，2010 年估计中国城市和农村居民人日食盐摄入量分别为 9.1 和 11.5 克[5]。与西方国家相比，我国居民盐的摄入主要来源家庭烹饪，大约占 76%，包括各种自制的含盐分较高的食品，其中北方地区普遍高于南方地区[6]。2002 年烹饪用盐量人日均 12.6 克，超过全国平均水平的 11.9 克，成人高血压患病率为 25.1%，高于全国平均水平的 18.1%[7]。

国际实践经验表明，采取一定的减盐措施可以大大减少相关疾病的发生、死亡、心脑血管病事件的发生和医疗成本的支出，具有很好的成本效益[8-9]。很多国家，如日本[10]、英国[11-12]、美国[13]、芬兰[14-16]、加拿大[17]、荷兰、爱尔兰[18] 等均开展了减盐项目，效果显著。

本研究利用多来源数据对我国膳食高盐导致的疾病负担，包括死亡和预期寿命损失进行估计，为我国开展减盐干预及其效果评价奠定基础。

3. 危险因素暴露

膳食高盐摄入的健康结局主要包括两部分，一部分是膳食高盐直接导致的疾病负担，即导致胃癌的疾病负担；另一部分是通过增加血压值间接发生的归因疾病负担[19]。对于第二部分，首先定量测量 25 岁及以上人群膳食高盐对血压值的影响，即计算该人群中血压值有多少是因为膳食高盐引起的，即每增加或减少一个单位的盐，血压值的增加或减少量，然后定量测量高血压导致的心脑血管病和肾病死亡，最后基于前两步的结果计算膳食高盐导致的心脑血管病和肾病死亡，并在计算归因死亡的基础上，利用寿命表法估计归因预期寿命的损失。

本研究选择 24 小时尿钠（24 hours urinary sodium）作为膳食高盐的危险因素暴露指标[20-22]。选择收缩压（SBP）作为高血压导致相关疾病死亡的危险因素暴露指标[4, 23]。目前我国尚没有具有全国代表性的 24 小时尿钠水平，本研究利用 GBD 2013 对我国 24 小时尿钠水平的估计值[24]用于本研究中全国膳食高盐导致疾病负担的估计。

4. 危险因素和疾病的关联强度

4.1 膳食高盐对血压值的影响

膳食高盐摄入会导致血压升高，从而增加心脑血管病和肾病的发生和死亡[3, 25]。为了定量测量膳食高盐通过增加血压值间接导致心脑血管病和肾病的死亡以及带来的预期寿命损失，需要首先定量测量膳食高盐对血压值的影响，即计算目标人群中血压值有多少是因为膳食高盐引起的，即每增加或减少 100mmol/d（2.3g/d）

的 24 小时尿钠，SBP 的增加或减少量。

Mozaffarian 等[19] 利用 2 篇 Cochrane meta 分析中的 103 项尿钠减少试验研究[3, 26]，获得不同年龄（X1）人群（男女性相同）、不同高血压人群（X2，非高血压和高血压）、不同人种（X3，黑人和非黑人）每减少 100mmol/d 24 小时尿钠导致 SBP 的减少量（y）的 Meta 回归模型：$y = 3.735 + (X1-50) \times 0.105 + 1.874 \times X2 + 2.489 \times X3$。本研究利用该模型（非黑人种）分别计算获得不同年龄组、不同血压人群每 100mmol/d 的 24 小时尿钠的减少导致 SBP 的减少量。

与 GBD 研究一致，本研究选择 1g/d 作为膳食高盐对血压影响的理论最小风险暴露值。

4.2 高血压的健康结局及其相对危险度

研究表明[23]，高血压可以导致缺血性心脏病、脑卒中、风湿性心脏病、感染性心内膜炎、心肌炎、心肌病、主动脉瘤、高血压性心脏病、心房颤动、周围血管疾病和其他循环系疾病以及慢性肾病死亡的增加，并存在病因学联系。

GBD 基于大量的观察性研究、随机对照实验研究、队列研究进行数据综合分析和 meta 分析，获得 SBP 每升高 10mmHg 导致相关疾病死亡的 RR 值[4, 24, 27]。本研究直接采用 GBD 2013 研究结果[24]。

4.3 高盐膳食的直接健康结局及其相对危险度

与高盐膳食导致血压升高、从而导致相关疾病发生和死亡风险增加一样，GBD 研究系统综述确定高盐膳食的直接健康结局为胃癌，并存在病因学联系，同时综合大量多来源数据通过 Meta 分析，获得以 1g/d 作为最小理论暴露值时，每增加 1g/d 24 小时尿钠导致胃癌的相对危险度（RR）[24]。

5. 结果

5.1 全国 24 小时尿钠水平和 SBP 水平

2013 年全国 25 岁及以上居民分性别 24 小时尿钠水平和 SBP 水平见表 E-1、E-2。结果显示，男性 24 小时尿钠水平高于女性，低年龄组男性 SBP 水平普遍高于女性，但随着年龄的增长，男性 SBP 值又低于女性。

表 E-1　我国 25 岁及以上居民分性别 24 小时尿钠水平（mmol/d）

年龄	男　性			女　性		
	均值	下限[†]	上限[†]	均值	下限[†]	上限[†]
25 ~ 29	231.11	217.96	243.48	214.74	202.58	228.91
30 ~ 34	232.16	220.52	243.49	215.96	204.16	228.40
35 ~ 39	233.28	220.91	247.71	217.21	201.44	232.37
40 ~ 44	233.88	221.30	248.74	216.59	199.85	231.49
45 ~ 49	233.88	222.27	246.06	214.41	202.04	227.40
50 ~ 54	233.89	221.37	245.82	212.60	199.84	224.40
55 ~ 59	233.66	217.99	247.49	210.74	194.34	225.56
60 ~ 64	234.13	218.29	248.09	211.19	194.96	226.50
65 ~ 69	234.56	220.95	247.62	214.01	201.71	227.23
70 ~ 74	235.60	219.63	250.11	217.67	204.57	229.54
75 ~ 79	236.29	215.72	255.58	220.65	204.73	234.64
80+[*]	236.29	215.72	255.58	220.65	204.73	234.64

*：GBD 2013 估计值将 80 岁及以上年龄范围包含在 75 岁及以上中，本研究中 80 岁及以上人群结果与 75 岁及以上人群相同。

†：不确定性区间。

表 E-2　全国 25 岁及以上居民分性别 SBP 水平（mmHg）

年龄	男性		女性	
	均值	标准差	均值	标准差
25 ~ 29	124.40	14.60	115.40	15.50
30 ~ 34	124.70	14.70	116.50	15.30
35 ~ 39	127.20	16.00	119.00	16.00
40 ~ 44	127.90	16.10	123.00	17.60
45 ~ 49	130.40	17.50	128.30	19.40
50 ~ 54	133.00	18.90	132.70	20.60
55 ~ 59	135.80	19.90	136.20	21.20
60 ~ 64	138.20	20.30	139.60	22.30
65 ~ 69	141.70	21.40	143.50	22.70
70 ~ 74	143.40	22.30	144.80	22.90
75 ~ 79	143.00	22.20	146.20	23.80
80+	142.70	22.10	144.90	24.10

5.2 高盐膳食对血压值的影响

不同年龄组、不同血压人群（高血压和非高血压）每 100mmol/d 的 24 小时尿钠的减少导致 SBP 的减少量（表 E-3）。

表 E-3　每 100mmol/d 24 小时尿钠的减少导致 SBP 的减少量（mmHg）

年龄	高血压	SBP 减少量	年龄	高血压	SBP 减少量
25+	否	1.373	55+	否	4.523
25+	是	3.247	55+	是	6.397
30+	否	1.898	60+	否	5.048
30+	是	3.772	60+	是	6.922

年龄	高血压	SBP 减少量	年龄	高血压	SBP 减少量
35+	否	2.423	65+	否	5.573
35+	是	4.297	65+	是	7.447
40+	否	2.948	70+	否	6.098
40+	是	4.822	70+	是	7.972
45+	否	3.473	75+	否	6.623
45+	是	5.347	75+	是	8.497
50+	否	3.998	80+	否	7.148
50+	是	5.872	80+	是	9.022

5.3　相对危险度

SBP 每升高 10mmHg 导致相关疾病死亡的 *RR* 值见"高血压归因疾病负担"部分。24 小时尿钠每升高 1g/d 导致的直接健康结局（胃癌）的 *RR* 值（表 E-4）。

表 E-4　24 小时尿钠每升高 1g/d 导致胃癌的 *RR* 值

年龄	性别	*RR* 值
25~29	男性 / 女性	1.199
30~34	男性 / 女性	1.205
35~39	男性 / 女性	1.205
40~44	男性 / 女性	1.202
45~49	男性 / 女性	1.209
50~54	男性 / 女性	1.198
55~59	男性 / 女性	1.204
60~64	男性 / 女性	1.200
65~69	男性 / 女性	1.206

年龄	性别	RR 值
70 ~ 74	男性 / 女性	1.210
75 ~ 79	男性 / 女性	1.203
80+	男性 / 女性	1.205

5.4 人群归因分值

除高血压心脏病，高盐饮食相关疾病的人群归因分值均随着年龄增长而增加，65 ~ 69 岁年龄组达到最大，然后减少，高血压心脏病则呈逐渐上升，男女趋势相似。高盐饮食各相关疾病中，高血压心脏病的人群归因分值最大，其次为缺血性心脏病、缺血性脑卒中、出血性脑卒中和慢性肾病，男女性一致。

5.5 归因死亡

2013 年全国因为高盐饮食导致死亡约 83 万人，其中男性 49 万，女性 34 万。归因于高盐饮食死亡的疾病主要为缺血性心脏病、缺血性脑卒中和出血性脑卒中，占 74%，男女性相似。

5.6 归因预期寿命损失

2013 年因为高盐饮食损失预期寿命年 1.36，其中男性 1.44 年，女性 1.24 年。

6. 讨论

我国居民食盐量普遍偏高，引起的疾病负担较为严重，导致 2013 年 83 万人死于高盐饮食，包括 49 万男性和 34 万女性，平均每人损失预期寿命 1.36 年，男性 1.44 岁，女性 1.24 岁。

高盐饮食主要引起缺血性心脏病和脑卒中，同时缺血性心脏病和脑卒中正是我国居民最主要的死因。

由于 GBD 研究尚未对我们城市和农村、东中西部地区 24 小时尿钠水平进行估计，本研究尚无法对其进行归因死亡和预期寿命损失计算。

需要更为准确的血压测量数据，特别是 24 小时尿钠水平的测量。目前我国尚缺乏具全国代表性的 24 小时尿钠水平数据。

参考文献

[1] He FJ，Li J，MacGregor GA. Effect of longer-term modest salt reduction on blood pressure. Cochrane Database Syst Rev，2013，4：CD004937.

[2] He FJ，Marciniak M，Visagie E，et al. Effect of Modest Salt Reduction on Blood Pressure，Urinary Albumin，and Pulse Wave Velocity in White，Black，and Asian Mild Hypertensives. Hypertension，2009，54：482-488.

[3] He FJ，MacGregor GA. Effect of modest salt reduction on blood pressure：a meta-analysis of randomized trials. Implications for public health. J Hum Hypertens，2002，16：761-770.

[4] Lim SS，Vos T，Flaxman AD，et al. A comparative risk assessment of burden of disease and injury attributable to 67 risk factors and risk factor clusters in 21 regions，1990-2010：a systematic analysis for the Global Burden of Disease Study 2010. The Lancet，2012，380：2224-2260.

[5] Bureau of Disease Control and Prevention MOH and China CDC. China NCD Report 2011. Beijing，China. 2011.

[6] Anderson CA，Appel LJ，Okuda N，et al.Dietary source of sodium in China，Japan，the United Kingdom，the United States，women and men aged 40 to 59 years：the INTERMAP study. Journal of the American Dietetic Association，2010，110（5）：736-745.

[7] Zhang J, Xu AQ, Ma JX, et al. Dietary Sodium Intake: Knowledge, Attitudes and Practices in Shandong Province, China, 2011. PLoS ONE 2013; 8（3）: e58973. doi: 10. 1371/journal. pone. 0058973.

[8] Bibbins-Domingo K, Chertow GM, Coxson PG, et al. Projected effect of dietary salt reductions on future cardiovascular disease. N Engl J Med, 2010, 362（7）: 590-599.

[9] He FJ, MacGregor GA. Reducing Population Salt Intake Worldwide: From Evidence to Implementation. Progress in Cardiovascular Diseases 2010; 52 : 363-382.

[10] Ueshima H, Tatara K, Asakura S, Okamoto M. Declining trends in blood pressure level and the prevalence of hypertension, and changes in related factors in Japan, 1956-1980. J Chronic Dis, 1987, 40（2）: 137-147.

[11] Consensus Action on Salt and Health. http: //www.actiononsalt.org.uk（Accessed September 17 2013）.

[12] MacGregor GA, Sever PS: Salt-overwhelming evidence but still no action: can a consensus be reached with the food industry? CASH（Consensus Action on Salt and Hypertension）. BMJ, 1996, 312 : 1287-1289.

[13] Dietary Guidelines for Americans. http: //health.gov/dietaryguidelines/default.asp.（Accessed September 17 2013）.

[14] Karppanen H, Mervaala E. Sodium intake and hypertension. Prog Cardiovasc Dis, 2006, 49 : 59-75.

[15] Laatikainen T, Pietinen P, Valsta L, et al. Sodium in the Finnish diet: 20-year trends in urinary sodium excretion among the adult population. Eur J Clin Nutr, 2006, 60 : 965-970.

[16] Pietinen P, Valsta LM, Hirvonen T, et al. Labelling the salt content in foods: a useful tool in reducing sodium intake in Finland. Public Health Nutr, 2008, 11 : 335-340.

[17] Mohan S, Campbell NR. Salt and high blood pressure. Clin Sci（Lond）, 2009, 117 : 1-11.

[18] World Action on Salt and Health. http: //www.worldactiononsalt.com/.（Accessed September 17 2013）.

[19] Mozaffarian D，Fahimi S，Singh GM，et al. Global sodium consumption and death from cardiovascular causes. N Engl J Med，2014，371：624-634.

[20] Clark AJ，Mossholder S. Sodium and potassium intake measurements：dietary methodology problems. Am J Clin Nutr，1986，43：470-476.

[21] Holbrook JT，Patterson KY，Bodner JE，et al. Sodium and potassium intake and balance in adults consuming self-selected diets. Am J Clin Nutr，1984，40：786-793.

[22] Mickelsen O，Makdani D，Gill JL，et al. Sodium and potassium intakes and excretions of normal men consuming sodium chloride or a 1：1 mixture of sodium and potassium chlorides. Am J Clin Nutr，1977，30：2033-2040.

[23] Laws CM. M，Hoorn SV，Law MR，et al. High blood pressure. In：Ezzati M，Lopez AD，Rodgers A，Murray CJL，editors. Comparative Quantification of Health Risks：Global and Regional Burden of Disease Attributable to Selected Major Risk Fators. Vol. 1. Geneva：WHO. pp. 281-390.

[24] GBD 2013 Risk Factors Collaborators. Global，regional，and national comparative risk assessment of 79 behavioral，environmental and occupational，and metabolic risks or clusters of risks in 188 countries，1990-2013：a systematic analysis for the Global Burden of Disease Study 2013. The Lancet. 2015 Sep 11. doi：10. 1016/S0140-6736（15）61455-61456.

[25] World Cancer Research Fund，American Institute for Cancer Research. Food，Nutrition，and Physical Activity，and the Prevention of Cancer：A Global Perspective. Washington，D. C，American Institute for Cancer Research，2007.

[26] Graudal NA，Hubeck-Graudal T，Jurgens G. Effects of low sodium diet versus high sodium diet on blood pressure，renin，aldosterone，catecholamines，cholesterol，and triglyceride. Cochrane Database Syst Rev 2011；11：CD004022.

[27] Lewington S，Clarke R，Qizilbash N，et al. Age-specific relevance of usual blood pressure to vascular mortality：a meta-analysis of individual data for one million adults in 61 prospective studies. The Lancet，2002，360：1903-1913.

附录 F
蔬菜、水果摄入不足的归因疾病负担

1. 背景

国内外许多的流行病学研究表明蔬菜、水果的摄入有助于降低慢性疾病的发生[1]。WHO 推荐蔬菜、水果类的摄入量每日至少要达到 400 克,《中国居民膳食指南（2007）》也推荐每日至少需摄入 200～400 克的蔬菜和水果[2]。但 2010 年我国慢性病及其危险因素监测结果发现，我国成年人人均每日蔬菜水果摄入量为 420.1 克，男性为 413.6 克，女性为 426.9 克。人均每日蔬菜、水果摄入量不足 400 克的比例为 52.8%，男性高于女性，农村高于城市[3-4]。

虽然过去的研究通过队列或病例对照的设计方法提供了一些证据表明蔬菜、水果摄入不足与不同慢性疾病的相关性，但迄今为止仍然没有研究就蔬菜、水果摄入不足对预期寿命的影响做出估计和阐释。本课题首次在中国人群中，利用具有全国代表性的大样本危险因素监测数据和死因监测数据，估算了蔬菜、水果摄入不足对不同慢病的归因危险度和对预期寿命的影响。

2. 估计蔬菜、水果摄入水平

利用 2013 年慢病及行为危险因素调查数据，分别计算全国、分城乡、东中西部的分性别，分年龄组（25～29，30～34，35～39，40～44，45～49，50～54，55～59，60～64，65～69，70～74，75～79，80+）蔬菜、水果摄入的均值和标准差。

　　参照 2013 年全球疾病负担研究，蔬菜摄入的理论最小分布的均值为 400，标准差为 30；水果摄入的理论最小分布的均值为 300，标准差为 30。

3. 估计蔬菜、水果摄入与相关疾病的关联强度

　　通过文献综述，确定蔬菜摄入不足的相关疾病包括缺血性心脏病、缺血性脑卒中和出血性脑卒中。水果摄入不足的相关疾病包括缺血性心脏病、出血性脑卒中、缺血性脑卒中、肺癌、食管癌、喉癌和口腔癌。

　　用相对危险度（*RR*）指标来表示，蔬菜、水果摄入与相关疾病的 *RR* 值来自于 2013 年全球疾病负担研究。

4. 主要结果

4.1　我国东中西部城乡居民的蔬菜和水果摄入水平

　　表 F-1 和表 F-2 分别展示了我国 25 岁以上成人各年龄组的蔬菜和水果摄入水平。2013 年我国成人蔬菜摄入水平为 373.6 克 / 天，男性（379.1）略高于女性（367.9），城市（380.5）略高于农村（367.7），西部（380.9）高于中部（377.2）和东部（366.2）。2013 年我国 25 岁及以上成人水果摄入水平为 113.3 克 / 天，城市（135.4）高于农村（93.9），女性（122.7）高于男性（103.6），东部（125.5）高于西部（107.7）和中部（101.5）。东中西部地区的城市水果摄入水平均明显高于农村，但东中西部地区的蔬菜摄入水平城乡差异不明显。

4.2　蔬菜和水果摄入不足对不同疾病的相对危险度

　　表 F-3 和表 F-4 分别展示了蔬菜和水果摄入每减少 100 克对于不同疾病的相对危险度。蔬菜摄入不足对于缺血性心脏病、缺血性脑卒中和出血性脑卒中的相

对危险度随着年龄增加而减小，最低年龄组（25~30岁）的相对危险度从大到小分别为出血性脑卒中1.384，缺血性脑卒中1.218和缺血性心脏病1.127。水果摄入不足对出血性心脏病、缺血性脑卒中和出血性脑卒中的相对危险度也随着年龄增加而减小，水果摄入不足对于几种肿瘤的相对危险度采用固定的一个 RR 值，分别为食管癌1.149、喉癌1.042、肺癌1.075和口腔癌1.042。

4.3 蔬菜、水果摄入不足的归因分值

表F-5和表F-6分别展示了蔬菜和水果摄入不足对于不同疾病的归因分值。蔬菜摄入不足的总归因分值为2.86%，对于出血性脑卒中、缺血性心脏病和缺血性脑卒中的归因分值分别为1.19%、1.12%和0.55%。水果摄入不足对于不同疾病的总归因分值为14.71%，不同疾病的PAF从大到小分别为缺血性心脏病5.15%、出血性脑卒中3.7%、缺血性脑卒中2.83%、肺癌2.27%、食管癌0.66%、喉癌0.06%和口腔癌0.04%。

4.4 蔬菜、水果摄入不足的归因死亡数

蔬菜和水果摄入不足导致的我国各类疾病的死亡人数见表F-7和表F-8。我国每年因蔬菜摄入不足导致的归因死亡数为261795例（男性138397例，女性123398例），其中包括出血性脑卒中108995例、缺血性心脏病102507例和缺血性脑卒中50293例，城市135173例，农村为126622例。我国每年因水果摄入不足导致的归因死亡数为1348392例（男性812970例，女性535422例），其中包括缺血性心脏病472476例，出血性脑卒中338844例，缺血性脑卒中259037例，肺癌208424例，食管癌60680例，喉癌5362例和口腔癌3568例，城市606396例，农村741996例。

4.5 蔬菜、水果摄入不足对预期寿命的影响

表F-9和表F-10展示了蔬菜和水果摄入不足对我国居民预期寿命的影响。我

国因蔬菜摄入不足对预期寿命的影响为 0.3 岁，其中男性为 0.28 岁，女性为 0.31 岁，城市为 0.31 岁，农村为 0.30 岁，东中西部分别为 0.35、0.29 和 0.23 岁；我国因水果摄入不足对预期寿命的影响为 1.73 岁，其中男性为 1.8 岁，女性为 1.58 岁，城市为 1.48 岁，农村为 1.83 岁，东中西部分别为 1.74、1.86 和 1.53 岁。无论城乡和东中西部，水果摄入不足对男性预期寿命的影响均大于女性。

5. 讨论

我国东中西部城乡居民因蔬菜摄入不足导致的 IHD、缺血性和出血性脑卒中的归因危险度平均在 10% 以下，仅高年龄组（70 岁以上组）的归因危险度高于 10%。因水果摄入不足导致的不同疾病的归因危险度普遍较大，说明我国城乡居民因水果摄入不足导致的疾病负担较重，以西部农村地区尤为严重。

蔬菜摄入不足导致的归因死亡人数最多的疾病从高到低分别为出血性脑卒中，缺血性心脏病和缺血性脑卒中；水果摄入不足导致的归因死亡人数最多的疾病从高到低分别为缺血性心脏病、出血性脑卒中、缺血性脑卒中、肺癌、食管癌、喉癌和口腔癌。

每年因蔬菜摄入不足对预期寿命影响 0.3 岁，对城市和农村的影响几乎一致，对东部的影响大于中部和西部，对女性的影响大于男性；每年因水果摄入不足对预期寿命影响 1.73 岁，其中农村大于城市，对中部的影响大于东部和西部，对男性的影响大于女性。

表 F-1　2013 年中国不同地区、不同性别 25 岁及以上人群蔬菜摄入的均数及标准差（克）

地区	城乡	男女合计		男性		女性	
		均数	标准差	均数	标准差	均数	标准差
合计	合计	373.6	297.3	379.1	307.5	367.9	286.5
	城市	380.5	323.2	382.8	336.0	378.3	309.8
	农村	367.7	273.3	376.1	281.6	359.0	264.3

地区	城乡	男女合计		男性		女性	
		均数	标准差	均数	标准差	均数	标准差
东部	合计	366.2	313.1	371.5	328.8	360.8	296.1
	城市	370.9	349.0	372.6	374.4	369.2	321.0
	农村	361.3	269.5	370.5	272.0	351.9	266.6
中部	合计	377.2	274.3	385.0	280.7	369.5	267.6
	城市	376.8	277.8	381.7	276.3	372.0	279.2
	农村	377.6	271.1	388.0	284.5	367.2	256.6
西部	合计	380.9	298.2	384.2	303.2	377.5	292.9
	城市	408.8	327.8	409.2	327.8	408.5	327.8
	农村	365.7	279.6	371.5	289.0	359.3	268.7

表 F-2 2013 年中国不同地区、不同性别 25 岁及以上人群水果摄入的均数及标准差（克）

地区	城乡	男女合计		男性		女性	
		均数	标准差	均数	标准差	均数	标准差
合计	合计	113.3	168.9	103.6	160.1	122.7	176.6
	城市	135.4	188.9	120.2	174.0	149.9	201.1
	农村	93.9	146.5	89.4	145.6	98.4	147.2
东部	合计	125.5	182.0	113.0	162.6	137.8	198.4
	城市	144.7	201.0	129.4	178.5	159.8	220.0
	农村	104.5	155.7	94.9	141.0	113.8	168.5
中部	合计	101.5	143.8	92.1	138.1	110.6	148.5
	城市	124.1	166.4	108.4	157.1	138.8	173.5
	农村	80.6	115.1	77.1	116.1	84.1	114.0
西部	合计	107.7	173.4	102.4	177.9	113.0	168.7
	城市	131.7	192.1	117.2	187.1	145.1	195.7
	农村	94.2	160.4	94.6	172.3	93.9	146.9

表 F-3　不同年龄组蔬菜摄入量与相关疾病的相对危险度

疾病	性别	25 ~	30 ~	35 ~	40 ~	45 ~	50 ~	55 ~	60 ~	65 ~	70 ~	75 ~	80+
缺血性心脏病	男	1.127	1.119	1.111	1.103	1.095	1.087	1.079	1.072	1.064	1.056	1.049	1.038
	女	1.127	1.119	1.111	1.103	1.095	1.087	1.079	1.072	1.064	1.056	1.049	1.038
缺血性脑卒中	男	1.218	1.204	1.19	1.176	1.162	1.148	1.135	1.121	1.108	1.095	1.082	1.064
	女	1.218	1.204	1.19	1.176	1.162	1.148	1.135	1.121	1.108	1.095	1.082	1.064
出血性脑卒中	男	1.384	1.358	1.332	1.307	1.282	1.257	1.233	1.209	1.186	1.163	1.14	1.108
	女	1.384	1.358	1.332	1.307	1.282	1.257	1.233	1.209	1.186	1.163	1.14	1.108

表 F-4　不同年龄组水果摄入量与相关疾病的相对危险度

疾病	性别	25 ~	30 ~	35 ~	40 ~	45 ~	50 ~	55 ~	60 ~	65 ~	70 ~	75 ~	80+
缺血性心脏病	男	1.174	1.163	1.151	1.140	1.130	1.119	1.108	1.097	1.087	1.076	1.066	1.051
	女	1.174	1.163	1.151	1.140	1.130	1.119	1.108	1.097	1.087	1.076	1.066	1.051
缺血性脑卒中	男	1.237	1.221	1.206	1.190	1.175	1.160	1.146	1.131	1.117	1.102	1.088	1.069
	女	1.237	1.221	1.206	1.190	1.175	1.160	1.146	1.131	1.117	1.102	1.088	1.069
出血性脑卒中	男	1.720	1.666	1.613	1.562	1.512	1.464	1.417	1.372	1.328	1.285	1.244	1.187
	女	1.720	1.666	1.613	1.562	1.512	1.464	1.417	1.372	1.328	1.285	1.244	1.184
肺癌	男	1.075	1.075	1.075	1.075	1.075	1.075	1.075	1.075	1.075	1.075	1.075	1.075
	女	1.075	1.075	1.075	1.075	1.075	1.075	1.075	1.075	1.075	1.075	1.075	1.075
食管癌	男	1.149	1.149	1.149	1.149	1.149	1.149	1.149	1.149	1.149	1.149	1.149	1.149
	女	1.149	1.149	1.149	1.149	1.149	1.149	1.149	1.149	1.149	1.149	1.149	1.149
喉癌	男	1.042	1.042	1.042	1.042	1.042	1.042	1.042	1.042	1.042	1.042	1.042	1.042
	女	1.042	1.042	1.042	1.042	1.042	1.042	1.042	1.042	1.042	1.042	1.042	1.042
口腔癌	男	1.042	1.042	1.042	1.042	1.042	1.042	1.042	1.042	1.042	1.042	1.042	1.042
	女	1.042	1.042	1.042	1.042	1.042	1.042	1.042	1.042	1.042	1.042	1.042	1.042

表 F-5　蔬菜摄入不足对相关疾病的归因分值（PAF，%）

疾病	合计			城市			农村			东部			中部			西部		
	合计	男性	女性	合计	男性	女性	合计	男性	女性	合计	男性	女性	合计	男性	女性	合计	男性	女性
合计	2.86	2.55	3.29	3.02	2.53	3.71	2.70	2.57	2.89	3.60	3.06	4.34	2.77	2.57	3.06	2.01	1.93	2.12
缺血性心脏病	1.12	0.76	1.64	1.24	0.73	1.96	1.00	0.78	1.33	1.68	1.19	2.36	0.98	0.65	1.46	0.55	0.35	0.85
缺血性脑卒中	0.55	0.44	0.71	0.60	0.44	0.83	0.50	0.43	0.60	0.87	0.69	1.12	0.47	0.40	0.58	0.22	0.18	0.30
出血性脑卒中	1.19	1.36	0.95	1.18	1.36	0.93	2.70	2.57	2.89	1.05	1.18	0.87	1.32	1.52	1.02	1.24	1.41	0.97

表 F-6　水果摄入不足对相关疾病的归因分值（PAF，%）

疾病	合计			城市			农村			东部			中部			西部		
	合计	男性	女性	合计	男性	女性	合计	男性	女性	合计	男性	女性	合计	男性	女性	合计	男性	女性
合计	14.71	15.00	14.29	13.55	13.61	13.46	15.82	16.3	15.11	15.12	14.94	15.37	15.8	16.62	14.61	13.06	13.43	12.49
食管癌	0.66	0.85	0.39	0.53	0.68	0.31	0.79	1.01	0.47	0.69	0.89	0.41	0.57	0.72	0.34	0.73	0.94	0.40
口腔癌	0.04	0.04	0.03	0.04	0.05	0.04	0.03	0.04	0.02	0.05	0.05	0.04	0.03	0.04	0.02	0.04	0.04	0.03
喉癌	0.06	0.09	0.02	0.06	0.09	0.01	0.06	0.08	0.02	0.06	0.09	0.01	0.06	0.09	0.02	0.06	0.08	0.02
肺癌	2.27	2.72	1.62	2.45	2.91	1.80	2.10	2.55	1.45	2.55	3.01	1.90	2.18	2.64	1.50	2.03	2.46	1.37
缺血性心脏病	5.15	4.80	5.67	5.12	4.65	5.77	5.19	4.93	5.57	5.72	5.10	6.56	5.71	5.56	5.93	3.87	3.66	4.20
缺血性脑卒中	2.83	2.70	3.01	2.88	2.67	3.17	2.78	2.72	2.86	3.44	3.13	3.86	3.03	3.07	2.97	1.84	1.80	1.90
出血性脑卒中	3.70	3.80	3.55	2.47	2.55	2.36	4.86	4.97	4.71	2.63	2.66	2.58	4.23	4.50	3.83	4.50	4.45	4.56

表 F-7　蔬菜摄入不足导致的相关疾病死亡人数

疾病	全国			城市			农村			东部			中部			西部		
	男性	女性	合计	男性	女性	合计	男性	女性	合计	男性	女性	合计	男性	女性	合计	男性	女性	合计
合计	138397	123398	261795	66639	68534	135173	71758	54864	126622	62010	64380	126389	43702	35725	79427	32686	23293	55979
缺血性心脏病	41178	61329	102507	19312	36140	55453	21866	25189	47054	24179	34923	59101	11123	17064	28187	5877	9342	15219
缺血性脑卒中	23649	26644	50293	11546	15279	26825	12103	11365	23468	13935	16601	30536	6725	6753	13478	2988	3290	6278
出血性脑卒中	73570	35424	108995	35780	17114	52895	37790	18310	56100	23896	12856	36751	25854	11908	37762	23821	10661	34482

表 F-8　水果摄入不足导致的相关疾病死亡人数

疾病	全国			城市			农村			东部			中部			西部		
	男性	女性	合计	男性	女性	合计	男性	女性	合计	男性	女性	合计	男性	女性	合计	男性	女性	合计
合计	812970	535422	1348392	357886	248510	606396	455084	286913	741996	303272	227817	531089	282292	170401	452693	227406	137204	364610
食管癌	46132	14548	60680	17992	5639	23631	28140	8908	37049	17983	6106	24089	12309	4007	16316	15840	4436	20276
口腔癌	2436	1132	3568	1291	694	1985	1145	438	1583	1032	587	1620	645	264	909	759	281	1039
喉癌	4676	687	5362	2366	238	2604	2310	448	2758	1799	222	2020	1479	238	1717	1398	227	1625
肺、气管和支气管癌	147639	60785	208424	76535	33204	109739	71104	27581	98685	61190	28198	89387	44810	17503	62313	41639	15084	56723
缺血性心脏病	259980	212497	472476	122383	106649	229032	137597	105848	243445	103616	97203	200820	94492	69128	163620	61872	46165	108037
缺血性脑卒中	146243	112793	259037	70264	58480	128744	75980	54313	130293	63629	57257	120886	52106	34653	86759	30509	20883	51392
出血性脑卒中	205864	132980	338844	67056	43605	110661	138808	89376	228184	54023	38244	92267	76452	44608	121060	75389	50129	125517

表 F-9 蔬菜摄入不足对不同地区预期寿命的影响

	预期寿命（岁）			去蔬菜摄入不足影响预期寿命（岁）			去蔬菜摄入不足预期寿命提高数（岁）		
	合计	男性	女性	合计	男性	女性	合计	男性	女性
全国	75.77	73.11	78.83	76.07	73.40	79.14	0.30	0.28	0.31
城市	77.36	74.84	80.18	77.67	75.11	80.53	0.31	0.27	0.35
农村	75.10	72.38	78.24	75.39	72.67	78.54	0.30	0.29	0.30
东部	77.18	74.59	80.04	77.54	74.91	80.43	0.35	0.31	0.39
中部	75.83	73.29	78.78	76.12	73.58	79.07	0.29	0.29	0.29
西部	73.54	70.66	76.96	73.77	70.90	77.18	0.23	0.24	0.22

表 F-10 水果摄入不足对不同地区预期寿命的影响

	预期寿命（岁）			去水果摄入不足影响预期寿命（岁）			去水果摄入不足预期寿命提高数（岁）		
	合计	男性	女性	合计	男性	女性	合计	男性	女性
全国	75.77	73.11	78.83	77.50	74.91	80.40	1.73	1.80	1.58
城市	77.36	74.84	80.18	78.85	76.36	81.57	1.48	1.52	1.39
农村	75.10	72.38	78.24	76.93	74.29	79.90	1.83	1.90	1.66
东部	77.18	74.59	80.04	78.92	76.37	81.67	1.74	1.78	1.62
中部	75.83	73.29	78.78	77.68	75.26	80.42	1.86	1.97	1.65
西部	73.54	70.66	76.96	75.08	72.27	78.35	1.53	1.61	1.38

参考文献

[1] Yang G，Wang Y，Zeng Y，et al. Rapid health transition in China，1990-2010：findings from the Global Burden of Disease Study 2010. Lancet，2012，381：1987-2015.

[2] 中国营养学会 . 中国居民膳食指南（2007）. 拉萨：西藏人民出版社，2008.

[3] 中国疾病预防控制中心慢性非传染性疾病预防控制中心 . 中国慢性病及其危险因素监测报告
（2007）. 北京：人民卫生出版社，2010.

[4] 殷鹏，张梅，李镒冲，等 . 2010 年我国成年人主要食物摄入状况调查 . 中华预防医学杂志，
2012，46（8）：692-696.

1. 引言

烟草危害是当今世界最严重的公共卫生问题之一。2002 年，WHO 列出了可防可治的 5 种主要慢性病行为危险因素，吸烟行为位列其一 [1]。2008 年，WHO 指出，20 世纪已有 1 亿人死于烟草使用，而预计在 21 世纪将有 10 亿人死于烟草使用 [2]。我国是世界上烟草生产和消费量最大的国家，生产和消费均占全球 1/3 以上，我国男性吸烟者比例在过去数十年中一直维持在较高水平 [3-5]。2010 年我国成年男性吸烟率为 53.3%，吸烟者的戒烟意图随着年龄增长呈下降趋势 [6]。

"吸烟有害健康"已是公认的事实，吸烟是导致人群失能和早死的主要原因。烟草可以影响到人体的各个系统，最常见的与吸烟有关的疾病是肺癌、支气管炎、肺气肿、心血管疾病。烟草危害是导致人群肺癌发病率普遍上升的罪魁祸首 [7]。我国每年因烟草之害的死亡人口数达 120 万，占全国死亡人口总数比重的 12% 以上，已成为我国人民健康和公共安全的第一大隐形杀手 [8-9]。

通常，吸烟率很难获得或者不够精确，更重要的是，现在吸烟率对于吸烟的累积危害的代表性不好，因为吸烟的危害程度取决于开始吸烟的年龄、吸烟持续时间、每天吸烟的数量、香烟的不同特点（如焦油和尼古丁含量或过滤器类型）和吸烟行为（如吸入的程度）。因此，我们使用吸烟影响比（SIR）作为评价累积吸烟风险的指标，SIR 使用超过不吸烟者的肺癌死亡率作为生物标记评价累积吸烟危害。

本次研究将对 2013 年我国分性别、分城乡、东中西部地区吸烟造成的死亡和对预期寿命的影响程度进行分析，对于今后评估、制定和完善控烟方案并制订相关卫生政策，进一步提高我国人群健康水平有重要意义。

2. 资料

2.1 死因数据

采用 2013 年人口死亡信息登记管理系统中 605 个死因监测点的死亡个案和各县区常住人口信息作为基础数据。包括全国 31 个省（自治区、直辖市）的 605 个监测点，总监测人口超过 3 亿，约占全国人口的 24%。

2.2 吸烟流行水平数据

2.2.1 直接法：现在吸烟率

来源于 2013 年中国慢性病及其危险因素监测。该监测以 605 个全国疾病监测点系统为基础，随机抽取 302 个监测点作为调查现场，在全国代表性的基础上达到了省级代表性。

需要收集现在吸烟率的疾病是：肺结核、下呼吸道感染、缺血性心脏病、缺血性脑卒中、出血性脑卒中、高血压心脏病、心房颤动、主动脉瘤、周围血管病、其他心血管系统疾病、哮喘、糖尿病。

2.2.2 间接法：吸烟影响率（SIR）

间接法以吸烟影响率为暴露变量，用肺癌死亡率估算 SIR 值，间接反映人群的烟草暴露程度。

需要计算 SIR 的疾病是：食管癌、胃癌、肝癌、肺癌、宫颈癌、结直肠癌、口腔癌、鼻咽癌、胰腺癌、肾癌、膀胱癌、白血病、COPD、尘肺病、间质性肺疾病、其他慢性呼吸系统疾病。

2.3 *RR* 值数据

吸烟与相关疾病在不同性别、不同年龄段的关联强度以相对危险度（*RR*）来体现，数据来源于全球疾病负担 GBD 2013 的研究。

3. 方法

采用人群归因危险度估计各类危险因素造成的死亡和对预期寿命的影响。人群归因危险度是对实际人群中危险因素暴露的分布与理论最小分布比较，如人群中危险因素暴露降低到理论最小分布，估计疾病或死亡降低的比例。

吸烟人群归因死亡和对预期寿命的影响估计分为 7 个步骤：

3.1 确定该危险因素的定义及相关疾病

吸烟定义：2013 年中国慢性病及其危险因素监测调查中，将调查时存在吸烟行为的现在吸烟者定义为吸烟。

通过文献综述，确定吸烟相关疾病包括：食管癌、胃癌、肝癌、肺癌、结直肠癌、口腔癌、鼻咽癌、胰腺癌、肾癌、膀胱癌、白血病、COPD、尘肺病、间质性肺疾病、其他慢性呼吸系统疾病、肺结核、下呼吸道感染、缺血性心脏病、缺血性脑卒中、出血性脑卒中、高血压心脏病、心房颤动、主动脉瘤、周围血管病、其他心血管系统疾病、哮喘、糖尿病。

3.2 估计该危险因素的暴露分布

3.2.1 现在吸烟率

基于复杂抽样权重和事后分层权重，对 2013 年中国慢性病及其危险因素监测人群的现在吸烟率进行加权，估计我国人群分性别（2 组）、分城乡（2 组）、东中西部地区（3 组）、年龄（按 5 岁组划分，18～19 岁为第一组，80 岁及以上为最后一组，15 组），共 180 个（2×2×3×15）亚组的现在吸烟率，见表 G-1。

表 G-1　2013 年中国分性别、分城乡、不同地区 18 岁以上人群现在吸烟率（%）

地区	城乡	性别		
		合计	男性	女性
合计	合计	27.3	51.8	2.3
	城市	25.1	48.3	2.1
	农村	29.2	54.7	2.4
东部	合计	26.0	49.2	2.2
	城市	23.8	45.5	2.1
	农村	28.3	53.1	2.4
中部	合计	28.0	53.4	2.6
	城市	26.6	51.0	2.4
	农村	29.2	55.5	2.7
西部	合计	28.6	54.2	2.0
	城市	25.5	50.6	1.7
	农村	30.2	55.9	2.1

3.2.2 吸烟影响比

与非吸烟者比较的肺癌死亡率的水平可作为评价吸烟的累积风险和人群中吸

烟流行程度的指标，来自于不同人群的累积吸烟率和肺癌的关系证实了这一点[10]。基于这个观察，吸烟影响比（SIR）被定义为将研究人群归因于吸烟的肺癌死亡率与参照人群归因于吸烟的肺癌死亡率相比，这样可以将研究人群的吸烟者（吸烟史不同）转化为参照人群中同等数量的吸烟者（吸烟史已知），这样可以获得研究人群中归因于吸烟的累积风险，公式为：

$$SIR = \frac{C_{LC} - N_{LC}}{S_{LC}^* - N_{LC}^*}$$

在中国的不同地区，由于吸烟导致的肺癌死亡率的相对风险大致相同，而非吸烟者的肺癌死亡率却相差很多[11]，相对风险为常数意味着归因于吸烟的肺癌死亡率越高的地方，非吸烟者的肺癌死亡率就越大。因此，要将 SIR 进行转化，上式的分子和分母需要分别用各自非吸烟者肺癌死亡率进行标化，即：

$$SIR = \frac{C_{LC} - N_{LC}}{S_{LC}^* - N_{LC}^*} \times \frac{N_{LC}^*}{N_{LC}}$$

C_{LC}：中国肺癌死亡率；

N_{LC}：中国非吸烟者肺癌死亡率；

S_{LC}^1：CPS-Ⅱ人群吸烟者肺癌死亡率；

N_{LC}^1：CPS-Ⅱ人群非吸烟者肺癌死亡率。

选择 CPS-Ⅱ研究人群作为参考人群，是因为在很多吸烟和相关疾病死亡率的研究中，CPS-Ⅱ是随访中很少的吸烟流行在最高水平的人群之一，特别是男性，绝大多数 CPS-Ⅱ人群的男性是终生吸烟者。此外，在该人群中能够获得更小年龄组的男性和女性吸烟者所增加的风险估计。

不同年龄别、性别 SIR 被划分为三类：0、中等（$0 < SIR \leqslant 0.5$）和高（$0.5 < SIR \leqslant 1.0$）。当 $SIR > 1$ 时，就将 SIR 设定为 1，从而避免其他潜在危险因素的作用造成对吸烟累积风险的高估。

30 岁之前没有归因于吸烟的死亡，30～34 岁年龄组归因吸烟的死亡也较少[12]，考虑到和相对危险度 RR 值的年龄分组保持一致，我们从 30 岁起开始计算 SIR

值，见表 G-2。

表 G-2　2013 年中国分性别、分城乡、不同地区 30 岁以上人群吸烟影响比（%）

性别	城乡	地区	年龄组										
			30-	35-	40-	45-	50-	55-	60-	65-	70-	75-	80-
男性	城市	东部	6.4	6.4	6.4	13.4	13.4	12.0	12.3	11.4	8.9	7.5	7.5
		中部	6.3	6.3	6.3	13.4	14.5	11.8	12.5	10.8	9.6	7.6	7.6
		西部	13.5	13.5	13.5	24.0	21.1	16.0	15.3	11.1	8.7	7.1	7.1
	农村	东部	8.0	8.0	8.0	17.3	14.1	12.0	12.3	12.0	9.1	8.0	8.0
		中部	7.8	7.8	7.8	15.6	14.6	10.3	10.2	9.7	8.4	6.4	6.4
		西部	10.8	10.8	10.8	21.1	13.2	11.2	11.2	7.9	6.7	5.6	5.6
女性	城市	东部	10.3	10.3	10.3	3.5	8.1	6.6	6.9	4.9	5.9	5.0	5.0
		中部	12.3	12.3	12.3	2.7	9.1	5.9	7.4	5.6	6.7	4.5	4.5
		西部	11.6	11.6	11.6	3.6	12.1	6.2	7.1	4.1	5.0	3.4	3.4
	农村	东部	12.4	12.4	12.4	4.2	9.8	6.0	7.3	5.5	5.5	3.5	3.5
		中部	9.1	9.1	9.1	2.8	8.6	5.4	6.1	4.6	5.3	3.2	3.2
		西部	11.4	11.4	11.4	3.6	8.4	5.6	6.1	4.4	4.8	3.0	3.0

3.3 估计危险因素与相关疾病的关联强度

全球疾病负担 GBD 2013 研究，通过对各国大量的前瞻性队列研究和横断面研究获得的现在吸烟率与相关疾病关联强度（相对危险度 RR）结果进行 Meta 分析，得到不同性别、不同年龄组的 RR 值，且 RR 值在不同国家之间相似。

吸烟相关疾病结局共包括 20 余种，不同性别吸烟相关疾病结局的关联强度详见表 G-3。

表 G-3 不同年龄组吸烟与相关疾病的关联强度

疾病	性别	指标	15~	20~	25~	30~	35~	40~	45~	50~	55~	60~	65~	70~	75~	80+
食管癌	男性	SIR	—	—	—	6.676	6.676	6.676	6.676	6.676	6.676	6.676	6.676	6.676	6.676	6.676
	女性	SIR	—	—	—	6.357	6.357	6.357	6.357	6.357	6.357	6.357	6.357	6.357	6.357	6.357
胃癌	男性	SIR	—	—	—	1.927	1.927	1.927	1.927	1.927	1.927	1.927	1.927	1.927	1.927	1.927
	女性	SIR	—	—	—	1.570	1.570	1.570	1.570	1.570	1.570	1.570	1.570	1.570	1.570	1.570
肝癌	男性	SIR	—	—	—	2.540	2.540	2.540	2.540	2.540	2.540	2.540	2.540	2.540	2.540	2.540
	女性	SIR	—	—	—	1.724	1.724	1.724	1.724	1.724	1.724	1.724	1.724	1.724	1.724	1.724
肺癌	男性	SIR	—	—	—	22.511	22.511	22.511	22.511	22.511	22.511	22.511	22.511	22.511	22.511	22.511
	女性	SIR	—	—	—	14.095	14.095	14.095	14.095	14.095	14.095	14.095	14.095	14.095	14.095	14.095
宫颈癌	女性	SIR	—	—	—	1.679	1.679	1.679	1.679	1.679	1.679	1.679	1.679	1.679	1.679	1.679
结直肠癌	男性	SIR	—	—	—	1.325	1.325	1.325	1.325	1.325	1.325	1.325	1.325	1.325	1.325	1.325
	女性	SIR	—	—	—	1.418	1.418	1.418	1.418	1.418	1.418	1.418	1.418	1.418	1.418	1.418
口腔癌	男性	SIR	—	—	—	8.162	8.162	8.162	8.162	8.162	8.162	8.162	8.162	8.162	8.162	8.162
	女性	SIR	—	—	—	6.056	6.056	6.056	6.056	6.056	6.056	6.056	6.056	6.056	6.056	6.056
鼻咽癌	男性	SIR	—	—	—	8.227	8.227	8.227	8.227	8.227	8.227	8.227	8.227	8.227	8.227	8.227
	女性	SIR	—	—	—	6.089	6.089	6.089	6.089	6.089	6.089	6.089	6.089	6.089	6.089	6.089
胰腺癌	男性	SIR	—	—	—	2.506	2.506	2.506	2.506	2.506	2.506	2.506	2.506	2.506	2.506	2.506
	女性	SIR	—	—	—	2.098	2.098	2.098	2.098	2.098	2.098	2.098	2.098	2.098	2.098	2.098
肾癌	男性	SIR	—	—	—	2.293	2.293	2.293	2.293	2.293	2.293	2.293	2.293	2.293	2.293	2.293
	女性	SIR	—	—	—	1.518	1.518	1.518	1.518	1.518	1.518	1.518	1.518	1.518	1.518	1.518

续表

疾病	性别	指标	15 ~	20 ~	25 ~	30 ~	35 ~	40 ~	45 ~	50 ~	55 ~	60 ~	65 ~	70 ~	75 ~	80+
膀胱癌	男性	SIR	-	-	-	3.332	3.332	3.332	3.332	3.332	3.332	3.332	3.332	3.332	3.332	3.332
膀胱癌	女性	SIR	-	-	-	2.582	2.582	2.582	2.582	2.582	2.582	2.582	2.582	2.582	2.582	2.582
白血病	男性	SIR	-	-	-	2.013	2.013	2.013	2.013	2.013	2.013	2.013	2.013	2.013	2.013	2.013
白血病	女性	SIR	-	-	-	1.163	1.163	1.163	1.163	1.163	1.163	1.163	1.163	1.163	1.163	1.163
COPD	男性	SIR	-	-	-	11.546	11.546	11.546	11.546	11.546	11.546	11.546	11.546	11.546	11.546	11.546
COPD	女性	SIR	-	-	-	15.257	15.257	15.257	15.257	15.257	15.257	15.257	15.257	15.257	15.257	15.257
尘肺病	男性	SIR	-	-	-	2.081	2.081	2.081	2.081	2.081	2.081	2.081	2.081	2.081	2.081	2.081
尘肺病	女性	SIR	-	-	-	1.973	1.973	1.973	1.973	1.973	1.973	1.973	1.973	1.973	1.973	1.973
间质性肺疾病	男性	SIR	-	-	-	2.086	2.086	2.086	2.086	2.086	2.086	2.086	2.086	2.086	2.086	2.086
间质性肺疾病	女性	SIR	-	-	-	1.967	1.967	1.967	1.967	1.967	1.967	1.967	1.967	1.967	1.967	1.967
其他慢性呼吸系统疾病	男性	SIR	-	-	-	2.100	2.100	2.100	2.100	2.100	2.100	2.100	2.100	2.100	2.100	2.100
其他慢性呼吸系统疾病	女性	SIR	-	-	-	1.982	1.982	1.982	1.982	1.982	1.982	1.982	1.982	1.982	1.982	1.982
肺结核	男性	RR	-	-	-	1.588	1.588	1.588	1.588	1.588	1.588	1.588	1.588	1.588	1.588	1.588
肺结核	女性	RR	-	-	-	1.599	1.599	1.599	1.599	1.599	1.599	1.599	1.599	1.599	1.599	1.599
下呼吸道感染	男性	RR	3.137	3.137	3.137	3.137	3.137	3.137	3.137	3.137	3.137	3.137	3.137	3.137	3.137	3.137
下呼吸道感染	女性	RR	3.137	3.137	3.137	3.137	3.137	3.137	3.137	3.137	3.137	3.137	3.137	3.137	3.137	3.137
缺血性心脏病	男性	RR	-	-	-	4.316	3.924	3.569	3.246	2.952	2.685	2.443	2.223	2.023	1.841	1.598
缺血性心脏病	女性	RR	-	-	-	6.145	5.464	4.859	4.321	3.843	3.417	3.039	2.703	2.404	2.139	1.794

续表

疾病	性别	指标	15~	20~	25~	30~	35~	40~	45~	50~	55~	60~	65~	70~	75~	80+
缺血性脑卒中	男性	RR	—	—	—	4.175	3.805	3.468	3.161	2.882	2.627	2.395	2.184	1.992	1.816	1.582
	女性	RR	—	—	—	6.020	5.357	4.767	4.243	3.777	3.363	2.994	2.666	2.375	2.115	1.778
出血性脑卒中	男性	RR	—	—	—	4.175	3.805	3.468	3.161	2.882	2.627	2.395	2.184	1.992	1.816	1.582
	女性	RR	—	—	—	6.020	5.357	4.767	4.243	3.777	3.363	2.994	2.666	2.375	2.115	1.778
高血压心脏病	男性	RR	—	—	—	4.153	3.785	3.451	3.146	2.868	2.616	2.386	2.176	1.985	1.811	1.578
	女性	RR	—	—	—	4.110	3.740	3.405	3.102	2.826	2.576	2.350	2.144	1.957	1.787	1.560
心房颤动	男性	RR	—	—	—	4.153	3.785	3.451	3.146	2.868	2.616	2.386	2.176	1.985	1.811	1.578
	女性	RR	—	—	—	4.110	3.740	3.405	3.102	2.826	2.576	2.350	2.144	1.957	1.787	1.560
主动脉瘤	男性	RR	—	—	—	4.153	3.785	3.451	3.146	2.868	2.616	2.386	2.176	1.985	1.811	1.578
	女性	RR	—	—	—	4.110	3.740	3.405	3.102	2.826	2.576	2.350	2.144	1.957	1.787	1.560
周围血管病	男性	RR	—	—	—	4.153	3.785	3.451	3.146	2.868	2.616	2.386	2.176	1.985	1.811	1.578
	女性	RR	—	—	—	4.110	3.740	3.405	3.102	2.826	2.576	2.350	2.144	1.957	1.787	1.560
其他心血管系统疾病	男性	RR	—	—	—	4.153	3.785	3.451	3.146	2.868	2.616	2.386	2.176	1.985	1.811	1.578
	女性	RR	—	—	—	4.110	3.740	3.405	3.102	2.826	2.576	2.350	2.144	1.957	1.787	1.560
哮喘	男性	RR	—	—	—	2.098	2.098	2.098	2.098	2.098	2.098	2.098	2.098	2.098	2.098	2.098
	女性	RR	—	—	—	1.976	1.976	1.976	1.976	1.976	1.976	1.976	1.976	1.976	1.976	1.976
糖尿病	男性	RR	—	—	—	1.426	1.426	1.426	1.426	1.426	1.426	1.426	1.426	1.426	1.426	1.426
	女性	RR	—	—	—	1.102	1.102	1.102	1.102	1.102	1.102	1.102	1.102	1.102	1.102	1.102

3.4 确定理论最小风险暴露分布

理论最小风险暴露分布是指在人群中造成最小风险的暴露水平，不管这个水平在现实中是否可以达到。

由于吸烟的危害远远大于对很少一类病（比如帕金森病）所带来的益处，因此吸烟与总死亡率和疾病负担的剂量－反应关系呈单调递增。因此，吸烟所带来的最小风险只能发生在人群中没有一人吸烟的情况下。此外，尽管现实中可能不会出现这样的人群，但对于减少吸烟量没有生理极限。因此，理论最小风险暴露分布被设定为 SIR 为 0 的人群。

3.5 计算分性别、分城乡、东中西部的人群归因危险度

将获得的分性别、分城乡、东中西部地区不同年龄组的现在吸烟率暴露分布／吸烟影响率 SIR 值、RR 值代入人群归因危险度的计算公式，分别计算出吸烟导致各疾病在分性别、分城乡、东中西部地区不同年龄组的归因危险度。

$$PAF = \frac{P(RR-1)}{P(RR-1)+1}$$

P：危险因素暴露率，即现在吸烟率（间接法相关疾病使用 SIR 替代）；

RR：相对危险度。

3.6 计算分性别、分城乡、东中西部的相关疾病的死亡率

以国家统计局 2013 年分性别、年龄别死亡率为基础，将死亡数据库中的垃圾编码进行分配，并按照全球疾病负担 GBD 2013 的疾病分类方法，得到调整后不同

疾病分性别、城乡、东中西部的死亡率。

垃圾编码分配的主要原则为：

心脑血管垃圾编码：将心衰（I50）、心室心律失常（I47.1，I49.0，I46）、动脉粥样硬化（I70.9）、心脏病并发症（I51.4，I51.5，I51.6，I51.9）按一定比例分配给缺血性心脏病。

肿瘤垃圾编码：将其他和不明确部位的恶性肿瘤（C76）、未特指部位的恶性肿瘤（C80）、独立的多个部位的（原发性）恶性肿瘤（C97）按一定比例分配给其他明确的恶性肿瘤。

伤害垃圾编码：将意图不确定的事件（Y10–Y34）和意图不确定事件的后遗症（Y87.2）按一定比例分配到伤害的各个具体死因。

不明原因死亡垃圾编码：将症状、体征和临床与实验室检查异常所见不可归类在他处者（R00-99）按死亡数构成比分配到传染病和慢性非传染性疾病。

3.7 计算该危险因素对预期寿命的影响

（1）计算吸烟归因死亡

归因死亡的计算公式为：$AM=PAF \times M$，其中，AM 为归因死亡数；M 为与吸烟具有病因学联系疾病的相应年龄组死亡数。

（2）计算吸烟造成的预期寿命损失

a. 首先根据现有死亡水平，采用简略寿命表法计算目前死亡水平下的预期寿命（LEt）。

b. 在归因死亡的基础上，计算消除因吸烟导致的死亡后的死亡水平。

c. 根据消除吸烟影响后的死亡水平（去吸烟死亡率），采用简略寿命表法计算预期寿命，进而获得消除该危险因素后的预期寿命（LEe）。

d. 计算两个预期寿命的差值得到归因于吸烟造成的预期寿命损失：$LEe-LEt$。

4. 结果

4.1 吸烟对相关疾病结局的归因分值（PAF）

全死因中归因于吸烟的死亡为 17.4%，男性为 23.7%，女性为 8.3%。城市地区全死因中归因于吸烟的死亡为 17.2%，农村地区为 17.5%；东部地区全死因中归因于吸烟的死亡为 16.8%，中部地区为 17.6%，西部地区为 17.9%。从不同疾病的归因分值来看，吸烟对肺癌的死亡影响最大，归因分值为 59.0%；其次为 COPD，归因分值为 41.4%。不同地区、不同性别吸烟对相关疾病的归因分值详见表 G-4。

4.2 各类吸烟相关疾病的归因死亡

吸烟造成的归因总死亡数为 1593312 人。不同疾病结局中，吸烟造成归因死亡最多的是肺癌，为 353470 人；其次为 COPD，为 327115 人。在不同地区，吸烟归因死亡在城市死亡数为 771895 人，农村为 821417 人；东部为 590320 人，中部为 503164 人，西部为 499828 人。不同地区、不同性别吸烟对相关疾病的归因死亡数详见表 G-5。

4.3 吸烟对预期寿命的影响

2013 年中国男女合计的预期寿命为 75.77 岁，男性为 73.11 岁，女性为 78.83 岁。除去吸烟的影响后，男女合计的预期寿命提高到 77.82 岁，男性提高到 76.04 岁，女性提高到 79.70 岁，吸烟对预期寿命造成的损失分别为 2.04 岁、2.93 岁和 0.88 岁。吸烟在不同性别中的影响，男性高于女性。在不同地区中比较，吸烟导致城市地区寿命预期寿命损失为 1.97 岁，农村为 2.07 岁；东部地区吸烟造成的寿命损失为 1.96 岁，中部地区寿命损失为 2.04 岁，西部地区寿命损失为 2.16 岁。不同地区比较吸烟造成的寿命损失，农村高于城市，西部地区最高，东部地区最低，具体结果详见表 G-6。

5. 主要发现

在综合了中国不同地区、性别和年龄人群吸烟相关疾病死亡信息后，我们计算出吸烟对不同人群归因死亡和预期寿命的影响，汇总以下几点发现：

中国人群现在吸烟率较高，其中男性远远高于女性，农村高于城市；不同地区比较，西部地区现在吸烟率最高，其次为中部，东部最低。

在全死因死亡中，归因于吸烟的死亡比例约为 17.4%，其对健康的影响不容忽视。从相关疾病结局的归因分值来看，影响较大的前三个疾病分别是肺癌、COPD 和鼻咽癌。不同性别比较，吸烟对男性的影响远远大于女性；不同地区比较，农村地区高于城市地区，西部地区最高，东部地区最低。

2013 年中国人群因为吸烟导致近 160 万人死亡，导致死亡最多的疾病为肺癌，其次为 COPD。

吸烟造成人群的预期寿命损失 2.04 岁，其中男性 2.93 岁，女性 0.88 岁，吸烟对男性预期寿命的影响明显高于女性。吸烟对农村人群预期寿命的影响略高于城市，对不同地区人群造成的预期寿命损失由大到小依次为西部、中部和东部，其中对西部男性预期寿命影响最大，为 3.05 岁。

表 G-4　吸烟相关疾病结局归因分值（PAF，%）

疾病	合计			城市			农村			东部			中部			西部		
	合计	男性	女性	合计	男性	女性	合计	男性	女性	合计	男性	女性	合计	男性	女性	合计	男性	女性
全死因	17.4	23.7	8.3	17.2	23.7	8.1	17.5	23.6	8.5	16.8	23.0	8.4	17.6	24.3	7.7	17.9	23.8	8.8
肺结核	16.1	21.0	2.2	15.2	19.1	1.8	16.7	22.5	2.5	15.4	18.7	2.6	16.5	20.9	2.4	16.3	22.4	2.1
下呼吸道感染	24.8	37.6	8.3	25.2	38.0	7.9	24.2	37.1	8.9	24.8	36.4	9.6	26.5	40.5	8.6	23.4	36.8	6.6
食管癌	31.8	35.7	20.4	33.4	37.2	21.8	30.5	34.5	19.2	32.8	36.7	21.4	30.6	34.5	19.9	31.6	35.4	19.3
胃癌	6.7	8.4	2.9	7.0	8.8	3.1	6.4	8.0	2.7	6.8	8.5	3.1	6.4	8.0	2.8	6.8	8.7	2.7
肝癌	11.7	14.3	3.8	12.0	14.8	4.1	11.3	13.9	3.6	11.7	14.3	4.0	11.0	13.5	3.7	12.4	15.3	3.7
肺癌	59.0	67.2	40.3	60.0	68.1	41.8	57.7	65.9	38.2	59.4	67.7	41.6	58.5	66.5	40.1	58.9	67.1	38.1
宫颈癌	4.1	–	4.1	4.4	–	4.4	3.8	–	3.8	4.2	–	4.2	4.0	–	4.0	4.2	–	4.2
结直肠癌	2.7	3.1	2.2	2.8	3.1	2.3	2.6	2.9	2.0	2.7	3.1	2.3	2.7	3.0	2.2	2.7	3.1	2.1
口腔癌	34.8	41.4	21.4	35.4	42.5	22.0	33.9	39.7	20.3	35.1	42.2	22.3	35.1	41.2	21.6	33.9	40.1	19.1
鼻咽癌	37.6	43.0	22.1	38.2	43.3	22.8	37.1	42.7	21.4	37.5	42.7	22.9	37.3	41.9	22.2	38.2	44.4	20.7
胰腺癌	10.1	13.3	5.6	10.3	13.6	5.8	9.8	12.8	5.3	10.1	13.3	5.8	10.1	13.1	5.7	10.3	13.6	5.2
肾癌	8.2	11.2	2.6	8.3	11.3	2.7	7.9	10.9	2.4	8.3	11.2	2.7	7.9	11.0	2.6	8.4	11.8	2.1
膀胱癌	14.8	17.1	7.1	15.2	17.7	7.5	14.2	16.2	6.4	14.9	17.4	7.5	14.8	17.1	7.1	14.5	16.6	6.1
白血病	4.7	7.5	0.8	4.8	7.7	0.9	4.5	7.2	0.8	4.8	7.5	0.9	4.5	7.3	0.8	4.7	7.5	0.8
缺血性心脏病	18.4	29.7	5.3	16.6	27.4	4.2	20.3	32.2	6.4	16.6	26.6	5.4	19.2	31.0	5.4	20.5	33.5	4.8

续表

疾病	合计			城市			农村			东部			中部			西部		
	合计	男性	女性	合计	男性	女性	合计	男性	女性	合计	男性	女性	合计	男性	女性	合计	男性	女性
缺血性脑卒中	16.7	26.1	5.2	14.8	23.6	4.1	18.9	28.8	6.5	14.8	22.9	5.4	18.2	28.2	5.3	19.0	29.8	4.6
出血性脑卒中	22.0	33.2	5.7	20.5	31.4	4.5	23.0	34.5	6.5	20.5	30.9	6.0	22.7	33.9	6.0	22.5	34.5	5.0
高血压性心脏病	16.3	27.7	3.8	14.4	25.3	2.9	17.5	29.2	4.4	13.8	23.7	4.1	16.8	28.2	3.8	17.9	30.3	3.4
心房颤动	11.5	21.6	3.0	10.5	21.3	2.4	15.2	22.5	6.0	11.5	21.6	3.0	–	–	–	–	–	–
主动脉瘤	27.1	37.1	3.9	26.0	35.2	3.5	29.6	41.4	4.8	24.6	33.9	3.5	30.0	40.7	4.7	28.5	39.0	3.7
周围血管病	15.5	25.7	4.0	13.2	23.2	3.0	17.1	27.4	4.7	13.3	22.0	4.4	16.4	27.5	3.6	18.2	29.3	3.5
其他心血管系统疾病	17.6	28.3	3.7	16.5	26.8	2.9	18.3	29.4	4.2	16.4	26.6	3.8	17.4	27.6	3.8	18.8	30.4	3.4
COPD	41.4	45.1	36.5	43.9	47.0	39.5	39.4	43.5	34.3	43.5	46.9	39.2	41.7	45.2	36.7	39.8	43.8	34.5
尘肺病	9.4	9.7	4.6	9.0	9.2	5.1	9.9	10.2	4.0	8.6	8.9	4.8	9.3	9.5	4.3	10.2	10.5	4.7
哮喘	19.1	29.7	4.4	17.7	27.2	3.7	20.6	32.4	5.1	18.2	26.7	5.0	18.4	29.9	4.5	20.8	32.9	3.7
间质性肺疾病	7.2	8.8	4.6	7.8	9.3	5.0	6.0	7.6	3.6	7.6	8.9	4.9	7.5	9.3	4.9	6.3	8.2	3.8
其他慢性呼吸系统疾病	6.8	8.4	3.9	7.3	8.9	4.5	6.4	8.0	3.5	7.1	8.5	4.5	6.6	8.1	3.9	6.7	8.5	3.4
糖尿病	7.2	14.9	0.5	6.7	13.6	0.4	8.0	16.9	0.6	6.4	13.3	0.5	7.8	16.0	0.5	8.1	16.5	0.4

表 G-5 吸烟相关疾病结局归因死亡数

疾病	合计			城市			农村			东部			中部			西部		
	合计	男性	女性	合计	男性	女性	合计	男性	女性	合计	男性	女性	合计	男性	女性	合计	男性	女性
全死因	1593312	1282449	310863	771895	623127	148768	821417	659322	162096	590320	465925	124395	503164	413338	89825	499828	403185	96643
肺结核	6241	6014	227	2322	2260	62	3919	3753	165	1397	1348	49	1701	1643	59	3142	3023	120
下呼吸道感染	48513	41371	7142	28345	24598	3747	20168	16773	3395	19990	16619	3371	13541	11620	1921	14983	13133	1850
食管癌	53802	45163	8639	25406	21356	4051	28395	23807	4588	23102	19250	3852	13902	11512	2390	16798	14401	2397
胃癌	18909	16362	2548	9630	8282	1348	9279	8080	1199	8132	7006	1126	5674	4899	775	5103	4456	647
肝癌	40900	37481	3419	20483	18719	1764	20417	18762	1655	15516	14188	1328	12392	11300	1092	12992	11993	1000
肺癌	353470	280013	73457	206052	161585	44466	147418	118428	28991	157726	122765	34961	106016	83929	22087	89728	73319	16409
宫颈癌	1016	-	1016	568	-	568	447	-	447	374	-	374	340	-	340	301	-	301
结直肠癌	3942	2605	1337	2569	1669	899	1373	936	437	2004	1295	709	985	655	330	953	655	298
口腔癌	3614	2883	731	2205	1726	478	1409	1156	253	1710	1322	388	955	770	186	948	791	157
鼻咽癌	8479	7197	1282	4445	3779	666	4034	3418	616	3849	3224	625	1979	1702	278	2650	2271	379
胰腺癌	6848	5278	1570	4589	3503	1086	2259	1775	484	3734	2830	904	1768	1366	403	1346	1083	263
肾癌	1200	1065	135	876	775	101	323	290	34	677	601	76	348	305	43	175	159	16
膀胱癌	3473	3095	379	2192	1930	262	1281	1164	116	1722	1512	210	949	846	102	803	736	66
白血病	2568	2380	187	1379	1276	104	1188	1104	84	1122	1037	85	715	663	51	731	680	50
缺血性心脏病	253038	219368	33670	119127	104927	14200	133911	114441	19470	97104	82202	14902	95307	82907	12400	60627	54259	6368

续表

疾病	合计			城市			农村			东部			中部			西部		
	合计	男性	女性	合计	男性	女性	合计	男性	女性	合计	男性	女性	合计	男性	女性	合计	男性	女性
缺血性脑卒中	125078	107643	17434	59514	52011	7504	65563	55632	9931	51544	42876	8669	47023	41037	5986	26510	23731	2779
出血性脑卒中	212370	189975	22395	81274	74130	7144	131096	115846	15251	58295	51148	7147	77761	69400	8361	76314	69427	6887
高血压心脏病	44944	40006	4937	15769	14256	1513	29175	25750	3425	10853	9217	1636	18095	16169	1926	15996	14620	1375
心房颤动	48	41	7	35	31	5	13	11	2	48	41	7	—	—	—	—	—	—
主动脉瘤	2090	1998	91	1389	1334	55	701	664	36	914	874	40	643	613	30	532	511	21
周围血管病	7500	6597	903	2734	2429	305	4766	4168	598	2724	2274	450	2832	2538	294	1944	1785	159
其他心血管系统疾病	51276	46625	4651	20008	18480	1528	31268	28145	3123	15640	14016	1623	16237	14728	1510	19399	17881	1518
COPD	327115	203507	123608	151955	95593	56362	175160	107914	67246	105447	64072	41375	79062	50128	28935	142606	89307	53299
尘肺病	750	732	18	373	361	11	378	371	7	244	237	7	176	172	4	330	324	7
哮喘	4283	3869	414	2039	1866	173	2244	2003	241	1527	1366	162	1222	1085	137	1533	1419	115
间质性肺疾病	579	443	136	440	339	100	139	104	35	318	248	70	126	94	32	135	101	34
其他慢性呼吸系统疾病	804	639	165	380	297	83	425	342	83	293	228	65	212	166	47	299	246	53
糖尿病	10463	10098	365	5794	5613	182	4669	4485	184	4311	4128	183	3200	3094	106	2951	2876	76

表 G-6 吸烟对不同地区预期寿命的影响（年）

地区	预期寿命			去吸烟影响预期寿命			预期寿命提高数		
	合计	男性	女性	合计	男性	女性	合计	男性	女性
全国	75.77	73.11	78.83	77.82	76.04	79.70	2.04	2.93	0.88
城市	77.36	74.84	80.18	79.34	77.74	81.00	1.97	2.90	0.82
农村	75.10	72.38	78.24	77.17	75.32	79.14	2.07	2.94	0.90
东部	77.18	74.59	80.04	79.15	77.40	80.94	1.96	2.81	0.89
中部	75.83	73.29	78.78	77.87	76.28	79.58	2.04	2.99	0.80
西部	73.54	70.66	76.96	75.71	73.71	77.90	2.16	3.05	0.94

参考文献

[1] Guilbert JJ. The world health report 2002-reducing risks，promoting healthy life. Educ Health （Abingdon），2003，16（2）：230.

[2] WHO. WHO report on the global tobacco epidemic. 2008：The MPOWER package. [2010-08-07]. http：//www. who. int/tobacco/mpower/mpower_report_full_2008. pdf.

[3] 杨功焕，马杰民，刘娜，等．中国人群 2002 年吸烟和被动吸烟的现状调查．中华流行病学杂志，2005，26（2）：77-83.

[4] 中国疾病预防控制中心慢性非传染性疾病预防控制中心．中国慢性病及其危险因素监测分析报告（2004）．北京：中国协和医科大学出版社，2009.

[5] 中国疾病预防控制中心慢性非传染性疾病预防控制中心．中国慢性病及其危险因素监测报告（2007）．北京：人民卫生出版社，2010.

[6] 2010 年中国成年人吸烟与戒烟行为现状调查．中华预防医学杂志，2012，46（5）：404-408.

[7] 刘双．控烟戒烟——关系人民健康的大事．心肺血管病杂志，2008，27（2）：117-119.

[8] 胡鞍钢，胡琳琳．烟草是中国人类健康最大的杀手——关于"十二五"时期全面控烟的建议．科学中国人，2011，2：38-43.

[9] 陈霞 . 代谢综合征与吸烟 . 中外医学研究，2011，9（18）：152.

[10] Yamaguchi N，Mochizuki-Kobayashi Y，Utsunomiya O. Quantitative relationshipbetween cumulative cigarette smoking and lung cancer mortality inJapan. International Journal of Epidemiology，2000,（29）：963-968.

[11] Liu BQ，Peto R，Chen ZM，et al. Emerging tobacco hazards in China：Retrospective proportional mortality study of one million deaths. BritishMedical Journal，1998，317：1411-1422.

[12] Peto R，Lopez AD，Boreham J，et al. Mortality fromtobacco in developed countries. The Lancet，1992，339：1268-1278.

1. 前言

　　饮酒是影响健康重要的危险因素，与数十种癌症、心脑血管疾病、糖尿病、精神疾患以及伤害等疾病均存在关联[1]。全球疾病负担研究（2013）结果显示，在中国，由于饮酒导致的疾病负担在所有参与评估的 79 种危险因素中列第 7 位[2]。2010 年中国慢性病及其危险因素监测调查结果显示 18 岁及以上居民调查前 12 个月内饮酒率为 36.4%，其中男性、女性居民饮酒率分别为 57.7% 和 14.5%；年人均酒精摄入量（折合为纯酒精体积）为 3 升，其中男性 5.6 升、女性 0.3 升；饮酒者中有害饮酒率为 9.3%，其中男性、女性分别为 11.1% 和 2.0%，均较 2004 年有所上升[3]。预期寿命是评价人群健康最重要的指标之一，不同危险因素对预期寿命的影响对于相关卫生政策的制定有非常重要的指导意义。本研究利用 2013 年中国慢性病及其危险因素监测数据和中国死因登记数据，参考全球疾病负担研究方法，估计中国不同地区、不同人群饮酒造成的预期寿命损失。

2. 资料与方法

2.1 资料来源

2.1.1 死亡数据

采用 2013 年人口死亡信息登记管理系统中 605 个死因监测点的死亡个案和各县区常住人口信息作为基础数据。包括全国 31 个省（自治区、直辖市）的 605 个监测点，总监测人口超过 3 亿，约占全国人口的 24%。

2.1.2 饮酒信息

2013 年中国慢性病及其危险因素监测对全国 31 省、直辖市和自治区随机抽取的 18 万常住居民进行了主要慢性病及相关危险因素的调查。调查利用食物频率表询问了过去一年调查对象各类酒精饮料的饮用频率及每次饮用量。各类酒精饮料折合纯酒精的计算公式及日均饮酒量的估计方法见《中国慢性病及其危险因素监测报告（2010）》[3]。本研究将饮酒量分为四个水平：不饮酒、3 个饮酒等级（1、2 和 3 级）。对于男性来说饮酒等级 1、2 和 3 的划分标准分别为日均纯酒精摄入 $< 40g/d$、$\geq 40g/d$ 但 $\leq 60g/d$ 和 $\geq 60g/d$；女性 1、2 和 3 级标准为日均纯酒精摄入 $< 20g/d$、$\geq 20g/d$ 但 $\leq 40g/d$ 和 $\geq 40g/d$。

2.1.3 饮酒与疾病关联强度

本研究通过饮酒与疾病间的相对风险（relative risk，*RR*）来评价两者的关联强度。*RR* 值主要摘自《比较风险定量方法学》[4] 和相关文献 [5]。本研究中纳入分析的与饮酒相关疾病种类及二者的 *RR* 值见表 H-1。

表 H-1　饮酒等级与各类疾病的关联强度（*RR*）

疾　　病	饮酒等级一		饮酒等级二		饮酒等级三	
	男	女	男	女	男	女
低出生体重	1	1	1.4	1.4	1.4	1.4
口和口咽癌	1.45	1.45	1.85	1.85	5.39	5.39
食管癌	1.8	1.8	2.38	2.38	4.36	4.36
肝癌	1.45	1.45	3.03	3.03	3.6	3.6
乳腺癌	–	1.14	–	1.41	–	1.59
其他肿瘤	1.1	1.1	1.3	1.3	1.7	1.7
2 型糖尿病	1	0.92	0.57	0.87	0.73	1.13
癫痫	1.23	1.34	7.52	7.22	6.83	7.52
高血压心脏病的危害	1.4	1.4	2	2	4.1	2
高血压心脏病的益处	0.82	0.82	0.83	0.83	1	1.12
缺血性心脏病	0.82	0.82	0.84	0.84	0.88	0.88
缺血性脑卒中	0.94	0.52	1.33	0.64	1.65	1.06
出血性脑卒中	1.27	0.59	2.19	0.65	2.38	7.98
肝硬化	1.3	1.3	9.5	9.5	13	13
伤害和暴力	1.10	1.05	1.26	1.15	1.39	1.26

2.2　方法

归因于饮酒的预期寿命损失可通过比较风险评估理论（comparative risk assessment framework）[6] 和寿命表方法估计。比较风险评估理论的核心内容为：

在其他独立危险因素暴露水平不变时，通过比较特定人群某种危险因素的暴露分布与理论最低风险暴露分布（theoretical-minimum-risk-exposure distribution），计算出归因于该危险因素的死亡比例或死亡数。计算公式如下：

$$PAF = \frac{\sum_{i=1}^{n} P_i (RR_i - 1)}{\sum_{i=1}^{n} P_i (RR_i - 1) + 1}$$

其中，RR_i 为暴露水平为 i 时的相对危险度，P_i 为暴露水平为 i 时的人群暴露率，n 为暴露水平数。去掉归因于饮酒的死亡数，可计算出年龄别去饮酒死亡率，通过寿命表方法可进一步计算出去除饮酒因素后的人均预期寿命。

3. 结果

3.1 饮酒水平

表 H-2 显示了 2013 年我国不同人群饮酒等级的分布。结果显示，男性饮酒者高等级饮酒比例普遍高于女性。农村地区男性中高等级饮酒者比例较城市地区高，而在女性中情况恰好相反。东部、中部和西部人群饮酒等级分布也存在一定差异，比如东部戒酒者比例最低（59.8%），其次是中部（61.0%），东部最高（64.8%），而等级 1 饮酒者比例占比则呈现相反的趋势。

表 H-2　2013 年我国不同地区、不同年龄和性别人群饮酒等级分布（%）

			东部				中部				西部				合计			
			18~44岁	45~59岁	≥60岁	小计	18~44岁	45~59岁	≥60岁	小计	18~44岁	45~59岁	≥60岁	小计	18~44岁	45~59岁	≥60岁	小计
男性	城市	戒酒者	38.8	38.6	52.2	40.7	38.3	38.3	53.4	40.6	38.5	41.5	56.1	42.3	38.6	39.1	53.4	41
		等级 1	53.4	43.2	36.5	48.4	52.8	48.5	35.3	49	53.3	46.1	36.4	48.6	53.2	45.6	36.1	48.6
		等级 2	3.4	7.0	4.4	4.4	4.6	5.9	5.4	5.1	4.0	5.5	4.3	4.4	3.9	6.3	4.7	4.6
		等级 3	4.4	11.1	7.0	6.4	4.3	7.3	5.8	5.3	4.2	6.9	3.2	4.7	4.3	9.0	5.8	5.7
	农村	戒酒者	38.5	36.6	52.3	40.4	37.4	39.0	55.9	41.1	46.8	44.8	59.1	48.4	40.9	39.8	55.6	43.2
		等级 1	51.1	42.5	33.3	45.7	52.0	43.9	33.0	46.5	45.7	39.7	29.6	41.5	49.6	42.1	32	44.6
		等级 2	4.7	7.1	5.6	5.5	4.1	6.9	4.5	4.9	3.1	6.2	4.2	4.0	4.0	6.8	4.8	4.8
		等级 3	5.7	13.7	8.8	8.4	6.6	10.2	6.6	7.5	4.4	9.3	7.1	6.0	5.5	11.3	7.6	7.4
	小计	戒酒者	38.7	37.6	52.2	40.6	37.8	38.6	54.8	40.9	44.1	43.7	58.1	46.4	39.9	39.5	54.7	42.2
		等级 1	52.3	42.9	34.8	47.1	52.4	46.1	34.0	47.7	48.2	41.9	31.9	43.9	51.2	43.7	33.7	46.4
		等级 2	4.0	7.0	5.0	5.0	4.3	6.5	4.9	5.0	3.4	6.0	4.2	4.2	3.9	6.6	4.8	4.8
		等级 3	5.0	12.5	8.0	7.4	5.5	8.8	6.3	6.5	4.3	8.5	5.8	5.6	5.0	10.3	6.8	6.6

续表

			东部				中部				西部				合计			
			18-44岁	45~59岁	≥60岁	小计	18-44岁	45~59岁	≥60岁	小计	18-44岁	45~59岁	≥60岁	小计	18-44岁	45~59岁	≥60岁	小计
女性	城市	戒酒者	78.1	82.6	85.5	80.3	80.3	84.7	89.1	82.9	81.5	83.0	90.6	83.5	79.5	83.4	87.8	81.8
		等级1	21.3	16.1	13.4	18.7	19.0	14.5	9.8	16.3	17.4	15.9	8.9	15.5	19.8	15.5	11.2	17.3
		等级2	0.5	0.7	0.6	0.6	0.4	0.5	0.6	0.5	0.8	0.6	0.1	0.6	0.5	0.6	0.5	0.6
		等级3	0.2	0.6	0.4	0.3	0.3	0.2	0.4	0.3	0.3	0.5	0.4	0.3	0.2	0.5	0.4	0.3
	农村	戒酒者	86.2	86.1	90.4	87.0	87.6	87.8	88.7	87.9	89.3	89.3	91.4	89.6	87.6	87.6	90.2	88.1
		等级1	13.3	12.3	8.1	12.1	11.9	11.5	9.6	11.4	10.3	9.7	7.4	9.6	11.9	11.3	8.3	11.1
		等级2	0.3	1.1	1.2	0.7	0.3	0.4	1.3	0.5	0.4	0.6	0.7	0.5	0.3	0.8	1.1	0.6
		等级3	0.1	0.5	0.3	0.3	0.2	0.3	0.4	0.3	0.1	0.4	0.5	0.3	0.2	0.4	0.4	0.3
	小计	戒酒者	81.8	84.3	88.1	83.5	84.2	86.3	88.9	85.5	86.4	87.0	91.1	87.4	83.8	85.6	89.1	85.2
		等级1	17.6	14.2	10.7	15.5	15.3	12.9	9.7	13.7	12.9	11.9	7.9	11.8	15.6	13.2	9.6	14.0
		等级2	0.4	0.9	0.9	0.6	0.3	0.5	1	0.5	0.5	0.6	0.5	0.6	0.4	0.7	0.8	0.6
		等级3	0.1	0.5	0.4	0.3	0.2	0.3	0.4	0.3	0.2	0.4	0.5	0.3	0.2	0.4	0.4	0.3

续表

		东部				中部				西部				合计			
		18-44岁	45~59岁	≥60岁	小计	18-44岁	45~59岁	≥60岁	小计	18-44岁	45~59岁	≥60岁	小计	18-44岁	45~59岁	≥60岁	小计
城市	戒酒者	58.3	60.4	69.6	60.5	59.2	61.5	72.1	61.9	60.8	62.3	74.4	63.6	59.1	61.2	71.5	61.6
	等级1	37.5	29.8	24.4	33.6	36.0	31.5	22.0	32.5	34.7	31.0	21.8	31.5	36.5	30.6	23.0	32.8
	等级2	2.0	3.9	2.4	2.5	2.5	3.2	2.9	2.8	2.4	3.0	2.1	2.5	2.2	3.5	2.5	2.6
	等级3	2.3	5.9	3.6	3.4	2.3	3.8	3.0	2.8	2.1	3.7	1.7	2.4	2.3	4.7	3.0	3.0
农村	戒酒者	61.6	60.8	71.8	63.2	62.7	63.0	72.2	64.4	66.9	66.4	75.1	68.2	63.7	63.1	72.9	65.2
	等级1	32.8	27.8	20.4	29.2	31.8	27.9	21.4	28.9	29.0	25.1	18.6	26.2	31.2	27.0	20.1	28.2
	等级2	2.6	4.2	3.3	3.1	2.2	3.7	2.9	2.7	1.8	3.5	2.5	2.3	2.2	3.8	2.9	2.8
	等级3	3.0	7.2	4.5	4.4	3.4	5.3	3.5	3.9	2.4	5.0	3.9	3.3	2.9	6.0	4.0	3.9
合计	戒酒者	59.8	60.6	70.8	61.8	61.0	62.3	72.2	63.2	64.8	64.9	74.8	66.6	61.5	62.2	72.3	63.5
小计	等级1	35.3	28.8	22.3	31.5	33.8	29.6	21.6	30.6	30.9	27.2	19.7	28.1	33.7	28.6	21.4	30.3
	等级2	2.3	4.0	2.9	2.8	2.3	3.5	2.9	2.7	2.0	3.3	2.3	2.4	2.2	3.7	2.7	2.7
	等级3	2.6	6.6	4.0	3.9	2.9	4.6	3.3	3.4	2.3	4.5	3.1	3.0	2.6	5.4	3.5	3.5

3.2 人群归因危险度

2013 年我国饮酒 PAF 最高的疾病为肝硬化（44.56%），其次是食管癌（28.8%）、鼻咽癌（27.65%）、癫痫（27.45%）和肝癌（25.13%）。饮酒行为对健康并非仅存在有害效应，对于我国人群的某些疾病来说，饮酒行为有益健康。比如，饮酒对缺血性心脏病、糖尿病及缺血性脑卒中等是保护作用，适量饮酒可以减少人群这些疾病的发生或死亡。男性各类疾病的 PAF 值普遍较女性大，且一些疾病在两性间出现了不同方向的效应，比如饮酒所致男性缺血性脑卒中和出血性脑卒中的 PAF 分别为 2.7% 和 18.4%，而在女性中则分别为 -4.8% 和 -2.07%（表 H-3）。

3.3 归因死亡数

根据我国各类酒精相关疾病死亡基数，结合人群归因危险度，可得到我国饮酒所致各类疾病的死亡数量（表 H-4）。2013 年饮酒导致我国死亡人数为 38.12 万，同时避免了 7.65 万人死亡。饮酒导致死亡最多的为出血性脑卒中（9.71 万）、肝癌（8.82 万）、肝硬化（6.14 万）和食管癌（4.87 万），避免了 6.85 万缺血性心脏病、0.49 万缺血性脑卒中和 0.31 万糖尿病可能造成的死亡（表 H-4）。

表 H-3 2013 年我国不同人群各类疾病归因于饮酒的人群归因危险度 (%)

疾病	合计			城市			农村			东部			中部			西部		
	合计	男性	女性	合计	男性	女性	合计	男性	女性	合计	男性	女性	合计	男性	女性	合计	男性	女性
合计	3.32	5.90	-0.40	2.64	4.92	-0.61	3.98	6.82	-0.19	2.84	5.37	-0.63	3.22	5.81	-0.54	4.04	6.63	0.06
低出生体重	0.00	0.00	0.00	0.00	0.00	0.00	0.00	0.01	0.00	0.02	0.03	0.00	0.00	0.00	0.00	0.00	0.00	0.00
口腔癌	24.17	32.91	6.36	23.01	31.86	6.51	25.92	34.37	6.12	24.59	34.48	6.76	24.50	33.01	6.04	23.12	30.32	5.87
鼻咽癌	27.65	34.80	7.06	27.06	33.52	7.79	28.29	36.19	6.32	28.85	36.50	7.67	27.47	33.81	6.85	26.03	33.07	6.30
食管癌	28.80	35.51	8.79	28.36	34.52	9.27	29.16	36.33	8.42	29.85	36.98	9.11	27.90	34.75	8.84	28.16	34.24	8.29
肝癌	25.13	31.49	6.58	24.28	30.32	6.72	25.93	32.59	6.45	26.52	33.08	6.95	24.77	31.17	6.55	23.77	29.81	6.16
乳腺癌	2.19	0.00	2.24	2.34	0.00	2.39	1.93	0.00	1.99	2.35	0.00	2.40	2.04	0.00	2.11	2.01	0.00	2.07
其他肿瘤	6.01	8.69	1.45	5.50	8.10	1.50	6.43	9.14	1.41	5.98	9.00	1.54	6.08	8.65	1.46	5.98	8.40	1.32
糖尿病	-2.13	-3.58	-0.85	-1.98	-3.15	-0.91	-2.35	-4.26	-0.75	-2.14	-3.55	-0.92	-2.25	-3.86	-0.83	-1.97	-3.34	-0.72
癫痫	27.45	38.69	8.22	27.14	38.39	9.02	27.73	38.94	7.47	28.01	40.28	8.67	27.18	39.13	7.83	27.05	36.86	7.97
高血压心脏病	5.05	8.54	1.21	4.41	7.46	1.16	5.47	9.23	1.25	4.87	8.76	1.09	5.10	8.47	1.29	5.14	8.45	1.22
缺血性心脏病	-4.97	-7.74	-1.78	-5.09	-7.88	-1.88	-4.85	-7.59	-1.66	-4.88	-7.58	-1.84	-5.12	-8.01	-1.78	-4.90	-7.60	-1.63
缺血性脑卒中	-0.66	2.70	-4.80	-1.28	1.93	-5.18	0.06	3.58	-4.35	-0.90	2.70	-5.07	-0.50	2.76	-4.71	-0.34	2.60	-4.23
出血性脑卒中	10.04	18.41	-2.07	9.13	17.60	-3.35	10.67	18.97	-1.20	9.87	19.23	-3.19	9.99	18.46	-2.51	10.24	17.67	-0.65
肝硬化	44.56	56.69	10.79	42.03	54.37	9.59	46.90	58.78	11.99	45.64	59.42	10.55	43.87	57.11	11.13	44.23	54.61	10.72
交通工具伤害	5.64	7.24	0.73	5.45	7.07	0.85	5.78	7.35	0.64	6.05	7.83	0.84	5.70	7.36	0.72	5.22	6.61	0.65
意外伤害	4.40	6.19	0.56	4.24	6.04	0.63	4.51	6.30	0.51	4.46	6.57	0.59	4.61	6.38	0.58	4.19	5.78	0.52
故意伤害	4.31	6.92	0.71	4.25	6.83	0.79	4.36	6.98	0.65	4.44	7.37	0.75	4.23	6.80	0.73	4.26	6.57	0.64

表 H-4　饮酒造成的相关疾病死亡数（单位：万人）

疾病	合计			城市			农村			东部			中部			西部		
	合计	男性	女性	合计	男性	女性	合计	男性	女性	合计	男性	女性	合计	男性	女性	合计	男性	女性
合计	30.47	31.97	-1.5	11.8	12.93	-1.13	18.67	19.03	-0.37	9.96	10.89	-0.93	9.23	9.86	-0.63	11.28	11.22	0.06
低出生体重	0	0	0	0	0	0	0	0	0	0	0	0	0	0	0	0	0	0
口腔癌	0.25	0.23	0.02	0.14	0.13	0.01	0.11	0.1	0.01	0.12	0.11	0.01	0.07	0.06	0.01	0.06	0.06	0
鼻咽癌	0.62	0.58	0.04	0.32	0.29	0.02	0.31	0.29	0.02	0.3	0.28	0.02	0.15	0.14	0.01	0.18	0.17	0.01
食管癌	4.87	4.49	0.37	2.15	1.98	0.17	2.71	2.51	0.2	2.1	1.94	0.16	1.27	1.16	0.11	1.5	1.39	0.1
肝癌	8.82	8.23	0.59	4.13	3.84	0.29	4.69	4.39	0.3	3.52	3.29	0.23	2.8	2.61	0.19	2.5	2.33	0.17
乳腺癌	0.12	0	0.12	0.08	0	0.08	0.04	0	0.04	0.06	0	0.06	0.03	0	0.03	0.03	0	0.03
其他肿瘤	1.06	0.97	0.09	0.44	0.39	0.05	0.63	0.58	0.05	0.38	0.34	0.04	0.36	0.33	0.03	0.32	0.3	0.02
糖尿病	-0.31	-0.24	-0.07	-0.17	-0.13	-0.04	-0.14	-0.11	-0.02	-0.14	-0.11	-0.03	-0.09	-0.07	-0.02	-0.07	-0.06	-0.01
癫痫	0.29	0.26	0.03	0.13	0.12	0.02	0.16	0.14	0.02	0.11	0.1	0.01	0.07	0.07	0.01	0.11	0.09	0.01
高血压心脏病	2.79	2.47	0.32	0.96	0.84	0.12	1.82	1.63	0.2	0.77	0.68	0.09	1.1	0.97	0.13	0.92	0.82	0.1
缺血性心脏病	-6.85	-5.72	-1.13	-3.65	-3.02	-0.63	-3.2	-2.69	-0.51	-2.85	-2.35	-0.51	-2.55	-2.14	-0.41	-1.45	-1.23	-0.22
缺血性脑中风	-0.49	1.11	-1.61	-0.51	0.42	-0.94	0.02	0.69	-0.67	-0.31	0.51	-0.82	-0.13	0.4	-0.53	-0.05	0.21	-0.25
出血性脑中风	9.71	10.52	-0.82	3.62	4.15	-0.54	6.09	6.37	-0.28	2.81	3.19	-0.38	3.43	3.78	-0.35	3.47	3.56	-0.09
肝硬化	6.14	5.74	0.39	2.78	2.61	0.17	3.35	3.14	0.22	1.91	1.79	0.12	1.64	1.52	0.12	2.58	2.44	0.15
交通工具伤害	1.58	1.53	0.05	0.63	0.6	0.03	0.95	0.93	0.02	0.56	0.54	0.02	0.5	0.48	0.02	0.53	0.51	0.02
意外伤害	1.3	1.25	0.05	0.52	0.49	0.03	0.78	0.75	0.03	0.42	0.4	0.02	0.39	0.38	0.02	0.49	0.47	0.02
故意伤害	0.58	0.54	0.04	0.23	0.22	0.02	0.34	0.32	0.02	0.21	0.19	0.02	0.2	0.18	0.01	0.17	0.16	0.01
全死因	30.47	31.97	-1.5	11.8	12.93	-1.13	18.67	19.03	-0.37	9.96	10.89	-0.93	9.23	9.86	-0.63	11.28	11.22	0.06

3.4 对预期寿命的影响结果

去除饮酒因素后，我国人均预期寿命会平均增加 0.43 岁，其中男性增加 0.77 岁，而女性却会降低 0.03 岁。若避免饮酒，西部地区居民获益最多，预期寿命能增加 0.52 岁，高于东部和中部；农村地区人群预期寿命将增加 0.48 岁，城市居民增加 0.31 岁。全国仅西部女性的预期寿命在去除饮酒因素后会得到 0.01 岁的增加，其他地区的女性居民均能从饮酒中获益；但所有地区男性居民的预期寿命均会因为饮酒而有所损失。

表 H-5　去除饮酒对希望寿命的影响（岁）

	预期寿命			去饮酒预期寿命			去饮酒预期寿命提高岁数		
	合计	男	女	合计	男	女	合计	男	女
全国	75.78	73.11	78.83	76.21	73.89	78.80	0.43	0.77	-0.03
城市	77.36	74.84	80.18	77.68	75.44	80.13	0.31	0.60	-0.05
农村	75.10	72.38	78.24	75.58	73.23	78.23	0.48	0.85	-0.02
东部	77.19	74.59	80.04	77.58	75.33	80.01	0.40	0.73	-0.04
中部	75.83	73.29	78.78	76.23	74.02	78.73	0.40	0.73	-0.05
西部	73.54	70.66	76.97	74.06	71.55	76.98	0.52	0.88	0.01

4. 主要发现

在综合了中国不同地区、性别和年龄人群饮酒行为和各类饮酒相关疾病死亡信息，我们估计了饮酒对不同人群预期寿命的影响。结果发现：

饮酒在我国对男性预期寿命的影响远高于女性。

农村和西部地区人群预期寿命受饮酒行为的影响大于社会经济较为发达的城市或东、中部地区。

由于低量饮酒对于某些重要疾病，如缺血性心脏病或缺血性脑卒中具有保护作用，而女性中大部分人饮酒量并不高，致使东部和中部地区女性预期寿命反而能从饮酒中获益。

各种危险因素对预期寿命影响程度大小需要与其他分析结果比较后获得。

参考文献

[1] Gutjahr E，Gmel G，Rehm J. Relation between average alcohol consumption and disease：an overview. Eur Addict Res，2001. 7（3）：117-127.

[2] Forouzanfar MH，Alexander L，Anderson HR，et al. Global，regional，and national comparative risk assessment of 79 behavioural，environmental and occupational，and metabolic risks or clusters of risks in 188 countries，1990-2013：a systematic analysis for the Global Burden of Disease Study 2013. Lancet. 2015.

[3] 中国疾病预防控制中心等. 中国慢性病及其危险因素监测报告（2010）. 北京：军事医学科学出版社，2012.

[4] CJL Murray ME，Lopez AD. Comparative quantification of health risks：conceptual framework and methodological issues，2003.

[5] Corrao G，Bagnardi V，Zambon A，et al. A meta-analysis of alcohol consumption and the risk of 15 diseases. Prev Med，2004，38（5）：613-619.

[6] Lim SS，Vos T，Flaxman AD，et al. A comparative risk assessment of burden of disease and injury attributable to 67 risk factors and risk factor clusters in 21 regions，1990-2010：a systematic analysis for the Global Burden of Disease Study 2010. Lancet，2012，380（9859）：2224-2260.

附录 I
危险因素——身体活动不足

1. 概要

根据世界卫生组织的定义，身体活动（physical activity）是指由骨骼肌肉产生的需要消耗能量的任何身体动作，其中包括工作期间的活动、游戏、家务、出行和休闲娱乐活动。

身体活动在体重、血脂、血压、葡萄糖耐量、内分泌调节等多方面都可产生有益作用，可以减少发病风险。定期运动可降低包括高血压在内的心血管疾病、糖尿病、乳腺癌、结肠癌和抑郁症的患病风险。

身体活动不足已经被证实是造成超重和肥胖的重要原因，也是冠心病、高血压、脑卒中、糖尿病、恶性肿瘤等多种慢性病的主要危险因素之一。随着工作和生活条件的改善，人们进行身体活动的机会越来越少，缺乏身体活动相当普遍。2010 年 WHO 全球慢性非传染性疾病报告指出，每年大约 320 万人死于缺乏运动，运动量不足人群的全死因风险会增加 20% ~ 30%。缺乏身体活动在高收入国家人群发生率高，但在某些中等收入国家人群尤其是女性人群的发生率也非常高。

选择身体活动不足作为分析的危险因素，是因为相对于身体活动充分，当增加身体活动量之后，可以获得相对应的心肺功能的改善。同时身体活动不足的调查数据比身体活动充分的数据较多。

2. 》》背景

身体活动不足已经被证明是多种慢性疾病的死亡和伤残的危险因素。在50多年前，通过职业性活动研究第一次被证实，更多的身体活动对身体健康有明显的保护作用。在之后的研究中，不同类型、不同持续时间、不同频率和不同强度的活动对多种心血管疾病、骨骼肌肉疾病和心理健康问题有影响。如今，已经有众多的定量和定性研究表明，身体活动不足是对健康有影响的危险因素，并且在全世界范围内倡导提高公众的身体活动水平。

已经有很多流行病学研究表明，身体活动和体育健身都是身体健康的保护因素。但是，目前尚不清楚这两者之间哪一个对健康的影响更大[1]。因此，从理论上讲，这两个变量都可以作为研究的变量，但是，最终选择身体活动作为研究的暴露变量的原因有以下几点：①体育健身是身体活动中的一种主要的方式，特别是在最近几个月或者几周之内进行的[1]；②遗传因素对体育健身能力有一定的影响，但基因组成的影响远不如生活方式影响大[2]；③对于成年人的体育健身的评价数据十分有限，某些评价体育健身效果的研究往往不包括已经患有某些慢性疾病的人群；④大多数国家和国际上推荐的公共卫生健康目标都是以身体活动量阈值而不是给出体育健身应达到的水平。

因此，考虑到人群代表性、目前可用的数据来源以及相关的公共卫生健康目标，我们选择身体活动作为研究和分析的暴露变量。由于进行身体活动是对健康的保护因素，所以选择身体活动不足作为危险因素研究变量。

2.1 身体活动暴露估计

根据每周身体活动当量（MET-min/wk）值，对身体活动水平进行等级划分，划分情况见表I-1。

表 I-1　身体活动等级划分

等级	阈值划分
身体活动不足（physical inactive）	< 600 MET-min/wk
少量身体活动（low physical active）	600 ~ 3999 MET-min/wk
适中身体活动（moderately physical active）	4000 ~ 7999 MET-min/wk
充足身体活动（high physical active）	≥ 8000 MET-min/wk

2.2 理论最小危险暴露分布

理论最小危险暴露是指在人群中造成最小风险的暴露水平，不管这个水平在现实中是否可以达到。

身体活动的理论最小危险暴露分布应该是等于身体无法维持基本生存活动的人群（比如某些残疾人群）在总人群所占的比例。从澳大利亚（2%）和美国（4% ~ 6%）的数据来看，残疾人在总人群中的比例不高于10%，但是我们无法确定这些残疾人中有多少比例的人仍可以进行少量的身体活动。

所有因先天原因导致的不能活动在全人群中不超过1%，所以设置身体活动的理论最小暴露为0%。

2.3 相关疾病及相对危险度（*RR*）确定

目前已经有大量研究表明身体活动不足对多种心血管疾病、骨骼肌肉疾病以及精神疾病有影响。所有潜在的可能的疾病结局均纳入考虑，其中入选标准为：

（1）有强有力的证据表明身体活动不足与该疾病的死亡增长有因果关系。

（2）生物学拟真可以解释（部分解释）关联机制。

（3）有足够的研究信息，同时可以量化其风险。

最初纳入分析的疾病包括缺血性心脏病，脑卒中，某些特定的肿瘤：结肠癌、直肠癌、乳腺癌、前列腺癌；2 型糖尿病，肌肉骨骼疾病（腰痛、骨关节炎、骨质疏松症）。采用文献综述，确定因果关系的证据级别。对于我们选择的结局，近几年来有大量的研究，但是关于身体活动不足的生物学拟真研究不多。所以，某些疾病结局不再纳入研究。具体见表 I-2。

表 I-2　考虑纳入分析的健康结局

结局	因果关系	生物学拟真	相对风险数据	纳入／排除
缺血性心脏病	是	是	有	纳入
脑卒中	是	是	有	纳入
2 型糖尿病	是	是	有	纳入
乳腺癌	是	是	有	纳入
结肠癌	是	是	有	纳入
前列腺癌	不确定	不确定	少量	排除
直肠癌	不确定	不确定	少量	排除
腰痛	某些	某些	少量	排除
骨质疏松症	某些	某些	少量	排除
骨关节炎	否	否	少量	排除
跌倒	某些	否	少量	排除
抑郁症	否	不确定	少量	排除
肥胖症	是	是	无	排除

通过文献综述和 Meta 分析，获得身体活动不足与各相关疾病的相对危险度，具体见表 I-3。

表 I-3　不同年龄组身体活动相关疾病结局相对危险度

结局	等级	25 ~	30 ~	35 ~	40 ~	45 ~	50 ~	55 ~	60 ~	65 ~	70 ~	75 ~	80+
乳腺癌	身体活动不足	1.18	1.18	1.18	1.18	1.18	1.18	1.18	1.18	1.18	1.18	1.18	1.18
	少量身体活动	1.14	1.14	1.14	1.14	1.14	1.14	1.14	1.14	1.14	1.14	1.14	1.14
	适中身体活动	1.07	1.07	1.07	1.07	1.07	1.07	1.07	1.07	1.07	1.07	1.07	1.07
	充足身体活动	1.00	1.00	1.00	1.00	1.00	1.00	1.00	1.00	1.00	1.00	1.00	1.00

续表

结局	等级	25 ~	30 ~	35 ~	40 ~	45 ~	50 ~	55 ~	60 ~	65 ~	70 ~	75 ~	80+
直肠癌	身体活动不足	1.31	1.31	1.31	1.31	1.31	1.31	1.31	1.31	1.31	1.31	1.31	1.31
	少量身体活动	1.18	1.18	1.18	1.18	1.18	1.18	1.18	1.18	1.18	1.18	1.18	1.18
	适中身体活动	1.09	1.09	1.09	1.09	1.09	1.09	1.09	1.09	1.09	1.09	1.09	1.09
	充足身体活动	1.00	1.00	1.00	1.00	1.00	1.00	1.00	1.00	1.00	1.00	1.00	1.00
缺血性心脏病	身体活动不足	1.79	1.73	1.67	1.62	1.56	1.51	1.46	1.41	1.36	1.32	1.27	1.23
	少量身体活动	1.46	1.43	1.40	1.37	1.34	1.31	1.28	1.25	1.22	1.20	1.17	1.14
	适中身体活动	1.22	1.21	1.20	1.18	1.17	1.15	1.14	1.13	1.11	1.10	1.09	1.07
	充足身体活动	1.00	1.00	1.00	1.00	1.00	1.00	1.00	1.00	1.00	1.00	1.00	1.00
缺血性脑卒中	身体活动不足	2.01	1.93	1.85	1.77	1.70	1.63	1.57	1.51	1.44	1.39	1.33	1.28
	少量身体活动	1.61	1.57	1.52	1.48	1.44	1.40	1.36	1.32	1.29	1.25	1.22	1.18
	适中身体活动	1.30	1.28	1.26	1.24	1.22	1.20	1.19	1.17	1.15	1.13	1.11	1.10
	充足身体活动	1.00	1.00	1.00	1.00	1.00	1.00	1.00	1.00	1.00	1.00	1.00	1.00
糖尿病	身体活动不足	1.34	1.34	1.34	1.34	1.34	1.34	1.34	1.34	1.34	1.34	1.34	1.34
	少量身体活动	1.23	1.23	1.23	1.23	1.23	1.23	1.23	1.23	1.23	1.23	1.23	1.23
	适中身体活动	1.12	1.12	1.12	1.12	1.12	1.12	1.12	1.12	1.12	1.12	1.12	1.12
	充足身体活动	1.00	1.00	1.00	1.00	1.00	1.00	1.00	1.00	1.00	1.00	1.00	1.00

3. 计算过程与方法

3.1 计算身体活动的分布情况

根据 2013 年，全国慢病危险因素监测数据获得 25 岁及以上人群身体活动在中国人群中的流行和分布情况。依据人群身体活动代谢当量（MET），将中国人群划分为四个等级（< 600 MET-min/wk 为身体活动不足，水平 1；600 ~ 3999 MET-min/wk 为少量身体活动，水平 2；4000 ~ 7999 MET-min/wk 为适中身体活动，水平 3；≥ 8000 为充分身体活动，水平 4）。按照 5 岁年龄组，分别计算不同地区、分城乡、性别 4 个等级身体活动的分布情况。结果见表 I-4。

表 I-4 2013 年中国不同地区人群身体活动构成分布（%）

	男女合计				男性				女性			
	不足	少量	适中	充分	不足	少量	适中	充分	不足	少量	适中	充分
合计	16.3	40.5	19.8	23.4	18.2	36.4	17.1	28.3	14.3	44.7	22.5	18.5
城市	17.6	47.4	19.1	16.0	20.6	44.6	16.2	18.6	14.5	50.0	22.0	13.4
农村	15.2	34.6	20.4	29.8	16.1	29.6	18.0	36.3	14.1	39.9	23.0	22.9
东部	19.2	41.7	18.7	20.4	21.6	37.3	16.3	24.8	16.8	46.3	21.1	15.8
中部	15.6	42.5	20.1	21.8	17.8	38.0	16.7	27.5	13.4	47.0	23.6	16.0
西部	12.4	36.1	21.2	30.3	13.2	33.1	19.0	34.7	11.6	39.2	23.4	25.8

3.2 计算身体活动归因分值

身体活动为等级变量，归因分值的计算公式为：

$$PAF_{oasct} = \frac{\sum_{x=1}^{u} RR_{oast}(x)P_{asct}(x) - RR_{oas}(TMRE_{as})}{\sum_{x=1}^{u} RR_{oast}(x)P_{asct}(x)}$$

式中 *PAF*（population attributable fraction）为人群归因分值，PAFoasct 表示由于身体活动造成疾病 *o*，年龄组为 *a*，性别为 *s*，在地区 *c*，年份为 *t* 的 PAF 值。其中危险因素共划分为 *u* 个等级。*Pasct*（*x*）为年龄组 *a*，性别为 *s*，地区为 *c*，年份为 t 的身体活动不同等级的构成情况。TMREAS 是年龄组为 *a*，性别为 *s* 的理论最小风险水平（theoretical minimum risk exposure），身体活动的理论最小风险水平为 1，即 RR_0=1。

例，计算 2013 年中国城市地区，男性，25 ~ 29 岁年龄组，身体活动对缺血性心脏病死亡的归因分值。已知 2013 年中国东部男性 25 ~ 29 岁身体活动四个等级（不足，少量，适中和充分）的构成分别为 25.9%、43.8%、14.6% 和 15.7%，身体活动对缺血性心脏病的归因危险度分别为 1.79、1.46、1.22 和 1.00。

$$PAF = \frac{(0.259\times1.79 + 0.438\times1.46 + 0.146\times1.22 + 0.157\times1) - 1}{(0.259\times1.79 + 0.438\times1.46 + 0.146\times1.22 + 0.157\times1)} = 0.305$$

2013 年中国城市地区 25 ~ 29 岁男性，缺血性心脏病死亡中归因于身体活动为 30.5%。

3.3　计算身体活动归因死亡

归因死亡计算公式为：*AM*=*PAF*×*M*，其中，*AM* 为归因死亡数；*M* 为与身体活动具有病因学联系疾病的总死亡数。

例，2013 年中国城市地区，60 ~ 64 岁男性，缺血性心脏病死亡为 25521 例，城市地区 60 ~ 64 岁男性缺血性心脏病死亡归因于身体活动比例为 16.72%，则归因于身体活动不足的缺血性心脏病死亡为多少？

AM=25521 × 16.21%=4114

2013 年中国城市地区男性 60 ~ 64 岁归因于身体活动不足的死亡数为 4114 例。

3.4 计算归因预期寿命损失

预期寿命计算采用寿命表法计算。①首先根据现有死亡水平，计算现水平下的预期寿命（LEt）；②在归因死亡的基础上，计算消除因身体活动导致的死亡后的死亡水平；③根据消除身体活动影响后的死亡水平（去身体活动死亡率），根据寿命表计算预期寿命，进而获得消除该危险因素后的预期寿命（LEe）；④计算两个预期寿命的差值得到归因预期寿命损失：LEe-LEt。

4. 主要结果

4.1 身体活动对相关疾病结局归因分值（PAF）

全死因死亡中归因于身体活动不足的死亡为4.24%，女性为4.86%，男性为3.82%。城市地区全死因中归因于身体活动不足的死亡为4.77%，农村地区为3.74%；东部地区全死因归因分值为5.02%，中部地区为4.69%，西部为2.80%。从不同疾病的归因分值来看，身体活动对缺血性脑卒中死亡影响最大，归因分值为17.80%，其次为糖尿病归因分值16.92%。不同疾病不同地区的归因分值的具体结果详见表I-5。

4.2 身体活动归因死亡结果

身体活动造成的归因总死亡数为388954，不同疾病结局中，乳腺癌的归因死亡数为4874，直肠癌为20319，缺血性心脏病为206086，缺血性脑卒中为133111，糖尿病为24564。身体活动造成归因死亡最多的为缺血性心脏病。不同地区来看，身体活动归因死亡在城市死亡数为213620，农村为175334，东部为176410，中部为134481，西部为78063。不同性别、不同疾病的归因死亡数详见表I-6。

表 1-5 身体活动相关疾病结局归因分值（*PAF*，%）

疾病	全国			城市			农村			东部			中部			西部		
	合计	男性	女性	合计	男性	女性	合计	男性	女性	合计	男性	女性	合计	男性	女性	合计	男性	女性
全死因	4.24	3.82	4.86	4.77	4.35	5.37	3.74	3.32	4.35	5.02	4.58	5.63	4.69	4.24	5.35	2.80	2.48	3.29
乳腺癌	9.04	0.00	9.28	9.51	0.00	9.74	8.27	0.00	8.51	9.51	0.00	9.71	9.04	0.00	9.31	8.08	0.00	8.33
直肠癌	13.96	13.70	14.34	14.44	14.29	14.64	13.15	12.71	13.79	14.57	14.40	14.81	13.72	13.42	14.17	12.96	12.59	13.49
缺血性心脏病	14.96	15.03	14.87	15.27	15.60	14.89	14.61	14.42	14.84	15.18	15.46	14.87	15.05	15.03	15.08	14.35	14.21	14.51
缺血性脑卒中	17.80	17.74	17.88	18.01	18.12	17.87	17.57	17.30	17.90	17.93	18.01	17.84	17.91	17.75	18.11	17.29	17.07	17.58
糖尿病	16.92	16.34	17.43	17.51	17.07	17.91	16.04	15.20	16.74	17.67	17.18	18.09	16.63	16.03	17.17	15.87	15.19	16.49

表 1-6 身体活动相关疾病结局归因死亡数

疾病	合计			城市			农村			东部			中部			西部		
	合计	男性	女性	合计	男性	女性	合计	男性	女性	合计	男性	女性	合计	男性	女性	合计	男性	女性
全死因	388954	207014	181940	213620	114371	99248	175334	92642	82692	176410	93029	83381	134481	72056	62425	78063	41929	36134
乳腺癌	4874	0	4874	3198	0	3198	1676	0	1676	2484	0	2484	1375	0	1375	1015	0	1015
直肠癌	20319	11653	8667	13304	7596	5708	7015	4057	2958	10656	6058	4598	5046	2937	2108	4618	2658	1960
缺血性心脏病	206086	111039	95047	109652	59853	49799	96434	51186	45247	88733	47864	40869	74878	40141	34737	42475	23034	19440
缺血性脑卒中	133111	73230	59881	72216	39863	32353	60895	33367	27528	62615	33764	28850	46325	25878	20448	24172	13588	10583
糖尿病	24564	11092	13472	15250	7060	8190	9314	4032	5282	11922	5343	6579	6857	3100	3756	5785	2648	3136

4.3 归因预期寿命损失

2013 年中国男女合计的预期寿命为 75.77 岁，男性为 73.11 岁，女性为 78.83 岁。除去身体活动的影响后，男女合计的预期寿命提高到 76.20 岁，男性提高到 73.50 岁，女性提高到 79.30 岁，身体活动不足对预期寿命造成的损失分别为 0.43 岁、0.39 岁和 0.47 岁。身体活动在不同性别中的影响，女性高于男性。在不同地区中比较，身体活动不足在城市地区预期寿命损失为 0.48 岁，农村为 0.41 岁；东部地区和中部地区身体活动不足造成的寿命损失均为 0.48 岁，西部损失最低仅为 0.29 岁。不同地区比较身体活动不足造成的寿命损失，城市高于农村，东部和中部高于西部。具体结果详见表 I-7。

表 I-7　2013 年中国人去身体活动归因预期寿命损失结果

地区	预期寿命			去身体活动影响预期寿命			归因预期寿命损失		
	合计	男性	女性	合计	男性	女性	合计	男性	女性
合计	75.77	73.11	78.83	76.20	73.50	79.30	0.43	0.39	0.47
城市	77.36	74.84	80.18	77.85	75.29	80.69	0.48	0.45	0.52
农村	75.10	72.38	78.24	75.50	72.75	78.70	0.41	0.36	0.45
东部	77.18	74.59	80.04	77.67	75.03	80.56	0.48	0.44	0.51
中部	75.83	73.29	78.78	76.31	73.72	79.31	0.48	0.43	0.53
西部	73.54	70.66	76.96	73.84	70.92	77.29	0.29	0.26	0.33

5. ≫ 主要发现

根据以上结果分析，我们有以下几点发现：

中国人群身体活动不足比例较高，其中女性的身体活动不足情况较男性更为严重；城市和农村比较，城市体力活动不足较农村更为严重，可能与城市人群多以静坐少动的工作和生活方式有关；不同地区比较，东部地区身体活动不足最为严重，其次为中部，最后为西部。

身体活动导致的疾病结局包括乳腺癌、直肠癌、缺血性心脏病、缺血性脑卒中和糖尿病。其中，乳腺癌、直肠癌和糖尿病因为身体活动不足导致的死亡风险随着身体活动不足的等级提高而提高，且在不同年龄组中风险一样。而缺血性心脏病和缺血性脑卒中，死亡风险除了随着身体活动不足的等级提高而提高，随着年龄组的提高，死亡风险在降低。说明身体活动不足在中青年人群中，导致缺血性心脏病和缺血性脑卒中的死亡风险较高。

在全死因死亡中，归因于身体活动不足的死亡比例约为 4.24%，通过全球疾病负担研究，这一比例较 1990 年正在逐步上升[3]，其对健康的影响不容忽视。从目前这个几类相关疾病来看，影响较大的前三个疾病分别为缺血性脑卒中、糖尿病和缺血性心脏病。不同性别比较，身体活动对女性的影响大于男性，城市地区高于农村地区，东、中部地区高于西部。

2013 年中国人群因为身体活动不足导致超过 38 万人死亡。导致死亡最多的疾病为缺血性心脏病，其次为缺血性脑卒中。

身体活动不足共造成人群的预期寿命损失 0.43 岁，其中，女性 0.47 岁，男性损失 0.39 岁，女性高于男性。

参考文献

[1] Blair SN，Cheng Y，Holder JS. Is physical activity or physical fitness more important in defining health benefits. Med Sci Sports Exerc，2001，33（6 Suppl）：S379-399；discussion S419-420.

[2] Bouchard C. Physical activity and health：introduction to the dose-response symposium. Med Sci Sports Exerc，2001，33（6 Suppl）：S347-350.

[3] GBD 2013 Risk Factors Collaborators，Global，regional，and national comparative risk assessment of 79 behavioural，environmental and occupational，and metabolic risks or clusters of risks in 188 countries，1990-2013：a systematic analysis for the Global Burden of Disease Study 2013，The Lancet，Volume 386，Issue 10010，5-11 December 2015，Pages 2287-2323.

附录 J
疾病别去死因预期寿命表

表 J-1　全国疾病别去死因预期寿命表

疾病编码	疾病名称	去死因预期寿命	寿命损失年
U001	Ⅰ.传染性、孕产妇、新生儿和营养疾病	76.50	0.72
U002	A.艾滋病和结核病	75.84	0.06
U003	1.结核病	75.83	0.05
U004	2.艾滋病	75.79	0.01
U005	a.艾滋病造成的分枝杆菌感染	75.78	0.00
U006	b.艾滋病造成的其他疾病	75.78	0.00
U007	B.腹泻、下呼吸道和其他常见传染病	76.09	0.32
U008	1.腹泻性疾病	75.78	0.01
U010	b.其他沙门菌感染	75.78	0.00
U011	c.细菌性痢疾	75.78	0.00
U012	d.肠道病原性大肠杆菌感染	75.77	0.00
U013	e.肠毒性大肠杆菌感染	75.77	0.00
U014	f.弯曲菌肠炎	75.77	0.00
U015	g.阿米巴病	75.78	0.00
U017	i.轮状病毒性肠炎	75.77	0.00
U019	k.艰难梭状芽胞杆菌性小肠结肠炎	75.77	0.00

疾病编码	疾病名称	去死因预期寿命	寿命损失年
U020	l. 诺沃克组病毒引起的急性胃肠病	75.77	0.00
U021	m. 腺病毒性肠炎	75.77	0.00
U022	n. 其他细菌性食源性腹泻	75.78	0.00
U023	o. 其他腹泻性疾病	75.78	0.00
U024	2. 肠道传染病	75.77	0.00
U025	a. 伤寒	75.77	0.00
U026	b. 副伤寒	75.77	0.00
U027	c. 其他肠道传染病	75.77	0.00
U028	3. 下呼吸道感染	76.05	0.28
U029	a. 流行性感冒	75.79	0.01
U030	b. 肺炎球菌性肺炎	75.78	0.00
U031	c. 流感嗜血杆菌性肺炎	75.78	0.00
U032	d. 呼吸道合胞体病毒肺炎	75.78	0.00
U033	e. 其他下呼吸道感染	76.03	0.26
U034	4. 上呼吸道感染	75.78	0.00
U035	5. 中耳炎	75.77	0.00
U036	6. 脑膜炎	75.79	0.02
U037	a. 肺炎球菌性脑膜炎	75.78	0.00
U038	b. 嗜血杆菌脑膜炎	75.77	0.00
U039	c. 脑膜炎球菌性脑膜炎	75.78	0.01
U040	d. 其他脑膜炎	75.79	0.01
U041	7. 脑炎	75.78	0.01
U042	8. 白喉	75.77	0.00
U044	10. 破伤风	75.78	0.00

续表

疾病编码	疾病名称	去死因预期寿命	寿命损失年
U045	11. 麻疹	75.78	0.00
U046	12. 水痘	75.78	0.00
U047	C. 被忽视的热带病和疟疾	75.78	0.00
U048	1. 疟疾	75.77	0.00
U049	2. 查加斯病	75.77	0.00
U050	3. 利什曼病	75.77	0.00
U051	a. 内脏利什曼病	75.77	0.00
U053	5. 血吸虫病	75.78	0.00
U054	6. 囊虫病	75.77	0.00
U055	7. 棘球蚴病	75.77	0.00
U056	8. 登革热	75.77	0.00
U058	10. 狂犬病	75.78	0.00
U059	11. 肠线虫感染	75.77	0.00
U060	a. 蛔虫病	75.77	0.00
U061	12. 其他被忽视的热带病	75.78	0.00
U062	D. 孕产妇疾病	75.78	0.00
U063	1. 孕产妇出血	75.78	0.00
U064	2. 产妇败血症和其他产妇感染	75.78	0.00
U065	3. 妊娠高血压综合征	75.78	0.00
U066	4. 梗阻性分娩	75.78	0.00
U067	5. 流产	75.78	0.00
U068	6. 间接的孕产妇死亡	75.78	0.00
U070	8. 艾滋病加剧的孕产妇死亡	75.78	0.00
U071	E. 新生儿疾病	76.05	0.28

疾病编码	疾病名称	去死因预期寿命	寿命损失年
U072	1. 新生儿早产并发症	75.93	0.15
U073	2. 由产伤和窒息导致的新生儿脑病	75.86	0.08
U074	3. 新生儿败血症和其他新生儿感染	75.78	0.01
U075	4. 溶血性疾病和其他新生儿黄疸	75.78	0.01
U076	5. 其他新生儿疾病	75.80	0.03
U077	F. 营养缺乏	75.79	0.02
U078	1. 蛋白质－能量营养不良	75.79	0.01
U079	2. 碘缺乏	75.77	0.00
U080	3. 缺铁性贫血	75.78	0.01
U081	4. 其他营养病症	75.78	0.00
U082	G. 其他传染病，孕产妇，新生儿和营养疾病	75.81	0.04
U083	1. 性传播疾病（不包括艾滋病）	75.78	0.00
U084	a. 梅毒	75.78	0.00
U085	b. 衣原体病	75.77	0.00
U086	c. 淋病	75.77	0.00
U087	d. 其他性传播疾病	75.77	0.00
U088	2. 肝炎	75.78	0.01
U089	a. 急性甲型肝炎	75.78	0.00
U090	b. 急性乙型肝炎	75.78	0.00
U091	c. 急性丙型肝炎	75.77	0.00
U092	d. 急性戊型肝炎	75.77	0.00
U093	3. 其他感染性疾病	75.80	0.03
U094	Ⅱ. 慢性非传染性疾病	85.81	10.03
U095	A. 肿瘤	78.48	2.71

续表

疾病编码	疾病名称	去死因预期寿命	寿命损失年
U096	1. 食管癌	75.98	0.21
U097	2. 胃癌	76.12	0.35
U098	3. 肝癌	76.23	0.46
U099	4. 喉癌	75.79	0.02
U100	5. 肺、气管和支气管癌	76.47	0.69
U101	6. 乳腺癌	75.84	0.07
U102	7. 子宫颈癌	75.81	0.03
U103	8. 子宫体癌	75.81	0.03
U104	9. 前列腺癌	75.79	0.02
U105	10. 结直肠癌	75.93	0.15
U106	11. 口腔癌	75.79	0.01
U107	12. 鼻咽癌	75.80	0.03
U108	13. 其他咽癌	75.78	0.01
U109	14. 胆囊、胆管癌	75.80	0.03
U110	15. 胰腺癌	75.85	0.07
U111	16. 皮肤恶性黑色素瘤	75.78	0.00
U112	17. 皮肤其他恶性肿瘤	75.78	0.01
U113	18. 卵巢癌	75.79	0.02
U114	19. 睾丸癌	75.78	0.00
U115	20. 肾癌	75.79	0.01
U116	21. 膀胱癌	75.80	0.02
U117	22. 脑和神经系统癌	75.85	0.07
U118	23. 甲状腺癌	75.78	0.00
U119	24. 间皮瘤	75.78	0.00

疾病编码	疾病名称	去死因预期寿命	寿命损失年
U120	25. 霍奇金病	75.78	0.00
U121	26. 非霍奇金淋巴瘤	75.82	0.05
U122	27. 多发性骨髓瘤	75.79	0.01
U123	28. 白血病	75.87	0.10
U124	29. 其他肿瘤	76.01	0.23
U125	B. 心脑血管疾病	80.88	5.10
U126	1. 风湿性心脏病	75.84	0.06
U127	2. 缺血性心脏病	77.51	1.73
U128	3. 脑血管病	78.31	2.54
U129	a. 缺血性脑卒中	76.62	0.85
U130	b. 出血性脑卒中	77.01	1.24
U131	4. 高血压心脏病	76.10	0.32
U132	5. 心肌炎	75.81	0.04
U133	6. 房颤和颤振	75.78	0.00
U134	7. 主动脉瘤	75.78	0.01
U135	8. 周围性血管疾病	75.83	0.06
U136	9. 心内膜炎	75.78	0.00
U137	10. 其他心血管病	76.11	0.33
U138	C. 慢性呼吸系统疾病	76.75	0.97
U139	1. 慢性阻塞性肺疾病	76.68	0.91
U140	2. 尘肺	75.78	0.01
U141	a. 矽肺	75.78	0.01
U142	b. 石棉肺	75.77	0.00
U143	c. 煤炭工尘肺	75.78	0.00

续表

疾病编码	疾病名称	去死因预期寿命	寿命损失年
U144	d. 其他尘肺	75.78	0.00
U145	3. 哮喘	75.80	0.02
U146	4. 间质性肺疾病和肺结节病	75.78	0.01
U147	5. 其他慢性呼吸系统疾病	75.79	0.02
U148	D. 肝硬化	75.95	0.17
U150	E. 消化系统疾病	76.00	0.23
U151	1. 消化性溃疡	75.82	0.05
U152	2. 胃炎和十二指肠炎	75.79	0.02
U153	3. 阑尾炎	75.78	0.00
U154	4. 肠梗阻	75.79	0.02
U155	5. 腹股沟、股和腹疝	75.78	0.00
U156	6. 炎症性肠病	75.79	0.01
U157	7. 肠血管疾病	75.78	0.00
U158	8. 胆囊、胆道疾病	75.79	0.02
U159	9. 胰腺炎	75.79	0.01
U160	10. 其他消化系统疾病	75.87	0.10
U161	F. 神经系统	75.93	0.15
U162	1. 阿尔茨海默病和其他痴呆	75.84	0.07
U163	2. 帕金森病	75.78	0.01
U164	3. 癫痫	75.80	0.02
U165	4. 多发性硬化	75.77	0.00
U166	5. 其他神经系统疾病	75.83	0.05
U167	G. 精神障碍疾病	75.82	0.05
U168	1. 精神分裂症	75.79	0.01

疾病编码	疾病名称	去死因预期寿命	寿命损失年
U169	2. 使用酒精引起的行为和精神障碍	75.80	0.02
U170	3. 使用药物引起的行为和精神障碍	75.78	0.01
U171	a. 使用阿片样物质引起的行为和精神障碍	75.78	0.00
U172	b. 使用可卡因引起的行为和精神障碍	75.78	0.00
U173	c. 使用苯丙胺引起的行为和精神障碍	75.78	0.00
U174	d. 其他药物引起的行为和精神障碍	75.78	0.00
U175	4. 进食障碍	75.78	0.00
U176	a. 神经性厌食	75.78	0.00
U177	H. 糖尿病、泌尿生殖、血液和内分泌疾病	76.19	0.42
U178	1. 糖尿病	75.93	0.15
U179	2. 急性肾小球肾炎	75.78	0.01
U180	3. 慢性肾病	75.97	0.19
U181	a. 糖尿病引起的肾病	75.81	0.04
U182	b. 高血压引起的肾病	75.83	0.06
U183	c. 肾小球肾炎引起的肾病	75.83	0.06
U184	d. 其他原因引起的肾病	75.80	0.03
U185	4. 泌尿系统疾病和男性不育	75.79	0.01
U186	a. 间质性肾炎和尿路感染	75.78	0.01
U187	b. 尿石病	75.78	0.00
U188	c. 其他泌尿系统疾病	75.78	0.01
U189	5. 妇科疾病	75.78	0.00
U191	b. 子宫内膜异位	75.77	0.00
U192	c. 女性生殖器脱垂	75.77	0.00
U193	d. 其他妇科疾病	75.78	0.00

续表

疾病编码	疾病名称	去死因预期寿命	寿命损失年
U194	6. 溶血性贫血	75.79	0.01
U195	a. 地中海贫血	75.78	0.00
U197	c. 酶代谢紊乱性贫血	75.78	0.00
U198	d. 其他溶血性贫血	75.79	0.01
U199	7. 内分泌、代谢、血液和免疫紊乱	75.80	0.03
U200	I. 肌肉骨骼和结缔组织疾病	75.81	0.03
U201	1. 类风湿性关节炎	75.79	0.01
U202	2. 其他	75.80	0.02
U203	J. 其他慢性非传染性疾病	75.97	0.20
U204	1. 先天畸形	75.96	0.19
U205	a. 神经管缺陷	75.78	0.00
U206	b. 先天性心脏异常	75.92	0.14
U207	c. 唇裂和腭裂	75.78	0.00
U208	d. 唐氏综合征	75.78	0.00
U209	e. 不平衡染色体重组	75.78	0.00
U210	f. 其他先天畸形	75.82	0.04
U211	2. 皮肤和皮下组织疾病	75.78	0.01
U212	a. 蜂窝织炎	75.78	0.00
U213	b. 脓肿、脓疱病和其他细菌性皮肤疾病	75.78	0.00
U214	c. 褥疮性溃疡	75.78	0.01
U215	d. 其他皮肤和皮下组织疾病	75.78	0.00
U216	3. 婴儿猝死综合征	75.78	0.00
U217	III. 伤害	77.13	1.36
U218	A. 交通工具伤害	76.31	0.53

疾病编码	疾病名称	去死因预期寿命	寿命损失年
U219	1. 道路伤害	76.25	0.48
U220	a. 行人在运输事故中的伤害	76.05	0.27
U221	b. 骑脚踏车人员在交通事故中的伤害	75.81	0.04
U222	c. 骑摩托车人员在交通事故中的伤害	75.87	0.09
U223	d. 机动车成员在交通事故中的伤害	75.85	0.07
U224	e. 其他道路伤害	75.78	0.00
U225	2. 其他交通工具伤害	75.83	0.05
U226	B. 意外伤害	76.35	0.58
U227	1. 意外跌落	75.94	0.16
U228	2. 溺水	75.94	0.17
U229	3. 火灾	75.79	0.02
U230	4. 意外中毒	75.83	0.06
U231	5. 暴露于无生命机械性力量下	75.88	0.10
U232	a. 无意的武器伤害	75.78	0.00
U233	b. 意外窒息	75.81	0.04
U234	c. 其他	75.84	0.06
U235	6. 医疗后遗症	75.78	0.00
U236	7. 动物接触伤害	75.78	0.00
U237	a. 有毒动物接触伤害	75.78	0.00
U238	b. 非有毒动物接触伤害	75.78	0.00
U239	8. 异物	75.79	0.02
U240	a. 肺部或呼吸道异物	75.79	0.02
U241	b. 其他部位异物	75.78	0.00
U242	9. 其他意外伤害	75.82	0.04

疾病编码	疾病名称	去死因预期寿命	寿命损失年
U243	C.故意伤害	75.99	0.22
U244	1.自杀及后遗症	75.94	0.17
U245	2.他杀及后遗症	75.82	0.04
U246	a.武器攻击	75.78	0.00
U247	b.利器攻击	75.79	0.01
U248	c.其他工具攻击	75.80	0.03
U249	D.自然、暴力战争和依法处置	75.79	0.01
U250	1.暴露于自然力量下	75.79	0.01
U251	2.依法处置	75.78	0.00
U253	V.未特指原因的胎儿死亡	75.78	0.00

表 J-2 全国男性疾病别去死因预期寿命表

疾病编码	疾病名称	去死因预期寿命	寿命损失年
U001	I.传染性、孕产妇、新生儿和营养疾病	73.85	0.74
U002	A.艾滋病和结核病	73.19	0.08
U003	1.结核病	73.17	0.06
U004	2.艾滋病	73.13	0.02
U005	a.艾滋病造成的分枝杆菌感染	73.11	0.00
U006	b.艾滋病造成的其他疾病	73.12	0.01
U007	B.腹泻、下呼吸道和其他常见传染病	73.42	0.31
U008	1.腹泻性疾病	73.12	0.01
U010	b.其他沙门菌感染	73.11	0.00
U011	c.细菌性痢疾	73.11	0.00
U012	d.肠道病原性大肠杆菌感染	73.11	0.00
U013	e.肠毒性大肠杆菌感染	73.11	0.00

疾病编码	疾病名称	去死因预期寿命	寿命损失年
U014	f. 弯曲菌肠炎	73.11	0.00
U015	g. 阿米巴病	73.11	0.00
U017	i. 轮状病毒性肠炎	73.11	0.00
U019	k. 艰难梭状芽胞杆菌性小肠结肠炎	73.11	0.00
U020	l. 诺沃克组病毒引起的急性胃肠病	73.11	0.00
U022	n. 其他细菌性食源性腹泻	73.11	0.00
U023	o. 其他腹泻性疾病	73.11	0.00
U024	2. 肠道传染病	73.11	0.00
U025	a. 伤寒	73.11	0.00
U026	b. 副伤寒	73.11	0.00
U027	c. 其他肠道传染病	73.11	0.00
U028	3. 下呼吸道感染	73.38	0.27
U029	a. 流行性感冒	73.12	0.01
U030	b. 肺炎球菌性肺炎	73.11	0.00
U031	c. 流感嗜血杆菌性肺炎	73.11	0.00
U032	d. 呼吸道合胞体病毒肺炎	73.11	0.00
U033	e. 其他下呼吸道感染	73.36	0.25
U034	4. 上呼吸道感染	73.11	0.00
U035	5. 中耳炎	73.11	0.00
U036	6. 脑膜炎	73.13	0.02
U037	a. 肺炎球菌性脑膜炎	73.11	0.00
U039	c. 脑膜炎球菌性脑膜炎	73.12	0.01
U040	d. 其他脑膜炎	73.12	0.01
U041	7. 脑炎	73.12	0.01

续表

疾病编码	疾病名称	去死因预期寿命	寿命损失年
U042	8. 白喉	73.11	0.00
U044	10. 破伤风	73.11	0.00
U045	11. 麻疹	73.11	0.00
U046	12. 水痘	73.11	0.00
U047	C. 被忽视的热带病和疟疾	73.12	0.01
U048	1. 疟疾	73.11	0.00
U049	2. 查加斯病	73.11	0.00
U050	3. 利什曼病	73.11	0.00
U051	a. 内脏利什曼病	73.11	0.00
U053	5. 血吸虫病	73.11	0.00
U054	6. 囊虫病	73.11	0.00
U055	7. 棘球蚴病	73.11	0.00
U056	8. 登革热	73.11	0.00
U058	10. 狂犬病	73.11	0.00
U059	11. 肠线虫感染	73.11	0.00
U060	a. 蛔虫病	73.11	0.00
U061	12. 其他被忽视的热带病	73.11	0.00
U071	E. 新生儿疾病	73.40	0.28
U072	1. 新生儿早产并发症	73.27	0.16
U073	2. 由产伤和窒息导致的新生儿脑病	73.19	0.08
U074	3. 新生儿败血症和其他新生儿感染	73.12	0.01
U075	4. 溶血性疾病和其他新生儿黄疸	73.12	0.01
U076	5. 其他新生儿疾病	73.14	0.03
U077	F. 营养缺乏	73.13	0.01

续表

疾病编码	疾病名称	去死因预期寿命	寿命损失年
U078	1. 蛋白质－能量营养不良	73.12	0.01
U079	2. 碘缺乏	73.11	0.00
U080	3. 缺铁性贫血	73.12	0.00
U081	4. 其他营养病症	73.11	0.00
U082	G. 其他传染病，孕产妇，新生儿和营养疾病	73.15	0.04
U083	1. 性传播疾病（不包括艾滋病）	73.11	0.00
U084	a. 梅毒	73.11	0.00
U085	b. 衣原体病	73.11	0.00
U086	c. 淋病	73.11	0.00
U087	d. 其他性传播疾病	73.11	0.00
U088	2. 肝炎	73.12	0.01
U089	a. 急性甲型肝炎	73.11	0.00
U090	b. 急性乙型肝炎	73.12	0.00
U091	c. 急性丙型肝炎	73.11	0.00
U092	d. 急性戊型肝炎	73.11	0.00
U093	3. 其他感染性疾病	73.14	0.03
U094	II. 慢性非传染性疾病	83.10	9.99
U095	A. 肿瘤	76.14	3.03
U096	1. 食管癌	73.38	0.27
U097	2. 胃癌	73.52	0.41
U098	3. 肝癌	73.71	0.60
U099	4. 喉癌	73.14	0.03
U100	5. 肺、气管和支气管癌	73.94	0.83
U101	6. 乳腺癌	73.11	0.00

续表

疾病编码	疾病名称	去死因预期寿命	寿命损失年
U104	9. 前列腺癌	73.14	0.03
U105	10. 结直肠癌	73.26	0.15
U106	11. 口腔癌	73.12	0.01
U107	12. 鼻咽癌	73.15	0.04
U108	13. 其他咽癌	73.12	0.01
U109	14. 胆囊、胆管癌	73.13	0.02
U110	15. 胰腺癌	73.18	0.07
U111	16. 皮肤恶性黑色素瘤	73.11	0.00
U112	17. 皮肤其他恶性肿瘤	73.12	0.01
U114	19. 睾丸癌	73.11	0.00
U115	20. 肾癌	73.13	0.02
U116	21. 膀胱癌	73.14	0.03
U117	22. 脑和神经系统癌	73.19	0.07
U118	23. 甲状腺癌	73.11	0.00
U119	24. 间皮瘤	73.11	0.00
U120	25. 霍奇金病	73.11	0.00
U121	26. 非霍奇金淋巴瘤	73.16	0.05
U122	27. 多发性骨髓瘤	73.12	0.01
U123	28. 白血病	73.21	0.10
U124	29. 其他肿瘤	73.36	0.25
U125	B. 心脑血管疾病	77.88	4.77
U126	1. 风湿性心脏病	73.16	0.05
U127	2. 缺血性心脏病	74.67	1.56
U128	3. 脑血管病	75.57	2.46

疾病编码	疾病名称	去死因预期寿命	寿命损失年
U129	a. 缺血性脑卒中	73.90	0.78
U130	b. 出血性脑卒中	74.37	1.26
U131	4. 高血压心脏病	73.40	0.28
U132	5. 心肌炎	73.15	0.04
U133	6. 房颤和颤振	73.11	0.00
U134	7. 主动脉瘤	73.12	0.01
U135	8. 周围性血管疾病	73.16	0.05
U136	9. 心内膜炎	73.11	0.00
U137	10. 其他心血管病	73.43	0.32
U138	C. 慢性呼吸系统疾病	74.04	0.93
U139	1. 慢性阻塞性肺疾病	73.97	0.86
U140	2. 尘肺	73.13	0.01
U141	a. 矽肺	73.12	0.01
U142	b. 石棉肺	73.11	0.00
U143	c. 煤炭工尘肺	73.11	0.00
U144	d. 其他尘肺	73.11	0.00
U145	3. 哮喘	73.13	0.02
U146	4. 间质性肺疾病和肺结节病	73.12	0.01
U147	5. 其他慢性呼吸系统疾病	73.13	0.02
U148	D. 肝硬化	73.34	0.22
U150	E. 消化系统疾病	73.35	0.23
U151	1. 消化性溃疡	73.17	0.05
U152	2. 胃炎和十二指肠炎	73.13	0.02
U153	3. 阑尾炎	73.11	0.00

续表

疾病编码	疾病名称	去死因预期寿命	寿命损失年
U154	4.肠梗阻	73.13	0.01
U155	5.腹股沟、股和腹疝	73.11	0.00
U156	6.炎症性肠病	73.12	0.01
U157	7.肠血管疾病	73.11	0.00
U158	8.胆囊、胆道疾病	73.12	0.01
U159	9.胰腺炎	73.13	0.02
U160	10.其他消化系统疾病	73.21	0.10
U161	F.神经系统	73.25	0.14
U162	1.阿尔茨海默病和其他痴呆	73.16	0.05
U163	2.帕金森病	73.12	0.01
U164	3.癫痫	73.14	0.02
U165	4.多发性硬化	73.11	0.00
U166	5.其他神经系统疾病	73.17	0.06
U167	G.精神障碍疾病	73.18	0.07
U168	1.精神分裂症	73.13	0.01
U169	2.使用酒精引起的行为和精神障碍	73.15	0.04
U170	3.使用药物引起的行为和精神障碍	73.12	0.01
U171	a.使用阿片样物质引起的行为和精神障碍	73.11	0.00
U172	b.使用可卡因引起的行为和精神障碍	73.11	0.00
U173	c.使用苯丙胺引起的行为和精神障碍	73.11	0.00
U174	d.其他药物引起的行为和精神障碍	73.12	0.01
U175	4.进食障碍	73.11	0.00
U176	a.神经性厌食	73.11	0.00

疾病编码	疾病名称	去死因预期寿命	寿命损失年
U177	H. 糖尿病、泌尿生殖、血液和内分泌疾病	73.48	0.37
U178	1. 糖尿病	73.23	0.12
U179	2. 急性肾小球肾炎	73.12	0.01
U180	3. 慢性肾病	73.29	0.18
U181	a. 糖尿病引起的肾病	73.14	0.03
U182	b. 高血压引起的肾病	73.16	0.05
U183	c. 肾小球肾炎引起的肾病	73.17	0.06
U184	d. 其他原因引起的肾病	73.14	0.03
U185	4. 泌尿系统疾病和男性不育	73.13	0.02
U186	a. 间质性肾炎和尿路感染	73.12	0.01
U187	b. 尿石病	73.11	0.00
U188	c. 其他泌尿系统疾病	73.12	0.01
U189	5. 妇科疾病	73.11	0.00
U193	d. 其他妇科疾病	73.11	0.00
U194	6. 溶血性贫血	73.12	0.01
U195	a. 地中海贫血	73.11	0.00
U197	c. 酶代谢紊乱性贫血	73.11	0.00
U198	d. 其他溶血性贫血	73.12	0.01
U199	7. 内分泌、代谢、血液和免疫紊乱	73.14	0.02
U200	I. 肌肉骨骼和结缔组织疾病	73.13	0.02
U201	1. 类风湿性关节炎	73.12	0.01
U202	2. 其他	73.13	0.01
U203	J. 其他慢性非传染性疾病	73.31	0.20
U204	1. 先天畸形	73.30	0.19

续表

疾病编码	疾病名称	去死因预期寿命	寿命损失年
U205	a. 神经管缺陷	73.11	0.00
U206	b. 先天性心脏异常	73.25	0.14
U207	c. 唇裂和腭裂	73.11	0.00
U208	d. 唐氏综合征	73.11	0.00
U209	e. 不平衡染色体重组	73.11	0.00
U210	f. 其他先天畸形	73.16	0.05
U211	2. 皮肤和皮下组织疾病	73.12	0.01
U212	a. 蜂窝织炎	73.11	0.00
U213	b. 脓肿、脓疱病和其他细菌性皮肤疾病	73.11	0.00
U214	c. 褥疮性溃疡	73.11	0.00
U215	d. 其他皮肤和皮下组织疾病	73.11	0.00
U216	3. 婴儿猝死综合征	73.12	0.00
U217	Ⅲ. 伤害	74.83	1.72
U218	A. 交通工具伤害	73.84	0.73
U219	1. 道路伤害	73.77	0.66
U220	a. 行人在运输事故中的伤害	73.47	0.36
U221	b. 骑脚踏车人员在交通事故中的伤害	73.16	0.05
U222	c. 骑摩托车人员在交通事故中的伤害	73.25	0.14
U223	d. 机动车成员在交通事故中的伤害	73.21	0.10
U224	e. 其他道路伤害	73.11	0.00
U225	2. 其他交通工具伤害	73.19	0.08
U226	B. 意外伤害	73.84	0.73
U227	1. 意外跌落	73.31	0.20
U228	2. 溺水	73.32	0.21

疾病编码	疾病名称	去死因预期寿命	寿命损失年
U229	3. 火灾	73.13	0.02
U230	4. 意外中毒	73.17	0.06
U231	5. 暴露于无生命机械性力量下	73.24	0.13
U232	a. 无意的武器伤害	73.11	0.00
U233	b. 意外窒息	73.15	0.04
U234	c. 其他	73.21	0.09
U235	6. 医疗后遗症	73.12	0.00
U236	7. 动物接触伤害	73.12	0.00
U237	a. 有毒动物接触伤害	73.11	0.00
U238	b. 非有毒动物接触伤害	73.11	0.00
U239	8. 异物	73.13	0.02
U240	a. 肺部或呼吸道异物	73.13	0.02
U241	b. 其他部位异物	73.11	0.00
U242	9. 其他意外伤害	73.18	0.06
U243	C. 故意伤害	73.34	0.23
U244	1. 自杀及后遗症	73.28	0.17
U245	2. 他杀及后遗症	73.16	0.05
U246	a. 武器攻击	73.11	0.00
U247	b. 利器攻击	73.12	0.01
U248	c. 其他工具攻击	73.15	0.04
U249	D. 自然、暴力战争和依法处置	73.13	0.01
U250	1. 暴露于自然力量下	73.12	0.01
U251	2. 依法处置	73.11	0.00
U253	Ⅴ. 未特指原因的胎儿死亡	73.11	0.00

表 J-3 全国女性疾病别去死因预期寿命表

疾病编码	疾病名称	去死因预期寿命	寿命损失年
U001	Ⅰ.传染性、孕产妇、新生儿和营养疾病	79.53	0.70
U002	A.艾滋病和结核病	78.86	0.04
U003	1.结核病	78.86	0.03
U004	2.艾滋病	78.83	0.01
U005	a.艾滋病造成的分枝杆菌感染	78.83	0.00
U006	b.艾滋病造成的其他疾病	78.83	0.00
U007	B.腹泻、下呼吸道和其他常见传染病	79.14	0.32
U008	1.腹泻性疾病	78.83	0.01
U010	b.其他沙门菌感染	78.83	0.00
U011	c.细菌性痢疾	78.83	0.00
U012	d.肠道病原性大肠杆菌感染	78.83	0.00
U015	g.阿米巴病	78.83	0.00
U017	i.轮状病毒性肠炎	78.83	0.00
U020	l.诺沃克组病毒引起的急性胃肠病	78.83	0.00
U021	m.腺病毒性肠炎	78.83	0.00
U022	n.其他细菌性食源性腹泻	78.83	0.00
U023	o.其他腹泻性疾病	78.83	0.00
U024	2.肠道传染病	78.83	0.00
U025	a.伤寒	78.83	0.00
U028	3.下呼吸道感染	79.11	0.28
U029	a.流行性感冒	78.84	0.01
U030	b.肺炎球菌性肺炎	78.83	0.00
U031	c.流感嗜血杆菌性肺炎	78.83	0.00
U032	d.呼吸道合胞体病毒肺炎	78.83	0.00
U033	e.其他下呼吸道感染	79.09	0.27

续表

疾病编码	疾病名称	去死因预期寿命	寿命损失年
U034	4. 上呼吸道感染	78.83	0.00
U035	5. 中耳炎	78.83	0.00
U036	6. 脑膜炎	78.85	0.02
U037	a. 肺炎球菌性脑膜炎	78.83	0.00
U038	b. 嗜血杆菌脑膜炎	78.83	0.00
U039	c. 脑膜炎球菌性脑膜炎	78.83	0.01
U040	d. 其他脑膜炎	78.84	0.01
U041	7. 脑炎	78.83	0.01
U044	10. 破伤风	78.83	0.00
U045	11. 麻疹	78.83	0.00
U046	12. 水痘	78.83	0.00
U047	C. 被忽视的热带病和疟疾	78.83	0.00
U048	1. 疟疾	78.83	0.00
U049	2. 查加斯病	78.83	0.00
U053	5. 血吸虫病	78.83	0.00
U054	6. 囊虫病	78.83	0.00
U055	7. 棘球蚴病	78.83	0.00
U056	8. 登革热	78.83	0.00
U058	10. 狂犬病	78.83	0.00
U059	11. 肠线虫感染	78.83	0.00
U060	a. 蛔虫病	78.83	0.00
U061	12. 其他被忽视的热带病	78.83	0.00
U062	D. 孕产妇疾病	78.84	0.01
U063	1. 孕产妇出血	78.83	0.00

疾病编码	疾病名称	去死因预期寿命	寿命损失年
U064	2. 产妇败血症和其他产妇感染	78.83	0.00
U065	3. 妊娠高血压综合征	78.83	0.00
U066	4. 梗阻性分娩	78.83	0.00
U067	5. 流产	78.83	0.00
U068	6. 间接的孕产妇死亡	78.83	0.00
U070	8. 艾滋病加剧的孕产妇死亡	78.83	0.00
U071	E. 新生儿疾病	79.09	0.26
U072	1. 新生儿早产并发症	78.97	0.14
U073	2. 由产伤和窒息导致的新生儿脑病	78.91	0.08
U074	3. 新生儿败血症和其他新生儿感染	78.83	0.00
U075	4. 溶血性疾病和其他新生儿黄疸	78.83	0.01
U076	5. 其他新生儿疾病	78.86	0.03
U077	F. 营养缺乏	78.85	0.03
U078	1. 蛋白质－能量营养不良	78.84	0.01
U079	2. 碘缺乏	78.83	0.00
U080	3. 缺铁性贫血	78.83	0.01
U081	4. 其他营养病症	78.83	0.00
U082	G. 其他传染病，孕产妇，新生儿和营养疾病	78.86	0.04
U083	1. 性传播疾病（不包括艾滋病）	78.83	0.00
U084	a. 梅毒	78.83	0.00
U085	b. 衣原体病	78.83	0.00
U086	c. 淋病	78.83	0.00
U088	2. 肝炎	78.83	0.01
U089	a. 急性甲型肝炎	78.83	0.00

疾病编码	疾病名称	去死因预期寿命	寿命损失年
U090	b. 急性乙型肝炎	78.83	0.00
U091	c. 急性丙型肝炎	78.83	0.00
U092	d. 急性戊型肝炎	78.83	0.00
U093	3. 其他感染性疾病	78.86	0.03
U094	Ⅱ. 慢性非传染性疾病	88.59	9.77
U095	A. 肿瘤	81.02	2.19
U096	1. 食管癌	78.95	0.12
U097	2. 胃癌	79.08	0.25
U098	3. 肝癌	79.09	0.26
U099	4. 喉癌	78.83	0.01
U100	5. 肺、气管和支气管癌	79.31	0.48
U101	6. 乳腺癌	78.97	0.15
U102	7. 子宫颈癌	78.90	0.07
U103	8. 子宫体癌	78.91	0.08
U105	10. 结直肠癌	78.97	0.15
U106	11. 口腔癌	78.84	0.01
U107	12. 鼻咽癌	78.84	0.02
U108	13. 其他咽癌	78.83	0.00
U109	14. 胆囊、胆管癌	78.86	0.04
U110	15. 胰腺癌	78.90	0.07
U111	16. 皮肤恶性黑色素瘤	78.83	0.00
U112	17. 皮肤其他恶性肿瘤	78.84	0.01
U113	18. 卵巢癌	78.87	0.04
U115	20. 肾癌	78.84	0.01

续表

疾病编码	疾病名称	去死因预期寿命	寿命损失年
U116	21. 膀胱癌	78.84	0.01
U117	22. 脑和神经系统癌	78.89	0.07
U118	23. 甲状腺癌	78.83	0.01
U119	24. 间皮瘤	78.83	0.00
U120	25. 霍奇金病	78.83	0.00
U121	26. 非霍奇金淋巴瘤	78.86	0.04
U122	27. 多发性骨髓瘤	78.84	0.01
U123	28. 白血病	78.92	0.09
U124	29. 其他肿瘤	79.02	0.19
U125	B. 心脑血管疾病	84.20	5.37
U126	1. 风湿性心脏病	78.91	0.08
U127	2. 缺血性心脏病	80.75	1.92
U128	3. 脑血管病	81.38	2.56
U129	a. 缺血性中风	79.73	0.90
U130	b. 出血性中风	80.00	1.17
U131	4. 高血压心脏病	79.19	0.36
U132	5. 心肌炎	78.87	0.04
U133	6. 房颤和颤振	78.83	0.00
U134	7. 主动脉瘤	78.83	0.01
U135	8. 周围性血管疾病	78.89	0.06
U136	9. 心内膜炎	78.83	0.00
U137	10. 其他心血管病	79.17	0.34
U138	C. 慢性呼吸系统疾病	79.82	0.99
U139	1. 慢性阻塞性肺疾病	79.76	0.94

疾病编码	疾病名称	去死因预期寿命	寿命损失年
U140	2. 尘肺	78.83	0.00
U141	a. 矽肺	78.83	0.00
U142	b. 石棉肺	78.83	0.00
U143	c. 煤炭工尘肺	78.83	0.00
U144	d. 其他尘肺	78.83	0.00
U145	3. 哮喘	78.85	0.02
U146	4. 间质性肺疾病和肺结节病	78.83	0.01
U147	5. 其他慢性呼吸系统疾病	78.84	0.01
U148	D. 肝硬化	78.93	0.10
U150	E. 消化系统疾病	79.04	0.21
U151	1. 消化性溃疡	78.86	0.04
U152	2. 胃炎和十二指肠炎	78.84	0.02
U153	3. 阑尾炎	78.83	0.00
U154	4. 肠梗阻	78.84	0.02
U155	5. 腹股沟、股和腹疝	78.83	0.00
U156	6. 炎症性肠病	78.84	0.01
U157	7. 肠血管疾病	78.83	0.00
U158	8. 胆囊、胆道疾病	78.85	0.02
U159	9. 胰腺炎	78.84	0.01
U160	10. 其他消化系统疾病	78.92	0.09
U161	F. 神经系统	78.99	0.16
U162	1. 阿尔茨海默病和其他痴呆	78.92	0.09
U163	2. 帕金森病	78.84	0.01
U164	3. 癫痫	78.84	0.02

续表

疾病编码	疾病名称	去死因预期寿命	寿命损失年
U165	4. 多发性硬化	78.83	0.00
U166	5. 其他神经系统疾病	78.87	0.05
U167	G. 精神障碍疾病	78.85	0.02
U168	1. 精神分裂症	78.84	0.02
U169	2. 使用酒精引起的行为和精神障碍	78.83	0.00
U170	3. 使用药物引起的行为和精神障碍	78.83	0.00
U171	a. 使用阿片样物质引起的行为和精神障碍	78.83	0.00
U172	b. 使用可卡因引起的行为和精神障碍	78.83	0.00
U173	c. 使用苯丙胺引起的行为和精神障碍	78.83	0.00
U174	d. 其他药物引起的行为和精神障碍	78.83	0.00
U175	4. 进食障碍	78.83	0.00
U176	a. 神经性厌食	78.83	0.00
U177	H. 糖尿病、泌尿生殖、血液和内分泌疾病	79.29	0.47
U178	1. 糖尿病	79.02	0.20
U179	2. 急性肾小球肾炎	78.84	0.01
U180	3. 慢性肾病	79.03	0.20
U181	a. 糖尿病引起的肾病	78.87	0.05
U182	b. 高血压引起的肾病	78.89	0.06
U183	c. 肾小球肾炎引起的肾病	78.88	0.06
U184	d. 其他原因引起的肾病	78.86	0.03
U185	4. 泌尿系统疾病和男性不育	78.84	0.01
U186	a. 间质性肾炎和尿路感染	78.83	0.01
U187	b. 尿石病	78.83	0.00
U188	c. 其他泌尿系统疾病	78.83	0.00

疾病编码	疾病名称	去死因预期寿命	寿命损失年
U189	5.妇科疾病	78.83	0.00
U191	b.子宫内膜异位	78.83	0.00
U192	c.女性生殖器脱垂	78.83	0.00
U193	d.其他妇科疾病	78.83	0.00
U194	6.溶血性贫血	78.84	0.01
U195	a.地中海贫血	78.83	0.00
U197	c.酶代谢紊乱性贫血	78.83	0.00
U198	d.其他溶血性贫血	78.84	0.01
U199	7.内分泌、代谢、血液和免疫紊乱	78.86	0.03
U200	I.肌肉骨骼和结缔组织疾病	78.87	0.04
U201	1.类风湿性关节炎	78.84	0.02
U202	2.其他	78.86	0.03
U203	J.其他慢性非传染性疾病	79.02	0.20
U204	1.先天畸形	79.01	0.19
U205	a.神经管缺陷	78.83	0.00
U206	b.先天性心脏异常	78.97	0.14
U207	c.唇裂和腭裂	78.83	0.00
U208	d.唐氏综合征	78.83	0.00
U209	e.不平衡染色体重组	78.83	0.00
U210	f.其他先天畸形	78.87	0.04
U211	2.皮肤和皮下组织疾病	78.84	0.01
U212	a.蜂窝织炎	78.83	0.00
U213	b.脓肿、脓疱病和其他细菌性皮肤疾病	78.83	0.00
U214	c.褥疮性溃疡	78.83	0.01

疾病编码	疾病名称	去死因预期寿命	寿命损失年
U215	d. 其他皮肤和皮下组织疾病	78.83	0.00
U216	3. 婴儿猝死综合征	78.83	0.00
U217	Ⅲ. 伤害	79.73	0.91
U218	A. 交通工具伤害	79.12	0.29
U219	1. 道路伤害	79.09	0.26
U220	a. 行人在运输事故中的伤害	78.99	0.17
U221	b. 骑脚踏车人员在交通事故中的伤害	78.85	0.03
U222	c. 骑摩托车人员在交通事故中的伤害	78.86	0.03
U223	d. 机动车成员在交通事故中的伤害	78.86	0.04
U224	e. 其他道路伤害	78.83	0.00
U225	2. 其他交通工具伤害	78.85	0.03
U226	B. 意外伤害	79.22	0.40
U227	1. 意外跌落	78.95	0.12
U228	2. 溺水	78.94	0.11
U229	3. 火灾	78.84	0.01
U230	4. 意外中毒	78.88	0.05
U231	5. 暴露于无生命机械性力量下	78.89	0.06
U232	a. 无意的武器伤害	78.83	0.00
U233	b. 意外窒息	78.86	0.03
U234	c. 其他	78.85	0.03
U235	6. 医疗后遗症	78.83	0.00
U236	7. 动物接触伤害	78.83	0.00
U237	a. 有毒动物接触伤害	78.83	0.00
U238	b. 非有毒动物接触伤害	78.83	0.00

续表

疾病编码	疾病名称	去死因预期寿命	寿命损失年
U239	8. 异物	78.84	0.01
U240	a. 肺部或呼吸道异物	78.84	0.01
U241	b. 其他部位异物	78.83	0.00
U242	9. 其他意外伤害	78.84	0.01
U243	C. 故意伤害	79.03	0.20
U244	1. 自杀及后遗症	78.99	0.16
U245	2. 他杀及后遗症	78.85	0.03
U246	a. 武器攻击	78.83	0.00
U247	b. 利器攻击	78.83	0.01
U248	c. 其他工具攻击	78.85	0.02
U249	D. 自然、暴力战争和依法处置	78.84	0.01
U250	1. 暴露于自然力量下	78.84	0.01
U251	2. 依法处置	78.83	0.00
U253	Ⅴ. 未特指原因的胎儿死亡	78.83	0.00

表 J-4　城市地区疾病别去死因预期寿命表

疾病编码	疾病名称	去死因预期寿命	寿命损失年
U001	Ⅰ. 传染性、孕产妇、新生儿和营养疾病	78.01	0.65
U002	A. 艾滋病和结核病	77.42	0.05
U003	1. 结核病	77.41	0.04
U004	2. 艾滋病	77.38	0.01
U005	a. 艾滋病造成的分枝杆菌感染	77.36	0.00
U006	b. 艾滋病造成的其他疾病	77.37	0.00
U007	B. 腹泻、下呼吸道和其他常见传染病	77.69	0.33
U008	1. 腹泻性疾病	77.37	0.00

续表

疾病编码	疾病名称	去死因预期寿命	寿命损失年
U010	b. 其他沙门菌感染	77.36	0.00
U011	c. 细菌性痢疾	77.36	0.00
U013	e. 肠毒性大肠杆菌感染	77.36	0.00
U015	g. 阿米巴病	77.36	0.00
U017	i. 轮状病毒性肠炎	77.36	0.00
U020	l. 诺沃克组病毒引起的急性胃肠病	77.36	0.00
U022	n. 其他细菌性食源性腹泻	77.37	0.00
U023	o. 其他腹泻性疾病	77.37	0.00
U024	2. 肠道传染病	77.36	0.00
U025	a. 伤寒	77.36	0.00
U026	b. 副伤寒	77.36	0.00
U027	c. 其他肠道传染病	77.36	0.00
U028	3. 下呼吸道感染	77.66	0.30
U029	a. 流行性感冒	77.37	0.00
U030	b. 肺炎球菌性肺炎	77.37	0.00
U031	c. 流感嗜血杆菌性肺炎	77.36	0.00
U032	d. 呼吸道合胞体病毒肺炎	77.36	0.00
U033	e. 其他下呼吸道感染	77.66	0.29
U034	4. 上呼吸道感染	77.36	0.00
U035	5. 中耳炎	77.36	0.00
U036	6. 脑膜炎	77.38	0.02
U037	a. 肺炎球菌性脑膜炎	77.36	0.00
U038	b. 嗜血杆菌脑膜炎	77.36	0.00
U039	c. 脑膜炎球菌性脑膜炎	77.37	0.00

疾病编码	疾病名称	去死因预期寿命	寿命损失年
U040	d. 其他脑膜炎	77.37	0.01
U041	7. 脑炎	77.37	0.01
U042	8. 白喉	77.36	0.00
U044	10. 破伤风	77.37	0.00
U045	11. 麻疹	77.36	0.00
U046	12. 水痘	77.36	0.00
U047	C. 被忽视的热带病和疟疾	77.37	0.00
U048	1. 疟疾	77.36	0.00
U053	5. 血吸虫病	77.36	0.00
U054	6. 囊虫病	77.36	0.00
U056	8. 登革热	77.36	0.00
U058	10. 狂犬病	77.37	0.00
U059	11. 肠线虫感染	77.36	0.00
U060	a. 蛔虫病	77.36	0.00
U061	12. 其他被忽视的热带病	77.36	0.00
U062	D. 孕产妇疾病	77.37	0.00
U063	1. 孕产妇出血	77.37	0.00
U064	2. 产妇败血症和其他产妇感染	77.36	0.00
U065	3. 妊娠高血压综合征	77.36	0.00
U066	4. 梗阻性分娩	77.36	0.00
U067	5. 流产	77.36	0.00
U068	6. 间接的孕产妇死亡	77.36	0.00
U070	8. 艾滋病加剧的孕产妇死亡	77.36	0.00
U071	E. 新生儿疾病	77.56	0.20

续表

疾病编码	疾病名称	去死因预期寿命	寿命损失年
U072	1. 新生儿早产并发症	77.48	0.11
U073	2. 由产伤和窒息导致的新生儿脑病	77.42	0.06
U074	3. 新生儿败血症和其他新生儿感染	77.37	0.00
U075	4. 溶血性疾病和其他新生儿黄疸	77.37	0.00
U076	5. 其他新生儿疾病	77.38	0.02
U077	F. 营养缺乏	77.38	0.02
U078	1. 蛋白质－能量营养不良	77.37	0.01
U079	2. 碘缺乏	77.36	0.00
U080	3. 缺铁性贫血	77.37	0.00
U081	4. 其他营养病症	77.37	0.00
U082	G. 其他传染病，孕产妇，新生儿和营养疾病	77.40	0.04
U083	1. 性传播疾病（不包括艾滋病）	77.36	0.00
U084	a. 梅毒	77.36	0.00
U088	2. 肝炎	77.37	0.01
U089	a. 急性甲型肝炎	77.36	0.00
U090	b. 急性乙型肝炎	77.37	0.00
U091	c. 急性丙型肝炎	77.36	0.00
U092	d. 急性戊型肝炎	77.36	0.00
U093	3. 其他感染性疾病	77.40	0.03
U094	Ⅱ. 慢性非传染性疾病	87.33	9.96
U095	A. 肿瘤	80.26	2.90
U096	1. 食管癌	77.54	0.18
U097	2. 胃癌	77.69	0.33
U098	3. 肝癌	77.79	0.43

续表

疾病编码	疾病名称	去死因预期寿命	寿命损失年
U099	4. 喉癌	77.38	0.02
U100	5. 肺、气管和支气管癌	78.19	0.82
U101	6. 乳腺癌	77.45	0.08
U102	7. 子宫颈癌	77.40	0.03
U103	8. 子宫体癌	77.39	0.03
U104	9. 前列腺癌	77.39	0.03
U105	10. 结直肠癌	77.57	0.21
U106	11. 口腔癌	77.38	0.01
U107	12. 鼻咽癌	77.39	0.03
U108	13. 其他咽癌	77.37	0.01
U109	14. 胆囊、胆管癌	77.41	0.04
U110	15. 胰腺癌	77.47	0.10
U111	16. 皮肤恶性黑色素瘤	77.37	0.00
U112	17. 皮肤其他恶性肿瘤	77.37	0.01
U113	18. 卵巢癌	77.39	0.03
U114	19. 睾丸癌	77.37	0.00
U115	20. 肾癌	77.39	0.02
U116	21. 膀胱癌	77.40	0.03
U117	22. 脑和神经系统癌	77.44	0.07
U118	23. 甲状腺癌	77.37	0.01
U119	24. 间皮瘤	77.37	0.00
U120	25. 霍奇金病	77.37	0.00
U121	26. 非霍奇金淋巴瘤	77.42	0.05
U122	27. 多发性骨髓瘤	77.38	0.02

续表

疾病编码	疾病名称	去死因预期寿命	寿命损失年
U123	28. 白血病	77.46	0.10
U124	29. 其他肿瘤	77.56	0.20
U125	B. 心脑血管疾病	82.20	4.83
U126	1. 风湿性心脏病	77.42	0.05
U127	2. 缺血性心脏病	79.21	1.85
U128	3. 脑血管病	79.65	2.29
U129	a. 缺血性脑卒中	78.29	0.92
U130	b. 出血性脑卒中	78.35	0.99
U131	4. 高血压心脏病	77.62	0.25
U132	5. 心肌炎	77.41	0.04
U133	6. 房颤和颤振	77.36	0.00
U134	7. 主动脉瘤	77.38	0.01
U135	8. 周围性血管疾病	77.41	0.04
U136	9. 心内膜炎	77.37	0.00
U137	10. 其他心血管病	77.65	0.28
U138	C. 慢性呼吸系统疾病	78.29	0.93
U139	1. 慢性阻塞性肺疾病	78.22	0.86
U140	2. 尘肺	77.37	0.01
U141	a. 矽肺	77.37	0.01
U142	b. 石棉肺	77.36	0.00
U143	c. 煤炭工尘肺	77.37	0.00
U144	d. 其他尘肺	77.37	0.00
U145	3. 哮喘	77.39	0.03
U146	4. 间质性肺疾病和肺结节病	77.38	0.01

疾病编码	疾病名称	去死因预期寿命	寿命损失年
U147	5. 其他慢性呼吸系统疾病	77.38	0.01
U148	D. 肝硬化	77.53	0.17
U150	E. 消化系统疾病	77.62	0.26
U151	1. 消化性溃疡	77.41	0.04
U152	2. 胃炎和十二指肠炎	77.38	0.01
U153	3. 阑尾炎	77.37	0.00
U154	4. 肠梗阻	77.38	0.02
U155	5. 腹股沟、股和腹疝	77.37	0.00
U156	6. 炎症性肠病	77.37	0.01
U157	7. 肠血管疾病	77.36	0.00
U158	8. 胆囊、胆道疾病	77.38	0.02
U159	9. 胰腺炎	77.38	0.02
U160	10. 其他消化系统疾病	77.50	0.14
U161	F. 神经系统	77.52	0.15
U162	1. 阿尔茨海默病和其他痴呆	77.43	0.07
U163	2. 帕金森病	77.38	0.01
U164	3. 癫痫	77.38	0.02
U165	4. 多发性硬化	77.36	0.00
U166	5. 其他神经系统疾病	77.42	0.05
U167	G. 精神障碍疾病	77.40	0.04
U168	1. 精神分裂症	77.38	0.02
U169	2. 使用酒精引起的行为和精神障碍	77.38	0.02
U170	3. 使用药物引起的行为和精神障碍	77.37	0.01
U171	a. 使用阿片样物质引起的行为和精神障碍	77.37	0.00

续表

疾病编码	疾病名称	去死因预期寿命	寿命损失年
U172	b. 使用可卡因引起的行为和精神障碍	77.36	0.00
U173	c. 使用苯丙胺引起的行为和精神障碍	77.36	0.00
U174	d. 其他药物引起的行为和精神障碍	77.37	0.00
U175	4. 进食障碍	77.36	0.00
U176	a. 神经性厌食	77.36	0.00
U177	H. 糖尿病、泌尿生殖、血液和内分泌疾病	77.84	0.48
U178	1. 糖尿病	77.56	0.20
U179	2. 急性肾小球肾炎	77.37	0.01
U180	3. 慢性肾病	77.57	0.20
U181	a. 糖尿病引起的肾病	77.41	0.05
U182	b. 高血压引起的肾病	77.42	0.06
U183	c. 肾小球肾炎引起的肾病	77.42	0.06
U184	d. 其他原因引起的肾病	77.39	0.02
U185	4. 泌尿系统疾病和男性不育	77.38	0.01
U186	a. 间质性肾炎和尿路感染	77.37	0.01
U187	b. 尿石病	77.37	0.00
U188	c. 其他泌尿系统疾病	77.37	0.01
U189	5. 妇科疾病	77.36	0.00
U191	b. 子宫内膜异位	77.36	0.00
U192	c. 女性生殖器脱垂	77.36	0.00
U193	d. 其他妇科疾病	77.36	0.00
U194	6. 溶血性贫血	77.38	0.01
U195	a. 地中海贫血	77.37	0.00
U197	c. 酶代谢紊乱性贫血	77.36	0.00

疾病编码	疾病名称	去死因预期寿命	寿命损失年
U198	d. 其他溶血性贫血	77.38	0.01
U199	7. 内分泌、代谢、血液和免疫紊乱	77.40	0.04
U200	I. 肌肉骨骼和结缔组织疾病	77.40	0.03
U201	1. 类风湿性关节炎	77.38	0.01
U202	2. 其他	77.38	0.02
U203	J. 其他慢性非传染性疾病	77.54	0.17
U204	1. 先天畸形	77.52	0.16
U205	a. 神经管缺陷	77.37	0.00
U206	b. 先天性心脏异常	77.47	0.11
U207	c. 唇裂和腭裂	77.37	0.00
U208	d. 唐氏综合征	77.37	0.00
U209	e. 不平衡染色体重组	77.36	0.00
U210	f. 其他先天畸形	77.41	0.05
U211	2. 皮肤和皮下组织疾病	77.37	0.01
U212	a. 蜂窝织炎	77.36	0.00
U213	b. 脓肿、脓疱病和其他细菌性皮肤疾病	77.37	0.00
U214	c. 褥疮性溃疡	77.37	0.01
U215	d. 其他皮肤和皮下组织疾病	77.36	0.00
U216	3. 婴儿猝死综合征	77.37	0.00
U217	III. 伤害	78.39	1.02
U218	A. 交通工具伤害	77.76	0.40
U219	1. 道路伤害	77.72	0.36
U220	a. 行人在运输事故中的伤害	77.59	0.22
U221	b. 骑脚踏车人员在交通事故中的伤害	77.40	0.03

续表

疾病编码	疾病名称	去死因预期寿命	寿命损失年
U222	c. 骑摩托车人员在交通事故中的伤害	77.41	0.05
U223	d. 机动车成员在交通事故中的伤害	77.41	0.05
U224	e. 其他道路伤害	77.37	0.00
U225	2. 其他交通工具伤害	77.40	0.04
U226	B. 意外伤害	77.81	0.44
U227	1. 意外跌落	77.52	0.15
U228	2. 溺水	77.49	0.12
U229	3. 火灾	77.37	0.01
U230	4. 意外中毒	77.41	0.04
U231	5. 暴露于无生命机械性力量下	77.43	0.06
U232	a. 无意的武器伤害	77.36	0.00
U233	b. 意外窒息	77.38	0.02
U234	c. 其他	77.41	0.04
U235	6. 医疗后遗症	77.37	0.00
U236	7. 动物接触伤害	77.37	0.00
U237	a. 有毒动物接触伤害	77.36	0.00
U238	b. 非有毒动物接触伤害	77.37	0.00
U239	8. 异物	77.38	0.02
U240	a. 肺部或呼吸道异物	77.38	0.02
U241	b. 其他部位异物	77.36	0.00
U242	9. 其他意外伤害	77.39	0.03
U243	C. 故意伤害	77.53	0.16
U244	1. 自杀及后遗症	77.48	0.12
U245	2. 他杀及后遗症	77.40	0.03

疾病编码	疾病名称	去死因预期寿命	寿命损失年
U246	a.武器攻击	77.36	0.00
U247	b.利器攻击	77.37	0.01
U248	c.其他工具攻击	77.39	0.02
U249	D.自然、暴力战争和依法处置	77.37	0.01
U250	1.暴露于自然力量下	77.37	0.01
U251	2.依法处置	77.37	0.00
U253	V.未特指原因的胎儿死亡	77.36	0.00

表 J-5 城市地区男性疾病别去死因预期寿命表

疾病编码	疾病名称	去死因预期寿命	寿命损失年
U001	Ⅰ.传染性、孕产妇、新生儿和营养疾病	75.51	0.67
U002	A.艾滋病和结核病	74.91	0.07
U003	1.结核病	74.90	0.06
U004	2.艾滋病	74.85	0.02
U005	a.艾滋病造成的分枝杆菌感染	74.84	0.00
U006	b.艾滋病造成的其他疾病	74.84	0.00
U007	B.腹泻、下呼吸道和其他常见传染病	75.17	0.33
U008	1.腹泻性疾病	74.84	0.00
U010	b.其他沙门菌感染	74.84	0.00
U011	c.细菌性痢疾	74.84	0.00
U013	e.肠毒性大肠杆菌感染	74.84	0.00
U015	g.阿米巴病	74.84	0.00
U020	l.诺沃克组病毒引起的急性胃肠病	74.84	0.00
U022	n.其他细菌性食源性腹泻	74.84	0.00
U023	o.其他腹泻性疾病	74.84	0.00

续表

疾病编码	疾病名称	去死因预期寿命	寿命损失年
U024	2. 肠道传染病	74.84	0.00
U025	a. 伤寒	74.84	0.00
U026	b. 副伤寒	74.84	0.00
U027	c. 其他肠道传染病	74.84	0.00
U028	3. 下呼吸道感染	75.13	0.29
U029	a. 流行性感冒	74.84	0.00
U030	b. 肺炎球菌性肺炎	74.84	0.00
U031	c. 流感嗜血杆菌性肺炎	74.84	0.00
U032	d. 呼吸道合胞体病毒肺炎	74.84	0.00
U033	e. 其他下呼吸道感染	75.12	0.29
U034	4. 上呼吸道感染	74.84	0.00
U035	5. 中耳炎	74.84	0.00
U036	6. 脑膜炎	74.86	0.02
U037	a. 肺炎球菌性脑膜炎	74.84	0.00
U039	c. 脑膜炎球菌性脑膜炎	74.84	0.00
U040	d. 其他脑膜炎	74.85	0.01
U041	7. 脑炎	74.85	0.01
U042	8. 白喉	74.84	0.00
U044	10. 破伤风	74.84	0.00
U045	11. 麻疹	74.84	0.00
U046	12. 水痘	74.84	0.00
U047	C. 被忽视的热带病和疟疾	74.84	0.00
U048	1. 疟疾	74.84	0.00
U053	5. 血吸虫病	74.84	0.00

续表

疾病编码	疾病名称	去死因预期寿命	寿命损失年
U054	6. 囊虫病	74.84	0.00
U058	10. 狂犬病	74.84	0.00
U059	11. 肠线虫感染	74.84	0.00
U060	a. 蛔虫病	74.84	0.00
U061	12. 其他被忽视的热带病	74.84	0.00
U071	E. 新生儿疾病	75.05	0.21
U072	1. 新生儿早产并发症	74.96	0.12
U073	2. 由产伤和窒息导致的新生儿脑病	74.90	0.06
U074	3. 新生儿败血症和其他新生儿感染	74.84	0.01
U075	4. 溶血性疾病和其他新生儿黄疸	74.85	0.01
U076	5. 其他新生儿疾病	74.86	0.02
U077	F. 营养缺乏	74.85	0.01
U078	1. 蛋白质－能量营养不良	74.85	0.01
U079	2. 碘缺乏	74.84	0.00
U080	3. 缺铁性贫血	74.84	0.00
U081	4. 其他营养病症	74.84	0.00
U082	G. 其他传染病，孕产妇，新生儿和营养疾病	74.88	0.04
U083	1. 性传播疾病（不包括艾滋病）	74.84	0.00
U084	a. 梅毒	74.84	0.00
U088	2. 肝炎	74.85	0.01
U089	a. 急性甲型肝炎	74.84	0.00
U090	b. 急性乙型肝炎	74.84	0.00
U091	c. 急性丙型肝炎	74.84	0.00
U092	d. 急性戊型肝炎	74.84	0.00

续表

疾病编码	疾病名称	去死因预期寿命	寿命损失年
U093	3. 其他感染性疾病	74.87	0.03
U094	Ⅱ. 慢性非传染性疾病	84.86	10.02
U095	A. 肿瘤	78.07	3.23
U096	1. 食管癌	75.08	0.24
U097	2. 胃癌	75.23	0.39
U098	3. 肝癌	75.40	0.56
U099	4. 喉癌	74.87	0.03
U100	5. 肺、气管和支气管癌	75.84	1.00
U101	6. 乳腺癌	74.84	0.00
U104	9. 前列腺癌	74.89	0.05
U105	10. 结直肠癌	75.05	0.21
U106	11. 口腔癌	74.86	0.02
U107	12. 鼻咽癌	74.88	0.04
U108	13. 其他咽癌	74.85	0.01
U109	14. 胆囊、胆管癌	74.87	0.03
U110	15. 胰腺癌	74.94	0.10
U111	16. 皮肤恶性黑色素瘤	74.84	0.00
U112	17. 皮肤其他恶性肿瘤	74.85	0.01
U114	19. 睾丸癌	74.84	0.00
U115	20. 肾癌	74.87	0.03
U116	21. 膀胱癌	74.88	0.04
U117	22. 脑和神经系统癌	74.91	0.08
U118	23. 甲状腺癌	74.84	0.00
U119	24. 间皮瘤	74.84	0.00

续表

疾病编码	疾病名称	去死因预期寿命	寿命损失年
U120	25. 霍奇金病	74.84	0.00
U121	26. 非霍奇金淋巴瘤	74.90	0.06
U122	27. 多发性骨髓瘤	74.86	0.02
U123	28. 白血病	74.94	0.10
U124	29. 其他肿瘤	75.05	0.21
U125	B. 心脑血管疾病	79.39	4.55
U126	1. 风湿性心脏病	74.88	0.04
U127	2. 缺血性心脏病	76.50	1.66
U128	3. 脑血管病	77.08	2.24
U129	a. 缺血性脑卒中	75.70	0.86
U130	b. 出血性脑卒中	75.87	1.03
U131	4. 高血压心脏病	75.06	0.23
U132	5. 心肌炎	74.89	0.05
U133	6. 房颤和颤振	74.84	0.00
U134	7. 主动脉瘤	74.86	0.02
U135	8. 周围性血管疾病	74.88	0.04
U136	9. 心内膜炎	74.84	0.00
U137	10. 其他心血管病	75.12	0.28
U138	C. 慢性呼吸系统疾病	75.78	0.94
U139	1. 慢性阻塞性肺疾病	75.70	0.86
U140	2. 尘肺	74.85	0.02
U141	a. 矽肺	74.85	0.01
U142	b. 石棉肺	74.84	0.00
U143	c. 煤炭工尘肺	74.84	0.00

续表

疾病编码	疾病名称	去死因预期寿命	寿命损失年
U144	d. 其他尘肺	74.84	0.00
U145	3. 哮喘	74.87	0.03
U146	4. 间质性肺疾病和肺结节病	74.85	0.01
U147	5. 其他慢性呼吸系统疾病	74.85	0.01
U148	D. 肝硬化	75.06	0.22
U150	E. 消化系统疾病	75.10	0.26
U151	1. 消化性溃疡	74.89	0.05
U152	2. 胃炎和十二指肠炎	74.85	0.02
U153	3. 阑尾炎	74.84	0.00
U154	4. 肠梗阻	74.86	0.02
U155	5. 腹股沟、股和腹疝	74.84	0.00
U156	6. 炎症性肠病	74.85	0.01
U157	7. 肠血管疾病	74.84	0.00
U158	8. 胆囊、胆道疾病	74.85	0.01
U159	9. 胰腺炎	74.86	0.02
U160	10. 其他消化系统疾病	74.98	0.14
U161	F. 神经系统	74.98	0.14
U162	1. 阿尔茨海默病和其他痴呆	74.89	0.05
U163	2. 帕金森病	74.85	0.01
U164	3. 癫痫	74.86	0.02
U165	4. 多发性硬化	74.84	0.00
U166	5. 其他神经系统疾病	74.90	0.06
U167	G. 精神障碍疾病	74.89	0.06
U168	1. 精神分裂症	74.86	0.02

疾病编码	疾病名称	去死因预期寿命	寿命损失年
U169	2. 使用酒精引起的行为和精神障碍	74.87	0.03
U170	3. 使用药物引起的行为和精神障碍	74.85	0.01
U171	a. 使用阿片样物质引起的行为和精神障碍	74.84	0.00
U172	b. 使用可卡因引起的行为和精神障碍	74.84	0.00
U173	c. 使用苯丙胺引起的行为和精神障碍	74.84	0.00
U174	d. 其他药物引起的行为和精神障碍	74.84	0.00
U175	4. 进食障碍	74.84	0.00
U176	a. 神经性厌食	74.84	0.00
U177	H. 糖尿病、泌尿生殖、血液和内分泌疾病	75.26	0.42
U178	1. 糖尿病	75.00	0.16
U179	2. 急性肾小球肾炎	74.85	0.01
U180	3. 慢性肾病	75.03	0.19
U181	a. 糖尿病引起的肾病	74.88	0.04
U182	b. 高血压引起的肾病	74.89	0.05
U183	c. 肾小球肾炎引起的肾病	74.89	0.06
U184	d. 其他原因引起的肾病	74.86	0.02
U185	4. 泌尿系统疾病和男性不育	74.86	0.02
U186	a. 间质性肾炎和尿路感染	74.84	0.00
U187	b. 尿石病	74.84	0.00
U188	c. 其他泌尿系统疾病	74.85	0.01
U194	6. 溶血性贫血	74.85	0.01
U195	a. 地中海贫血	74.84	0.00
U197	c. 酶代谢紊乱性贫血	74.84	0.00
U198	d. 其他溶血性贫血	74.85	0.01

续表

疾病编码	疾病名称	去死因预期寿命	寿命损失年
U199	7. 内分泌、代谢、血液和免疫紊乱	74.87	0.03
U200	I. 肌肉骨骼和结缔组织疾病	74.86	0.02
U201	1. 类风湿性关节炎	74.85	0.01
U202	2. 其他	74.85	0.01
U203	J. 其他慢性非传染性疾病	75.01	0.17
U204	1. 先天畸形	74.99	0.16
U205	a. 神经管缺陷	74.84	0.00
U206	b. 先天性心脏异常	74.94	0.10
U207	c. 唇裂和腭裂	74.84	0.00
U208	d. 唐氏综合征	74.84	0.00
U209	e. 不平衡染色体重组	74.84	0.00
U210	f. 其他先天畸形	74.89	0.05
U211	2. 皮肤和皮下组织疾病	74.85	0.01
U212	a. 蜂窝织炎	74.84	0.00
U213	b. 脓肿、脓疱病和其他细菌性皮肤疾病	74.84	0.00
U214	c. 褥疮性溃疡	74.84	0.01
U215	d. 其他皮肤和皮下组织疾病	74.84	0.00
U216	3. 婴儿猝死综合征	74.84	0.00
U217	Ⅲ. 伤害	76.12	1.28
U218	A. 交通工具伤害	75.37	0.53
U219	1. 道路伤害	75.32	0.48
U220	a. 行人在运输事故中的伤害	75.13	0.29
U221	b. 骑脚踏车人员在交通事故中的伤害	74.88	0.04
U222	c. 骑摩托车人员在交通事故中的伤害	74.92	0.08

疾病编码	疾病名称	去死因预期寿命	寿命损失年
U223	d. 机动车成员在交通事故中的伤害	74.91	0.07
U224	e. 其他道路伤害	74.84	0.00
U225	2. 其他交通工具伤害	74.89	0.05
U226	B. 意外伤害	75.39	0.55
U227	1. 意外跌落	75.02	0.18
U228	2. 溺水	74.99	0.16
U229	3. 火灾	74.85	0.01
U230	4. 意外中毒	74.89	0.05
U231	5. 暴露于无生命机械性力量下	74.92	0.09
U232	a. 无意的武器伤害	74.84	0.00
U233	b. 意外窒息	74.86	0.02
U234	c. 其他	74.90	0.06
U235	6. 医疗后遗症	74.84	0.00
U236	7. 动物接触伤害	74.84	0.00
U237	a. 有毒动物接触伤害	74.84	0.00
U238	b. 非有毒动物接触伤害	74.84	0.00
U239	8. 异物	74.86	0.02
U240	a. 肺部或呼吸道异物	74.86	0.02
U241	b. 其他部位异物	74.84	0.00
U242	9. 其他意外伤害	74.88	0.04
U243	C. 故意伤害	75.01	0.17
U244	1. 自杀及后遗症	74.96	0.12
U245	2. 他杀及后遗症	74.88	0.04
U246	a. 武器攻击	74.84	0.00

疾病编码	疾病名称	去死因预期寿命	寿命损失年
U247	b. 利器攻击	74.85	0.01
U248	c. 其他工具攻击	74.87	0.03
U249	D. 自然、暴力战争和依法处置	74.85	0.01
U250	1. 暴露于自然力量下	74.85	0.01
U251	2. 依法处置	74.84	0.00
U253	V. 未特指原因的胎儿死亡	74.84	0.00

表 J-6 城市地区女性疾病别去死因预期寿命表

疾病编码	疾病名称	去死因预期寿命	寿命损失年
U001	I. 传染性、孕产妇、新生儿和营养疾病	80.79	0.61
U002	A. 艾滋病和结核病	80.20	0.03
U003	1. 结核病	80.20	0.02
U004	2. 艾滋病	80.18	0.01
U005	a. 艾滋病造成的分枝杆菌感染	80.18	0.00
U006	b. 艾滋病造成的其他疾病	80.18	0.00
U007	B. 腹泻、下呼吸道和其他常见传染病	80.50	0.32
U008	1. 腹泻性疾病	80.18	0.00
U010	b. 其他沙门菌感染	80.18	0.00
U011	c. 细菌性痢疾	80.18	0.00
U015	g. 阿米巴病	80.18	0.00
U017	i. 轮状病毒性肠炎	80.18	0.00
U022	n. 其他细菌性食源性腹泻	80.18	0.00
U023	o. 其他腹泻性疾病	80.18	0.00
U024	2. 肠道传染病	80.18	0.00

续表

疾病编码	疾病名称	去死因预期寿命	寿命损失年
U025	a. 伤寒	80.18	0.00
U028	3. 下呼吸道感染	80.47	0.30
U029	a. 流行性感冒	80.18	0.00
U030	b. 肺炎球菌性肺炎	80.18	0.00
U031	c. 流感嗜血杆菌性肺炎	80.18	0.00
U032	d. 呼吸道合胞体病毒肺炎	80.18	0.00
U033	e. 其他下呼吸道感染	80.46	0.29
U034	4. 上呼吸道感染	80.18	0.00
U035	5. 中耳炎	80.18	0.00
U036	6. 脑膜炎	80.19	0.01
U037	a. 肺炎球菌性脑膜炎	80.18	0.00
U038	b. 嗜血杆菌脑膜炎	80.18	0.00
U039	c. 脑膜炎球菌性脑膜炎	80.18	0.00
U040	d. 其他脑膜炎	80.19	0.01
U041	7. 脑炎	80.18	0.00
U044	10. 破伤风	80.18	0.00
U045	11. 麻疹	80.18	0.00
U046	12. 水痘	80.18	0.00
U047	C. 被忽视的热带病和疟疾	80.18	0.00
U048	1. 疟疾	80.18	0.00
U053	5. 血吸虫病	80.18	0.00
U054	6. 囊虫病	80.18	0.00
U056	8. 登革热	80.18	0.00
U058	10. 狂犬病	80.18	0.00

续表

疾病编码	疾病名称	去死因预期寿命	寿命损失年
U061	12. 其他被忽视的热带病	80.18	0.00
U062	D. 孕产妇疾病	80.18	0.01
U063	1. 孕产妇出血	80.18	0.00
U064	2. 产妇败血症和其他产妇感染	80.18	0.00
U065	3. 妊娠高血压综合征	80.18	0.00
U066	4. 梗阻性分娩	80.18	0.00
U067	5. 流产	80.18	0.00
U068	6. 间接的孕产妇死亡	80.18	0.00
U070	8. 艾滋病加剧的孕产妇死亡	80.18	0.00
U071	E. 新生儿疾病	80.36	0.19
U072	1. 新生儿早产并发症	80.28	0.10
U073	2. 由产伤和窒息导致的新生儿脑病	80.24	0.06
U074	3. 新生儿败血症和其他新生儿感染	80.18	0.00
U075	4. 溶血性疾病和其他新生儿黄疸	80.18	0.00
U076	5. 其他新生儿疾病	80.19	0.01
U077	F. 营养缺乏	80.20	0.02
U078	1. 蛋白质－能量营养不良	80.19	0.01
U079	2. 碘缺乏	80.18	0.00
U080	3. 缺铁性贫血	80.18	0.01
U081	4. 其他营养病症	80.18	0.00
U082	G. 其他传染病，孕产妇，新生儿和营养疾病	80.21	0.04
U083	1. 性传播疾病（不包括艾滋病）	80.18	0.00
U084	a. 梅毒	80.18	0.00
U088	2. 肝炎	80.18	0.01

续表

疾病编码	疾病名称	去死因预期寿命	寿命损失年
U089	a. 急性甲型肝炎	80.18	0.00
U090	b. 急性乙型肝炎	80.18	0.00
U091	c. 急性丙型肝炎	80.18	0.00
U092	d. 急性戊型肝炎	80.18	0.00
U093	3. 其他感染性疾病	80.21	0.03
U094	II. 慢性非传染性疾病	89.80	9.63
U095	A. 肿瘤	82.56	2.38
U096	1. 食管癌	80.27	0.10
U097	2. 胃癌	80.41	0.23
U098	3. 肝癌	80.42	0.24
U099	4. 喉癌	80.18	0.00
U100	5. 肺、气管和支气管癌	80.75	0.57
U101	6. 乳腺癌	80.36	0.18
U102	7. 子宫颈癌	80.25	0.08
U103	8. 子宫体癌	80.24	0.06
U105	10. 结直肠癌	80.38	0.20
U106	11. 口腔癌	80.19	0.01
U107	12. 鼻咽癌	80.19	0.02
U108	13. 其他咽癌	80.18	0.00
U109	14. 胆囊、胆管癌	80.23	0.06
U110	15. 胰腺癌	80.27	0.10
U111	16. 皮肤恶性黑色素瘤	80.18	0.00
U112	17. 皮肤其他恶性肿瘤	80.18	0.01
U113	18. 卵巢癌	80.24	0.06

续表

疾病编码	疾病名称	去死因预期寿命	寿命损失年
U115	20. 肾癌	80.20	0.02
U116	21. 膀胱癌	80.19	0.02
U117	22. 脑和神经系统癌	80.24	0.07
U118	23. 甲状腺癌	80.18	0.01
U119	24. 间皮瘤	80.18	0.00
U120	25. 霍奇金病	80.18	0.00
U121	26. 非霍奇金淋巴瘤	80.22	0.04
U122	27. 多发性骨髓瘤	80.19	0.02
U123	28. 白血病	80.27	0.09
U124	29. 其他肿瘤	80.35	0.17
U125	B. 心脑血管疾病	85.24	5.06
U126	1. 风湿性心脏病	80.25	0.07
U127	2. 缺血性心脏病	82.22	2.05
U128	3. 脑血管病	82.46	2.28
U129	a. 缺血性脑卒中	81.15	0.97
U130	b. 出血性脑卒中	81.09	0.91
U131	4. 高血压心脏病	80.46	0.28
U132	5. 心肌炎	80.21	0.04
U133	6. 房颤和颤振	80.18	0.00
U134	7. 主动脉瘤	80.18	0.01
U135	8. 周围性血管疾病	80.23	0.05
U136	9. 心内膜炎	80.18	0.00
U137	10. 其他心血管病	80.45	0.28
U138	C. 慢性呼吸系统疾病	81.05	0.87

续表

疾病编码	疾病名称	去死因预期寿命	寿命损失年
U139	1. 慢性阻塞性肺疾病	80.99	0.82
U140	2. 尘肺	80.18	0.00
U141	a. 矽肺	80.18	0.00
U142	b. 石棉肺	80.18	0.00
U144	d. 其他尘肺	80.18	0.00
U145	3. 哮喘	80.20	0.02
U146	4. 间质性肺疾病和肺结节病	80.19	0.01
U147	5. 其他慢性呼吸系统疾病	80.19	0.01
U148	D. 肝硬化	80.28	0.10
U150	E. 消化系统疾病	80.43	0.25
U151	1. 消化性溃疡	80.21	0.04
U152	2. 胃炎和十二指肠炎	80.19	0.01
U153	3. 阑尾炎	80.18	0.00
U154	4. 肠梗阻	80.19	0.02
U155	5. 腹股沟、股和腹疝	80.18	0.00
U156	6. 炎症性肠病	80.18	0.00
U157	7. 肠血管疾病	80.18	0.00
U158	8. 胆囊、胆道疾病	80.20	0.03
U159	9. 胰腺炎	80.19	0.01
U160	10. 其他消化系统疾病	80.31	0.13
U161	F. 神经系统	80.34	0.17
U162	1. 阿尔茨海默病和其他痴呆	80.27	0.09
U163	2. 帕金森病	80.19	0.01
U164	3. 癫痫	80.19	0.01

续表

疾病编码	疾病名称	去死因预期寿命	寿命损失年
U165	4. 多发性硬化	80.18	0.00
U166	5. 其他神经系统疾病	80.23	0.05
U167	G. 精神障碍疾病	80.20	0.02
U168	1. 精神分裂症	80.19	0.02
U169	2. 使用酒精引起的行为和精神障碍	80.18	0.00
U170	3. 使用药物引起的行为和精神障碍	80.18	0.00
U171	a. 使用阿片样物质引起的行为和精神障碍	80.18	0.00
U172	b. 使用可卡因引起的行为和精神障碍	80.18	0.00
U173	c. 使用苯丙胺引起的行为和精神障碍	80.18	0.00
U174	d. 其他药物引起的行为和精神障碍	80.18	0.00
U175	4. 进食障碍	80.18	0.00
U176	a. 神经性厌食	80.18	0.00
U177	H. 糖尿病、泌尿生殖、血液和内分泌疾病	80.71	0.54
U178	1. 糖尿病	80.41	0.24
U179	2. 急性肾小球肾炎	80.18	0.01
U180	3. 慢性肾病	80.39	0.22
U181	a. 糖尿病引起的肾病	80.23	0.06
U182	b. 高血压引起的肾病	80.23	0.06
U183	c. 肾小球肾炎引起的肾病	80.23	0.06
U184	d. 其他原因引起的肾病	80.20	0.03
U185	4. 泌尿系统疾病和男性不育	80.19	0.01
U186	a. 间质性肾炎和尿路感染	80.18	0.01
U187	b. 尿石病	80.18	0.00
U188	c. 其他泌尿系统疾病	80.18	0.00

疾病编码	疾病名称	去死因预期寿命	寿命损失年
U189	5. 妇科疾病	80.18	0.00
U191	b. 子宫内膜异位	80.18	0.00
U192	c. 女性生殖器脱垂	80.18	0.00
U193	d. 其他妇科疾病	80.18	0.00
U194	6. 溶血性贫血	80.19	0.01
U195	a. 地中海贫血	80.18	0.00
U198	d. 其他溶血性贫血	80.19	0.01
U199	7. 内分泌、代谢、血液和免疫紊乱	80.22	0.04
U200	I. 肌肉骨骼和结缔组织疾病	80.23	0.05
U201	1. 类风湿性关节炎	80.19	0.02
U202	2. 其他	80.21	0.03
U203	J. 其他慢性非传染性疾病	80.35	0.18
U204	1. 先天畸形	80.34	0.16
U205	a. 神经管缺陷	80.18	0.00
U206	b. 先天性心脏异常	80.29	0.11
U207	c. 唇裂和腭裂	80.18	0.00
U208	d. 唐氏综合征	80.18	0.00
U209	e. 不平衡染色体重组	80.18	0.00
U210	f. 其他先天畸形	80.22	0.04
U211	2. 皮肤和皮下组织疾病	80.19	0.01
U212	a. 蜂窝织炎	80.18	0.00
U213	b. 脓肿、脓疱病和其他细菌性皮肤疾病	80.18	0.00
U214	c. 褥疮性溃疡	80.19	0.01
U215	d. 其他皮肤和皮下组织疾病	80.18	0.00

续表

疾病编码	疾病名称	去死因预期寿命	寿命损失年
U216	3. 婴儿猝死综合征	80.18	0.00
U217	Ⅲ. 伤害	80.89	0.71
U218	A. 交通工具伤害	80.41	0.23
U219	1. 道路伤害	80.39	0.21
U220	a. 行人在运输事故中的伤害	80.32	0.14
U221	b. 骑脚踏车人员在交通事故中的伤害	80.20	0.02
U222	c. 骑摩托车人员在交通事故中的伤害	80.19	0.02
U223	d. 机动车成员在交通事故中的伤害	80.20	0.03
U224	e. 其他道路伤害	80.18	0.00
U225	2. 其他交通工具伤害	80.20	0.02
U226	B. 意外伤害	80.49	0.31
U227	1. 意外跌落	80.30	0.12
U228	2. 溺水	80.26	0.08
U229	3. 火灾	80.18	0.01
U230	4. 意外中毒	80.21	0.04
U231	5. 暴露于无生命机械性力量下	80.21	0.04
U232	a. 无意的武器伤害	80.18	0.00
U233	b. 意外窒息	80.19	0.02
U234	c. 其他	80.20	0.02
U235	6. 医疗后遗症	80.18	0.00
U236	7. 动物接触伤害	80.18	0.00
U237	a. 有毒动物接触伤害	80.18	0.00
U238	b. 非有毒动物接触伤害	80.18	0.00
U239	8. 异物	80.19	0.01

疾病编码	疾病名称	去死因预期寿命	寿命损失年
U240	a.肺部或呼吸道异物	80.19	0.01
U242	9.其他意外伤害	80.18	0.01
U243	C.故意伤害	80.33	0.15
U244	1.自杀及后遗症	80.29	0.11
U245	2.他杀及后遗症	80.20	0.02
U246	a.武器攻击	80.18	0.00
U247	b.利器攻击	80.18	0.01
U248	c.其他工具攻击	80.19	0.02
U249	D.自然、暴力战争和依法处置	80.18	0.01
U250	1.暴露于自然力量下	80.18	0.01
U251	2.依法处置	80.18	0.00
U253	Ⅴ.未特指原因的胎儿死亡	80.18	0.00

表 J-7　农村地区疾病别去死因预期寿命表

疾病编码	疾病名称	去死因预期寿命	寿命损失年
U001	Ⅰ.传染性、孕产妇、新生儿和营养疾病	75.84	0.74
U002	A.艾滋病和结核病	75.16	0.07
U003	1.结核病	75.15	0.05
U004	2.艾滋病	75.11	0.01
U005	a.艾滋病造成的分枝杆菌感染	75.10	0.00
U006	b.艾滋病造成的其他疾病	75.10	0.00
U007	B.腹泻、下呼吸道和其他常见传染病	75.40	0.30
U008	1.腹泻性疾病	75.10	0.01
U010	b.其他沙门菌感染	75.10	0.00

疾病编码	疾病名称	去死因预期寿命	寿命损失年
U011	c. 细菌性痢疾	75.10	0.00
U012	d. 肠道病原性大肠杆菌感染	75.10	0.00
U014	f. 弯曲菌肠炎	75.10	0.00
U015	g. 阿米巴病	75.10	0.00
U017	i. 轮状病毒性肠炎	75.10	0.00
U019	k. 艰难梭状芽胞杆菌性小肠结肠炎	75.10	0.00
U020	l. 诺沃克组病毒引起的急性胃肠病	75.10	0.00
U021	m. 腺病毒性肠炎	75.10	0.00
U022	n. 其他细菌性食源性腹泻	75.10	0.00
U023	o. 其他腹泻性疾病	75.10	0.00
U024	2. 肠道传染病	75.10	0.00
U025	a. 伤寒	75.10	0.00
U026	b. 副伤寒	75.10	0.00
U027	c. 其他肠道传染病	75.10	0.00
U028	3. 下呼吸道感染	75.36	0.26
U029	a. 流行性感冒	75.11	0.01
U030	b. 肺炎球菌性肺炎	75.10	0.00
U031	c. 流感嗜血杆菌性肺炎	75.10	0.00
U032	d. 呼吸道合胞体病毒肺炎	75.10	0.00
U033	e. 其他下呼吸道感染	75.34	0.24
U034	4. 上呼吸道感染	75.10	0.00
U035	5. 中耳炎	75.10	0.00
U036	6. 脑膜炎	75.12	0.02
U037	a. 肺炎球菌性脑膜炎	75.10	0.00

续表

疾病编码	疾病名称	去死因预期寿命	寿命损失年
U038	b. 嗜血杆菌脑膜炎	75.10	0.00
U039	c. 脑膜炎球菌性脑膜炎	75.11	0.01
U040	d. 其他脑膜炎	75.11	0.01
U041	7. 脑炎	75.11	0.01
U042	8. 白喉	75.10	0.00
U044	10. 破伤风	75.10	0.00
U045	11. 麻疹	75.10	0.00
U046	12. 水痘	75.10	0.00
U047	C. 被忽视的热带病和疟疾	75.10	0.00
U048	1. 疟疾	75.10	0.00
U049	2. 查加斯病	75.10	0.00
U050	3. 利什曼病	75.10	0.00
U051	a. 内脏利什曼病	75.10	0.00
U053	5. 血吸虫病	75.10	0.00
U054	6. 囊虫病	75.10	0.00
U055	7. 棘球蚴病	75.10	0.00
U056	8. 登革热	75.10	0.00
U058	10. 狂犬病	75.10	0.00
U059	11. 肠线虫感染	75.10	0.00
U060	a. 蛔虫病	75.10	0.00
U061	12. 其他被忽视的热带病	75.10	0.00
U062	D. 孕产妇疾病	75.10	0.01
U063	1. 孕产妇出血	75.10	0.00
U064	2. 产妇败血症和其他产妇感染	75.10	0.00

疾病编码	疾病名称	去死因预期寿命	寿命损失年
U065	3. 妊娠高血压综合征	75.10	0.00
U066	4. 梗阻性分娩	75.10	0.00
U067	5. 流产	75.10	0.00
U068	6. 间接的孕产妇死亡	75.10	0.00
U070	8. 艾滋病加剧的孕产妇死亡	75.10	0.00
U071	E. 新生儿疾病	75.40	0.30
U072	1. 新生儿早产并发症	75.26	0.16
U073	2. 由产伤和窒息导致的新生儿脑病	75.19	0.09
U074	3. 新生儿败血症和其他新生儿感染	75.10	0.01
U075	4. 溶血性疾病和其他新生儿黄疸	75.10	0.01
U076	5. 其他新生儿疾病	75.13	0.03
U077	F. 营养缺乏	75.12	0.02
U078	1. 蛋白质－能量营养不良	75.11	0.01
U079	2. 碘缺乏	75.10	0.00
U080	3. 缺铁性贫血	75.10	0.01
U081	4. 其他营养病症	75.10	0.00
U082	G. 其他传染病，孕产妇，新生儿和营养疾病	75.14	0.04
U083	1. 性传播疾病（不包括艾滋病）	75.10	0.00
U084	a. 梅毒	75.10	0.00
U085	b. 衣原体病	75.10	0.00
U086	c. 淋病	75.10	0.00
U087	d. 其他性传播疾病	75.10	0.00
U088	2. 肝炎	75.11	0.01
U089	a. 急性甲型肝炎	75.10	0.00

续表

疾病编码	疾病名称	去死因预期寿命	寿命损失年
U090	b. 急性乙型肝炎	75.10	0.00
U091	c. 急性丙型肝炎	75.10	0.00
U092	d. 急性戊型肝炎	75.10	0.00
U093	3. 其他感染性疾病	75.13	0.03
U094	Ⅱ. 慢性非传染性疾病	85.14	10.04
U095	A. 肿瘤	77.73	2.63
U096	1. 食管癌	75.32	0.22
U097	2. 胃癌	75.45	0.36
U098	3. 肝癌	75.57	0.47
U099	4. 喉癌	75.11	0.02
U100	5. 肺、气管和支气管癌	75.74	0.64
U101	6. 乳腺癌	75.15	0.06
U102	7. 子宫颈癌	75.13	0.03
U103	8. 子宫体癌	75.13	0.04
U104	9. 前列腺癌	75.11	0.01
U105	10. 结直肠癌	75.23	0.13
U106	11. 口腔癌	75.11	0.01
U107	12. 鼻咽癌	75.13	0.03
U108	13. 其他咽癌	75.10	0.01
U109	14. 胆囊、胆管癌	75.12	0.02
U110	15. 胰腺癌	75.16	0.06
U111	16. 皮肤恶性黑色素瘤	75.10	0.00
U112	17. 皮肤其他恶性肿瘤	75.11	0.01
U113	18. 卵巢癌	75.11	0.01

续表

疾病编码	疾病名称	去死因预期寿命	寿命损失年
U114	19. 睾丸癌	75.10	0.00
U115	20. 肾癌	75.11	0.01
U116	21. 膀胱癌	75.12	0.02
U117	22. 脑和神经系统癌	75.17	0.07
U118	23. 甲状腺癌	75.10	0.00
U119	24. 间皮瘤	75.10	0.00
U120	25. 霍奇金病	75.10	0.00
U121	26. 非霍奇金淋巴瘤	75.14	0.04
U122	27. 多发性骨髓瘤	75.11	0.01
U123	28. 白血病	75.20	0.10
U124	29. 其他肿瘤	75.34	0.25
U125	B. 心脑血管疾病	80.30	5.21
U126	1. 风湿性心脏病	75.17	0.07
U127	2. 缺血性心脏病	76.78	1.69
U128	3. 脑血管病	77.74	2.64
U129	a. 缺血性中风	75.91	0.82
U130	b. 出血性中风	76.44	1.34
U131	4. 高血压心脏病	75.45	0.35
U132	5. 心肌炎	75.14	0.04
U133	6. 房颤和颤振	75.10	0.00
U134	7. 主动脉瘤	75.10	0.01
U135	8. 周围性血管疾病	75.16	0.06
U136	9. 心内膜炎	75.10	0.00
U137	10. 其他心血管病	75.45	0.35

疾病编码	疾病名称	去死因预期寿命	寿命损失年
U138	C. 慢性呼吸系统疾病	76.09	0.99
U139	1. 慢性阻塞性肺疾病	76.03	0.93
U140	2. 尘肺	75.11	0.01
U141	a. 矽肺	75.10	0.01
U142	b. 石棉肺	75.10	0.00
U143	c. 煤炭工尘肺	75.10	0.00
U144	d. 其他尘肺	75.10	0.00
U145	3. 哮喘	75.12	0.02
U146	4. 间质性肺疾病和肺结节病	75.10	0.00
U147	5. 其他慢性呼吸系统疾病	75.11	0.02
U148	D. 肝硬化	75.27	0.17
U150	E. 消化系统疾病	75.31	0.21
U151	1. 消化性溃疡	75.15	0.05
U152	2. 胃炎和十二指肠炎	75.12	0.02
U153	3. 阑尾炎	75.10	0.00
U154	4. 肠梗阻	75.11	0.01
U155	5. 腹股沟、股和腹疝	75.10	0.00
U156	6. 炎症性肠病	75.11	0.02
U157	7. 肠血管疾病	75.10	0.00
U158	8. 胆囊、胆道疾病	75.11	0.01
U159	9. 胰腺炎	75.11	0.01
U160	10. 其他消化系统疾病	75.18	0.08
U161	F. 神经系统	75.25	0.15
U162	1. 阿尔茨海默病和其他痴呆	75.16	0.07

续表

疾病编码	疾病名称	去死因预期寿命	寿命损失年
U163	2. 帕金森病	75.10	0.01
U164	3. 癫痫	75.12	0.02
U165	4. 多发性硬化	75.10	0.00
U166	5. 其他神经系统疾病	75.15	0.05
U167	G. 精神障碍疾病	75.15	0.05
U168	1. 精神分裂症	75.11	0.01
U169	2. 使用酒精引起的行为和精神障碍	75.12	0.03
U170	3. 使用药物引起的行为和精神障碍	75.10	0.01
U171	a. 使用阿片样物质引起的行为和精神障碍	75.10	0.00
U172	b. 使用可卡因引起的行为和精神障碍	75.10	0.00
U173	c. 使用苯丙胺引起的行为和精神障碍	75.10	0.00
U174	d. 其他药物引起的行为和精神障碍	75.10	0.01
U175	4. 进食障碍	75.10	0.00
U176	a. 神经性厌食	75.10	0.00
U177	H. 糖尿病、泌尿生殖、血液和内分泌疾病	75.49	0.39
U178	1. 糖尿病	75.23	0.14
U179	2. 急性肾小球肾炎	75.11	0.01
U180	3. 慢性肾病	75.29	0.19
U181	a. 糖尿病引起的肾病	75.13	0.03
U182	b. 高血压引起的肾病	75.15	0.06
U183	c. 肾小球肾炎引起的肾病	75.16	0.06
U184	d. 其他原因引起的肾病	75.13	0.03
U185	4. 泌尿系统疾病和男性不育	75.11	0.01
U186	a. 间质性肾炎和尿路感染	75.10	0.01

疾病编码	疾病名称	去死因预期寿命	寿命损失年
U187	b. 尿石病	75.10	0.00
U188	c. 其他泌尿系统疾病	75.10	0.01
U189	5. 妇科疾病	75.10	0.00
U191	b. 子宫内膜异位	75.10	0.00
U192	c. 女性生殖器脱垂	75.10	0.00
U193	d. 其他妇科疾病	75.10	0.00
U194	6. 溶血性贫血	75.11	0.01
U195	a. 地中海贫血	75.10	0.00
U197	c. 酶代谢紊乱性贫血	75.10	0.00
U198	d. 其他溶血性贫血	75.11	0.01
U199	7. 内分泌、代谢、血液和免疫紊乱	75.12	0.02
U200	I. 肌肉骨骼和结缔组织疾病	75.13	0.03
U201	1. 类风湿性关节炎	75.11	0.01
U202	2. 其他	75.12	0.02
U203	J. 其他慢性非传染性疾病	75.30	0.21
U204	1. 先天畸形	75.29	0.20
U205	a. 神经管缺陷	75.10	0.00
U206	b. 先天性心脏异常	75.25	0.15
U207	c. 唇裂和腭裂	75.10	0.00
U208	d. 唐氏综合征	75.10	0.00
U209	e. 不平衡染色体重组	75.10	0.00
U210	f. 其他先天畸形	75.14	0.04
U211	2. 皮肤和皮下组织疾病	75.10	0.01
U212	a. 蜂窝织炎	75.10	0.00

续表

疾病编码	疾病名称	去死因预期寿命	寿命损失年
U213	b. 脓肿、脓疱病和其他细菌性皮肤疾病	75.10	0.00
U214	c. 褥疮性溃疡	75.10	0.00
U215	d. 其他皮肤和皮下组织疾病	75.10	0.00
U216	3. 婴儿猝死综合征	75.10	0.00
U217	Ⅲ. 伤害	76.60	1.50
U218	A. 交通工具伤害	75.69	0.59
U219	1. 道路伤害	75.63	0.53
U220	a. 行人在运输事故中的伤害	75.39	0.29
U221	b. 骑脚踏车人员在交通事故中的伤害	75.14	0.04
U222	c. 骑摩托车人员在交通事故中的伤害	75.21	0.11
U223	d. 机动车成员在交通事故中的伤害	75.18	0.08
U224	e. 其他道路伤害	75.10	0.00
U225	2. 其他交通工具伤害	75.16	0.06
U226	B. 意外伤害	75.73	0.63
U227	1. 意外跌落	75.27	0.17
U228	2. 溺水	75.28	0.19
U229	3. 火灾	75.12	0.02
U230	4. 意外中毒	75.16	0.06
U231	5. 暴露于无生命机械性力量下	75.21	0.11
U232	a. 无意的武器伤害	75.10	0.00
U233	b. 意外窒息	75.14	0.04
U234	c. 其他	75.17	0.07
U235	6. 医疗后遗症	75.10	0.00
U236	7. 动物接触伤害	75.10	0.00

疾病编码	疾病名称	去死因预期寿命	寿命损失年
U237	a.有毒动物接触伤害	75.10	0.00
U238	b.非有毒动物接触伤害	75.10	0.00
U239	8.异物	75.12	0.02
U240	a.肺部或呼吸道异物	75.11	0.02
U241	b.其他部位异物	75.10	0.00
U242	9.其他意外伤害	75.14	0.05
U243	C.故意伤害	75.34	0.24
U244	1.自杀及后遗症	75.28	0.19
U245	2.他杀及后遗症	75.14	0.04
U246	a.武器攻击	75.10	0.00
U247	b.利器攻击	75.11	0.01
U248	c.其他工具攻击	75.13	0.03
U249	D.自然、暴力战争和依法处置	75.11	0.01
U250	1.暴露于自然力量下	75.11	0.01
U251	2.依法处置	75.10	0.00
U253	V.未特指原因的胎儿死亡	75.10	0.00

表 J-8 农村地区男性疾病别去死因预期寿命表

疾病编码	疾病名称	去死因预期寿命	寿命损失年
U001	I.传染性、孕产妇、新生儿和营养疾病	73.13	0.75
U002	A.艾滋病和结核病	72.46	0.08
U003	1.结核病	72.45	0.07
U004	2.艾滋病	72.40	0.02
U005	a.艾滋病造成的分枝杆菌感染	72.38	0.00
U006	b.艾滋病造成的其他疾病	72.39	0.01

疾病编码	疾病名称	去死因预期寿命	寿命损失年
U007	B. 腹泻、下呼吸道和其他常见传染病	72.68	0.29
U008	1. 腹泻性疾病	72.39	0.01
U010	b. 其他沙门菌感染	72.38	0.00
U011	c. 细菌性痢疾	72.38	0.00
U012	d. 肠道病原性大肠杆菌感染	72.38	0.00
U014	f. 弯曲菌肠炎	72.38	0.00
U015	g. 阿米巴病	72.38	0.00
U017	i. 轮状病毒性肠炎	72.38	0.00
U019	k. 艰难梭状芽胞杆菌性小肠结肠炎	72.38	0.00
U020	l. 诺沃克组病毒引起的急性胃肠病	72.38	0.00
U022	n. 其他细菌性食源性腹泻	72.39	0.00
U023	o. 其他腹泻性疾病	72.39	0.00
U024	2. 肠道传染病	72.38	0.00
U025	a. 伤寒	72.38	0.00
U026	b. 副伤寒	72.38	0.00
U027	c. 其他肠道传染病	72.38	0.00
U028	3. 下呼吸道感染	72.63	0.25
U029	a. 流行性感冒	72.40	0.01
U030	b. 肺炎球菌性肺炎	72.39	0.00
U031	c. 流感嗜血杆菌性肺炎	72.38	0.00
U032	d. 呼吸道合胞体病毒肺炎	72.39	0.00
U033	e. 其他下呼吸道感染	72.61	0.23
U034	4. 上呼吸道感染	72.38	0.00
U035	5. 中耳炎	72.38	0.00

疾病编码	疾病名称	去死因预期寿命	寿命损失年
U036	6. 脑膜炎	72.40	0.02
U037	a. 肺炎球菌性脑膜炎	72.38	0.00
U039	c. 脑膜炎球菌性脑膜炎	72.39	0.01
U040	d. 其他脑膜炎	72.40	0.01
U041	7. 脑炎	72.39	0.01
U042	8. 白喉	72.38	0.00
U044	10. 破伤风	72.39	0.00
U045	11. 麻疹	72.38	0.00
U046	12. 水痘	72.38	0.00
U047	C. 被忽视的热带病和疟疾	72.39	0.01
U048	1. 疟疾	72.38	0.00
U049	2. 查加斯病	72.38	0.00
U050	3. 利什曼病	72.38	0.00
U051	a. 内脏利什曼病	72.38	0.00
U053	5. 血吸虫病	72.38	0.00
U054	6. 囊虫病	72.38	0.00
U055	7. 棘球蚴病	72.38	0.00
U056	8. 登革热	72.38	0.00
U058	10. 狂犬病	72.39	0.00
U059	11. 肠线虫感染	72.38	0.00
U060	a. 蛔虫病	72.38	0.00
U061	12. 其他被忽视的热带病	72.38	0.00
U071	E. 新生儿疾病	72.69	0.31
U072	1. 新生儿早产并发症	72.56	0.17

疾病编码	疾病名称	去死因预期寿命	寿命损失年
U073	2. 由产伤和窒息导致的新生儿脑病	72.47	0.08
U074	3. 新生儿败血症和其他新生儿感染	72.39	0.01
U075	4. 溶血性疾病和其他新生儿黄疸	72.39	0.01
U076	5. 其他新生儿疾病	72.42	0.03
U077	F. 营养缺乏	72.40	0.02
U078	1. 蛋白质－能量营养不良	72.39	0.01
U079	2. 碘缺乏	72.38	0.00
U080	3. 缺铁性贫血	72.39	0.00
U081	4. 其他营养病症	72.39	0.00
U082	G. 其他传染病，孕产妇，新生儿和营养疾病	72.42	0.04
U083	1. 性传播疾病（不包括艾滋病）	72.38	0.00
U084	a. 梅毒	72.38	0.00
U085	b. 衣原体病	72.38	0.00
U086	c. 淋病	72.38	0.00
U087	d. 其他性传播疾病	72.38	0.00
U088	2. 肝炎	72.39	0.01
U089	a. 急性甲型肝炎	72.38	0.00
U090	b. 急性乙型肝炎	72.39	0.01
U091	c. 急性丙型肝炎	72.38	0.00
U092	d. 急性戊型肝炎	72.38	0.00
U093	3. 其他感染性疾病	72.41	0.03
U094	Ⅱ. 慢性非传染性疾病	82.33	9.95
U095	A. 肿瘤	75.33	2.95
U096	1. 食管癌	72.66	0.28

续表

疾病编码	疾病名称	去死因预期寿命	寿命损失年
U097	2. 胃癌	72.80	0.42
U098	3. 肝癌	73.00	0.62
U099	4. 喉癌	72.41	0.02
U100	5. 肺、气管和支气管癌	73.14	0.76
U101	6. 乳腺癌	72.39	0.00
U104	9. 前列腺癌	72.41	0.02
U105	10. 结直肠癌	72.51	0.13
U106	11. 口腔癌	72.40	0.01
U107	12. 鼻咽癌	72.42	0.04
U108	13. 其他咽癌	72.39	0.01
U109	14. 胆囊、胆管癌	72.40	0.02
U110	15. 胰腺癌	72.44	0.06
U111	16. 皮肤恶性黑色素瘤	72.39	0.00
U112	17. 皮肤其他恶性肿瘤	72.39	0.01
U114	19. 睾丸癌	72.38	0.00
U115	20. 肾癌	72.40	0.01
U116	21. 膀胱癌	72.41	0.03
U117	22. 脑和神经系统癌	72.46	0.07
U118	23. 甲状腺癌	72.39	0.00
U119	24. 间皮瘤	72.38	0.00
U120	25. 霍奇金病	72.39	0.00
U121	26. 非霍奇金淋巴瘤	72.43	0.05
U122	27. 多发性骨髓瘤	72.39	0.01
U123	28. 白血病	72.48	0.10

续表

疾病编码	疾病名称	去死因预期寿命	寿命损失年
U124	29. 其他肿瘤	72.65	0.27
U125	B. 心脑血管疾病	77.23	4.84
U126	1. 风湿性心脏病	72.43	0.05
U127	2. 缺血性心脏病	73.90	1.51
U128	3. 脑血管病	74.92	2.54
U129	a. 缺血性脑卒中	73.13	0.75
U130	b. 出血性脑卒中	73.73	1.34
U131	4. 高血压心脏病	72.69	0.31
U132	5. 心肌炎	72.42	0.04
U133	6. 房颤和颤振	72.38	0.00
U134	7. 主动脉瘤	72.39	0.01
U135	8. 周围性血管疾病	72.44	0.05
U136	9. 心内膜炎	72.38	0.00
U137	10. 其他心血管病	72.72	0.33
U138	C. 慢性呼吸系统疾病	73.30	0.92
U139	1. 慢性阻塞性肺疾病	73.23	0.85
U140	2. 尘肺	72.40	0.01
U141	a. 矽肺	72.39	0.01
U142	b. 石棉肺	72.38	0.00
U143	c. 煤炭工尘肺	72.38	0.00
U144	d. 其他尘肺	72.39	0.00
U145	3. 哮喘	72.40	0.02
U146	4. 间质性肺疾病和肺结节病	72.39	0.00
U147	5. 其他慢性呼吸系统疾病	72.40	0.02

疾病编码	疾病名称	去死因预期寿命	寿命损失年
U148	D. 肝硬化	72.61	0.23
U150	E. 消化系统疾病	72.60	0.22
U151	1. 消化性溃疡	72.44	0.06
U152	2. 胃炎和十二指肠炎	72.40	0.02
U153	3. 阑尾炎	72.39	0.00
U154	4. 肠梗阻	72.40	0.01
U155	5. 腹股沟、股和腹疝	72.38	0.00
U156	6. 炎症性肠病	72.40	0.02
U157	7. 肠血管疾病	72.38	0.00
U158	8. 胆囊、胆道疾病	72.39	0.01
U159	9. 胰腺炎	72.40	0.01
U160	10. 其他消化系统疾病	72.47	0.09
U161	F. 神经系统	72.52	0.14
U162	1. 阿尔茨海默病和其他痴呆	72.43	0.05
U163	2. 帕金森病	72.39	0.01
U164	3. 癫痫	72.41	0.03
U165	4. 多发性硬化	72.38	0.00
U166	5. 其他神经系统疾病	72.44	0.06
U167	G. 精神障碍疾病	72.46	0.07
U168	1. 精神分裂症	72.40	0.01
U169	2. 使用酒精引起的行为和精神障碍	72.43	0.05
U170	3. 使用药物引起的行为和精神障碍	72.39	0.01
U171	a. 使用阿片样物质引起的行为和精神障碍	72.38	0.00
U172	b. 使用可卡因引起的行为和精神障碍	72.38	0.00

疾病编码	疾病名称	去死因预期寿命	寿命损失年
U173	c. 使用苯丙胺引起的行为和精神障碍	72.38	0.00
U174	d. 其他药物引起的行为和精神障碍	72.39	0.01
U175	4. 进食障碍	72.38	0.00
U176	a. 神经性厌食	72.38	0.00
U177	H. 糖尿病、泌尿生殖、血液和内分泌疾病	72.74	0.35
U178	1. 糖尿病	72.49	0.10
U179	2. 急性肾小球肾炎	72.39	0.01
U180	3. 慢性肾病	72.56	0.18
U181	a. 糖尿病引起的肾病	72.41	0.03
U182	b. 高血压引起的肾病	72.43	0.05
U183	c. 肾小球肾炎引起的肾病	72.44	0.06
U184	d. 其他原因引起的肾病	72.41	0.03
U185	4. 泌尿系统疾病和男性不育	72.40	0.02
U186	a. 间质性肾炎和尿路感染	72.39	0.01
U187	b. 尿石病	72.39	0.00
U188	c. 其他泌尿系统疾病	72.39	0.01
U189	5. 妇科疾病	72.38	0.00
U193	d. 其他妇科疾病	72.38	0.00
U194	6. 溶血性贫血	72.40	0.01
U195	a. 地中海贫血	72.39	0.00
U197	c. 酶代谢紊乱性贫血	72.38	0.00
U198	d. 其他溶血性贫血	72.39	0.01
U199	7. 内分泌、代谢、血液和免疫紊乱	72.40	0.02
U200	I. 肌肉骨骼和结缔组织疾病	72.40	0.02

续表

疾病编码	疾病名称	去死因预期寿命	寿命损失年
U201	1. 类风湿性关节炎	72.39	0.01
U202	2. 其他	72.40	0.02
U203	J. 其他慢性非传染性疾病	72.59	0.21
U204	1. 先天畸形	72.58	0.20
U205	a. 神经管缺陷	72.38	0.00
U206	b. 先天性心脏异常	72.53	0.15
U207	c. 唇裂和腭裂	72.38	0.00
U208	d. 唐氏综合征	72.38	0.00
U209	e. 不平衡染色体重组	72.38	0.00
U210	f. 其他先天畸形	72.43	0.05
U211	2. 皮肤和皮下组织疾病	72.39	0.00
U212	a. 蜂窝织炎	72.38	0.00
U213	b. 脓肿、脓疱病和其他细菌性皮肤疾病	72.38	0.00
U214	c. 褥疮性溃疡	72.39	0.00
U215	d. 其他皮肤和皮下组织疾病	72.38	0.00
U216	3. 婴儿猝死综合征	72.39	0.00
U217	Ⅲ. 伤害	74.29	1.91
U218	A. 交通工具伤害	73.20	0.82
U219	1. 道路伤害	73.11	0.73
U220	a. 行人在运输事故中的伤害	72.77	0.39
U221	b. 骑脚踏车人员在交通事故中的伤害	72.43	0.05
U222	c. 骑摩托车人员在交通事故中的伤害	72.55	0.17
U223	d. 机动车成员在交通事故中的伤害	72.50	0.11
U224	e. 其他道路伤害	72.39	0.00

疾病编码	疾病名称	去死因预期寿命	寿命损失年
U225	2. 其他交通工具伤害	72.47	0.09
U226	B. 意外伤害	73.18	0.79
U227	1. 意外跌落	72.59	0.21
U228	2. 溺水	72.62	0.23
U229	3. 火灾	72.41	0.02
U230	4. 意外中毒	72.45	0.07
U231	5. 暴露于无生命机械性力量下	72.54	0.15
U232	a. 无意的武器伤害	72.38	0.00
U233	b. 意外窒息	72.43	0.04
U234	c. 其他	72.49	0.11
U235	6. 医疗后遗症	72.39	0.01
U236	7. 动物接触伤害	72.39	0.01
U237	a. 有毒动物接触伤害	72.39	0.00
U238	b. 非有毒动物接触伤害	72.39	0.00
U239	8. 异物	72.40	0.02
U240	a. 肺部或呼吸道异物	72.40	0.02
U241	b. 其他部位异物	72.38	0.00
U242	9. 其他意外伤害	72.46	0.07
U243	C. 故意伤害	72.63	0.25
U244	1. 自杀及后遗症	72.57	0.19
U245	2. 他杀及后遗症	72.44	0.06
U246	a. 武器攻击	72.38	0.00
U247	b. 利器攻击	72.40	0.01
U248	c. 其他工具攻击	72.42	0.04

续表

疾病编码	疾病名称	去死因预期寿命	寿命损失年
U249	D. 自然、暴力战争和依法处置	72.40	0.02
U250	1. 暴露于自然力量下	72.40	0.01
U251	2. 依法处置	72.39	0.00
U253	V. 未特指原因的胎儿死亡	72.39	0.00

表 J-9　农村地区女性疾病别去死因预期寿命表

疾病编码	疾病名称	去死因预期寿命	寿命损失年
U001	I. 传染性、孕产妇、新生儿和营养疾病	78.96	0.72
U002	A. 艾滋病和结核病	78.29	0.04
U003	1. 结核病	78.28	0.04
U004	2. 艾滋病	78.25	0.01
U005	a. 艾滋病造成的分枝杆菌感染	78.24	0.00
U006	b. 艾滋病造成的其他疾病	78.25	0.00
U007	B. 腹泻、下呼吸道和其他常见传染病	78.55	0.31
U008	1. 腹泻性疾病	78.25	0.01
U010	b. 其他沙门菌感染	78.24	0.00
U011	c. 细菌性痢疾	78.24	0.00
U012	d. 肠道病原性大肠杆菌感染	78.24	0.00
U015	g. 阿米巴病	78.24	0.00
U020	l. 诺沃克组病毒引起的急性胃肠病	78.24	0.00
U021	m. 腺病毒性肠炎	78.24	0.00
U022	n. 其他细菌性食源性腹泻	78.25	0.00
U023	o. 其他腹泻性疾病	78.25	0.00
U024	2. 肠道传染病	78.24	0.00

续表

疾病编码	疾病名称	去死因预期寿命	寿命损失年
U025	a. 伤寒	78.24	0.00
U028	3. 下呼吸道感染	78.52	0.27
U029	a. 流行性感冒	78.26	0.02
U030	b. 肺炎球菌性肺炎	78.25	0.00
U031	c. 流感嗜血杆菌性肺炎	78.24	0.00
U032	d. 呼吸道合胞体病毒肺炎	78.25	0.00
U033	e. 其他下呼吸道感染	78.49	0.25
U034	4. 上呼吸道感染	78.24	0.00
U035	5. 中耳炎	78.24	0.00
U036	6. 脑膜炎	78.26	0.02
U037	a. 肺炎球菌性脑膜炎	78.24	0.00
U038	b. 嗜血杆菌脑膜炎	78.24	0.00
U039	c. 脑膜炎球菌性脑膜炎	78.25	0.01
U040	d. 其他脑膜炎	78.25	0.01
U041	7. 脑炎	78.25	0.01
U044	10. 破伤风	78.24	0.00
U045	11. 麻疹	78.24	0.00
U046	12. 水痘	78.24	0.00
U047	C. 被忽视的热带病和疟疾	78.25	0.00
U048	1. 疟疾	78.24	0.00
U049	2. 查加斯病	78.24	0.00
U053	5. 血吸虫病	78.24	0.00
U054	6. 囊虫病	78.24	0.00
U055	7. 棘球蚴病	78.24	0.00

续表

疾病编码	疾病名称	去死因预期寿命	寿命损失年
U058	10. 狂犬病	78.25	0.00
U059	11. 肠线虫感染	78.24	0.00
U060	a. 蛔虫病	78.24	0.00
U061	12. 其他被忽视的热带病	78.24	0.00
U062	D. 孕产妇疾病	78.26	0.01
U063	1. 孕产妇出血	78.25	0.00
U064	2. 产妇败血症和其他产妇感染	78.24	0.00
U065	3. 妊娠高血压综合征	78.25	0.00
U066	4. 梗阻性分娩	78.24	0.00
U067	5. 流产	78.24	0.00
U068	6. 间接的孕产妇死亡	78.24	0.00
U070	8. 艾滋病加剧的孕产妇死亡	78.25	0.00
U071	E. 新生儿疾病	78.53	0.29
U072	1. 新生儿早产并发症	78.39	0.15
U073	2. 由产伤和窒息导致的新生儿脑病	78.34	0.09
U074	3. 新生儿败血症和其他新生儿感染	78.25	0.00
U075	4. 溶血性疾病和其他新生儿黄疸	78.25	0.01
U076	5. 其他新生儿疾病	78.28	0.03
U077	F. 营养缺乏	78.27	0.03
U078	1. 蛋白质－能量营养不良	78.26	0.01
U079	2. 碘缺乏	78.24	0.00
U080	3. 缺铁性贫血	78.25	0.01
U081	4. 其他营养病症	78.25	0.00
U082	G. 其他传染病，孕产妇，新生儿和营养疾病	78.28	0.03

续表

疾病编码	疾病名称	去死因预期寿命	寿命损失年
U083	1. 性传播疾病（不包括艾滋病）	78.25	0.00
U084	a. 梅毒	78.24	0.00
U085	b. 衣原体病	78.24	0.00
U086	c. 淋病	78.24	0.00
U088	2. 肝炎	78.25	0.01
U089	a. 急性甲型肝炎	78.24	0.00
U090	b. 急性乙型肝炎	78.25	0.00
U091	c. 急性丙型肝炎	78.24	0.00
U092	d. 急性戊型肝炎	78.24	0.00
U093	3. 其他感染性疾病	78.27	0.03
U094	Ⅱ. 慢性非传染性疾病	88.06	9.82
U095	A. 肿瘤	80.36	2.11
U096	1. 食管癌	78.38	0.13
U097	2. 胃癌	78.50	0.26
U098	3. 肝癌	78.51	0.27
U099	4. 喉癌	78.25	0.01
U100	5. 肺、气管和支气管癌	78.69	0.45
U101	6. 乳腺癌	78.37	0.13
U102	7. 子宫颈癌	78.32	0.07
U103	8. 子宫体癌	78.33	0.09
U105	10. 结直肠癌	78.37	0.12
U106	11. 口腔癌	78.25	0.01
U107	12. 鼻咽癌	78.26	0.02
U108	13. 其他咽癌	78.25	0.00

疾病编码	疾病名称	去死因预期寿命	寿命损失年
U109	14. 胆囊、胆管癌	78.27	0.03
U110	15. 胰腺癌	78.30	0.06
U111	16. 皮肤恶性黑色素瘤	78.25	0.00
U112	17. 皮肤其他恶性肿瘤	78.25	0.01
U113	18. 卵巢癌	78.27	0.03
U115	20. 肾癌	78.25	0.01
U116	21. 膀胱癌	78.25	0.01
U117	22. 脑和神经系统癌	78.31	0.07
U118	23. 甲状腺癌	78.25	0.01
U119	24. 间皮瘤	78.24	0.00
U120	25. 霍奇金病	78.25	0.00
U121	26. 非霍奇金淋巴瘤	78.28	0.03
U122	27. 多发性骨髓瘤	78.25	0.01
U123	28. 白血病	78.34	0.09
U124	29. 其他肿瘤	78.45	0.20
U125	B. 心脑血管疾病	83.75	5.50
U126	1. 风湿性心脏病	78.33	0.09
U127	2. 缺血性心脏病	80.11	1.87
U128	3. 脑血管病	80.92	2.67
U129	a. 缺血性脑卒中	79.11	0.87
U130	b. 出血性脑卒中	79.53	1.29
U131	4. 高血压心脏病	78.64	0.39
U132	5. 心肌炎	78.29	0.04
U133	6. 房颤和颤振	78.24	0.00

续表

疾病编码	疾病名称	去死因预期寿命	寿命损失年
U134	7. 主动脉瘤	78.25	0.00
U135	8. 周围性血管疾病	78.31	0.07
U136	9. 心内膜炎	78.24	0.00
U137	10. 其他心血管病	78.61	0.37
U138	C. 慢性呼吸系统疾病	79.28	1.04
U139	1. 慢性阻塞性肺疾病	79.23	0.99
U140	2. 尘肺	78.24	0.00
U141	a. 矽肺	78.24	0.00
U142	b. 石棉肺	78.24	0.00
U143	c. 煤炭工尘肺	78.24	0.00
U144	d. 其他尘肺	78.24	0.00
U145	3. 哮喘	78.27	0.02
U146	4. 间质性肺疾病和肺结节病	78.25	0.00
U147	5. 其他慢性呼吸系统疾病	78.26	0.01
U148	D. 肝硬化	78.34	0.10
U150	E. 消化系统疾病	78.44	0.20
U151	1. 消化性溃疡	78.28	0.04
U152	2. 胃炎和十二指肠炎	78.26	0.02
U153	3. 阑尾炎	78.25	0.00
U154	4. 肠梗阻	78.26	0.01
U155	5. 腹股沟、股和腹疝	78.24	0.00
U156	6. 炎症性肠病	78.26	0.02
U157	7. 肠血管疾病	78.24	0.00
U158	8. 胆囊、胆道疾病	78.26	0.02

疾病编码	疾病名称	去死因预期寿命	寿命损失年
U159	9. 胰腺炎	78.26	0.01
U160	10. 其他消化系统疾病	78.32	0.07
U161	F. 神经系统	78.40	0.16
U162	1. 阿尔茨海默病和其他痴呆	78.33	0.09
U163	2. 帕金森病	78.25	0.01
U164	3. 癫痫	78.26	0.02
U165	4. 多发性硬化	78.24	0.00
U166	5. 其他神经系统疾病	78.29	0.04
U167	G. 精神障碍疾病	78.27	0.03
U168	1. 精神分裂症	78.26	0.01
U169	2. 使用酒精引起的行为和精神障碍	78.25	0.00
U170	3. 使用药物引起的行为和精神障碍	78.25	0.00
U171	a. 使用阿片样物质引起的行为和精神障碍	78.24	0.00
U172	b. 使用可卡因引起的行为和精神障碍	78.24	0.00
U174	d. 其他药物引起的行为和精神障碍	78.25	0.00
U175	4. 进食障碍	78.24	0.00
U176	a. 神经性厌食	78.24	0.00
U177	H. 糖尿病、泌尿生殖、血液和内分泌疾病	78.68	0.44
U178	1. 糖尿病	78.42	0.18
U179	2. 急性肾小球肾炎	78.25	0.01
U180	3. 慢性肾病	78.44	0.20
U181	a. 糖尿病引起的肾病	78.28	0.04
U182	b. 高血压引起的肾病	78.30	0.06
U183	c. 肾小球肾炎引起的肾病	78.30	0.06

续表

疾病编码	疾病名称	去死因预期寿命	寿命损失年
U184	d. 其他原因引起的肾病	78.27	0.03
U185	4. 泌尿系统疾病和男性不育	78.25	0.01
U186	a. 间质性肾炎和尿路感染	78.25	0.01
U187	b. 尿石病	78.25	0.00
U188	c. 其他泌尿系统疾病	78.25	0.00
U189	5. 妇科疾病	78.24	0.00
U191	b. 子宫内膜异位	78.24	0.00
U192	c. 女性生殖器脱垂	78.24	0.00
U193	d. 其他妇科疾病	78.24	0.00
U194	6. 溶血性贫血	78.26	0.01
U195	a. 地中海贫血	78.25	0.00
U197	c. 酶代谢紊乱性贫血	78.24	0.00
U198	d. 其他溶血性贫血	78.25	0.01
U199	7. 内分泌、代谢、血液和免疫紊乱	78.27	0.02
U200	I. 肌肉骨骼和结缔组织疾病	78.29	0.04
U201	1. 类风湿性关节炎	78.26	0.01
U202	2. 其他	78.27	0.03
U203	J. 其他慢性非传染性疾病	78.45	0.20
U204	1. 先天畸形	78.44	0.19
U205	a. 神经管缺陷	78.24	0.00
U206	b. 先天性心脏异常	78.40	0.15
U207	c. 唇裂和腭裂	78.24	0.00
U208	d. 唐氏综合征	78.24	0.00
U210	f. 其他先天畸形	78.28	0.04

疾病编码	疾病名称	去死因预期寿命	寿命损失年
U211	2. 皮肤和皮下组织疾病	78.25	0.01
U212	a. 蜂窝织炎	78.24	0.00
U213	b. 脓肿、脓疱病和其他细菌性皮肤疾病	78.24	0.00
U214	c. 褥疮性溃疡	78.25	0.01
U215	d. 其他皮肤和皮下组织疾病	78.24	0.00
U216	3. 婴儿猝死综合征	78.25	0.00
U217	Ⅲ. 伤害	79.23	0.99
U218	A. 交通工具伤害	78.56	0.31
U219	1. 道路伤害	78.53	0.28
U220	a. 行人在运输事故中的伤害	78.42	0.17
U221	b. 骑脚踏车人员在交通事故中的伤害	78.27	0.03
U222	c. 骑摩托车人员在交通事故中的伤害	78.28	0.04
U223	d. 机动车成员在交通事故中的伤害	78.28	0.04
U224	e. 其他道路伤害	78.25	0.00
U225	2. 其他交通工具伤害	78.27	0.03
U226	B. 意外伤害	78.67	0.43
U227	1. 意外跌落	78.37	0.12
U228	2. 溺水	78.37	0.13
U229	3. 火灾	78.26	0.02
U230	4. 意外中毒	78.30	0.06
U231	5. 暴露于无生命机械性力量下	78.31	0.07
U232	a. 无意的武器伤害	78.24	0.00
U233	b. 意外窒息	78.28	0.04

续表

疾病编码	疾病名称	去死因预期寿命	寿命损失年
U234	c. 其他	78.27	0.03
U235	6. 医疗后遗症	78.25	0.00
U236	7. 动物接触伤害	78.25	0.00
U237	a. 有毒动物接触伤害	78.25	0.00
U238	b. 非有毒动物接触伤害	78.24	0.00
U239	8. 异物	78.26	0.02
U240	a. 肺部或呼吸道异物	78.26	0.01
U241	b. 其他部位异物	78.24	0.00
U242	9. 其他意外伤害	78.26	0.02
U243	C. 故意伤害	78.47	0.23
U244	1. 自杀及后遗症	78.43	0.18
U245	2. 他杀及后遗症	78.27	0.03
U246	a. 武器攻击	78.24	0.00
U247	b. 利器攻击	78.25	0.01
U248	c. 其他工具攻击	78.27	0.02
U249	D. 自然、暴力战争和依法处置	78.25	0.01
U250	1. 暴露于自然力量下	78.25	0.01
U251	2. 依法处置	78.24	0.00
U253	V. 未特指原因的胎儿死亡	78.25	0.00

表 J-10　东部地区疾病别去死因预期寿命表

疾病编码	疾病名称	去死因预期寿命	寿命损失年
U001	I. 传染性、孕产妇、新生儿和营养疾病	77.71	0.52
U002	A. 艾滋病和结核病	77.22	0.03

疾病编码	疾病名称	去死因预期寿命	寿命损失年
U003	1. 结核病	77.21	0.03
U004	2. 艾滋病	77.19	0.01
U005	a. 艾滋病造成的分枝杆菌感染	77.19	0.00
U006	b. 艾滋病造成的其他疾病	77.19	0.00
U007	B. 腹泻、下呼吸道和其他常见传染病	77.42	0.23
U008	1. 腹泻性疾病	77.19	0.00
U010	b. 其他沙门菌感染	77.19	0.00
U011	c. 细菌性痢疾	77.19	0.00
U012	d. 肠道病原性大肠杆菌感染	77.18	0.00
U013	e. 肠毒性大肠杆菌感染	77.18	0.00
U015	g. 阿米巴病	77.18	0.00
U017	i. 轮状病毒性肠炎	77.18	0.00
U020	l. 诺沃克组病毒引起的急性胃肠病	77.18	0.00
U022	n. 其他细菌性食源性腹泻	77.19	0.00
U023	o. 其他腹泻性疾病	77.19	0.00
U024	2. 肠道传染病	77.18	0.00
U025	a. 伤寒	77.18	0.00
U027	c. 其他肠道传染病	77.18	0.00
U028	3. 下呼吸道感染	77.39	0.20
U029	a. 流行性感冒	77.19	0.00
U030	b. 肺炎球菌性肺炎	77.19	0.00
U031	c. 流感嗜血杆菌性肺炎	77.19	0.00
U032	d. 呼吸道合胞体病毒肺炎	77.19	0.00
U033	e. 其他下呼吸道感染	77.38	0.20

续表

疾病编码	疾病名称	去死因预期寿命	寿命损失年
U034	4. 上呼吸道感染	77.19	0.00
U035	5. 中耳炎	77.18	0.00
U036	6. 脑膜炎	77.20	0.01
U037	a. 肺炎球菌性脑膜炎	77.18	0.00
U039	c. 脑膜炎球菌性脑膜炎	77.19	0.01
U040	d. 其他脑膜炎	77.19	0.01
U041	7. 脑炎	77.19	0.01
U042	8. 白喉	77.18	0.00
U044	10. 破伤风	77.19	0.00
U045	11. 麻疹	77.19	0.00
U046	12. 水痘	77.19	0.00
U047	C. 被忽视的热带病和疟疾	77.19	0.00
U048	1. 疟疾	77.18	0.00
U049	2. 查加斯病	77.18	0.00
U053	5. 血吸虫病	77.19	0.00
U054	6. 囊虫病	77.18	0.00
U056	8. 登革热	77.18	0.00
U058	10. 狂犬病	77.19	0.00
U061	12. 其他被忽视的热带病	77.19	0.00
U062	D. 孕产妇疾病	77.19	0.00
U063	1. 孕产妇出血	77.19	0.00
U064	2. 产妇败血症和其他产妇感染	77.19	0.00
U065	3. 妊娠高血压综合征	77.19	0.00
U066	4. 梗阻性分娩	77.19	0.00

疾病编码	疾病名称	去死因预期寿命	寿命损失年
U067	5. 流产	77.19	0.00
U068	6. 间接的孕产妇死亡	77.19	0.00
U070	8. 艾滋病加剧的孕产妇死亡	77.19	0.00
U071	E. 新生儿疾病	77.38	0.19
U072	1. 新生儿早产并发症	77.30	0.11
U073	2. 由产伤和窒息导致的新生儿脑病	77.24	0.06
U074	3. 新生儿败血症和其他新生儿感染	77.19	0.00
U075	4. 溶血性疾病和其他新生儿黄疸	77.19	0.00
U076	5. 其他新生儿疾病	77.20	0.01
U077	F. 营养缺乏	77.20	0.02
U078	1. 蛋白质－能量营养不良	77.20	0.01
U079	2. 碘缺乏	77.18	0.00
U080	3. 缺铁性贫血	77.19	0.00
U081	4. 其他营养病症	77.19	0.00
U082	G. 其他传染病，孕产妇，新生儿和营养疾病	77.22	0.03
U083	1. 性传播疾病（不包括艾滋病）	77.19	0.00
U084	a. 梅毒	77.19	0.00
U086	c. 淋病	77.18	0.00
U087	d. 其他性传播疾病	77.18	0.00
U088	2. 肝炎	77.19	0.01
U089	a. 急性甲型肝炎	77.19	0.00
U090	b. 急性乙型肝炎	77.19	0.00
U091	c. 急性丙型肝炎	77.18	0.00
U092	d. 急性戊型肝炎	77.19	0.00

续表

疾病编码	疾病名称	去死因预期寿命	寿命损失年
U093	3. 其他感染性疾病	77.21	0.03
U094	Ⅱ. 慢性非传染性疾病	86.94	9.75
U095	A. 肿瘤	80.14	2.95
U096	1. 食管癌	77.42	0.24
U097	2. 胃癌	77.57	0.38
U098	3. 肝癌	77.64	0.46
U099	4. 喉癌	77.20	0.02
U100	5. 肺、气管和支气管癌	77.97	0.78
U101	6. 乳腺癌	77.26	0.08
U102	7. 子宫颈癌	77.21	0.03
U103	8. 子宫体癌	77.21	0.03
U104	9. 前列腺癌	77.21	0.02
U105	10. 结直肠癌	77.37	0.18
U106	11. 口腔癌	77.20	0.01
U107	12. 鼻咽癌	77.22	0.03
U108	13. 其他咽癌	77.19	0.01
U109	14. 胆囊、胆管癌	77.22	0.04
U110	15. 胰腺癌	77.28	0.10
U111	16. 皮肤恶性黑色素瘤	77.19	0.00
U112	17. 皮肤其他恶性肿瘤	77.19	0.01
U113	18. 卵巢癌	77.21	0.02
U114	19. 睾丸癌	77.19	0.00
U115	20. 肾癌	77.20	0.02
U116	21. 膀胱癌	77.21	0.03

续表

疾病编码	疾病名称	去死因预期寿命	寿命损失年
U117	22. 脑和神经系统癌	77.26	0.08
U118	23. 甲状腺癌	77.19	0.01
U119	24. 间皮瘤	77.19	0.00
U120	25. 霍奇金病	77.19	0.00
U121	26. 非霍奇金淋巴瘤	77.24	0.05
U122	27. 多发性骨髓瘤	77.20	0.01
U123	28. 白血病	77.29	0.10
U124	29. 其他肿瘤	77.39	0.20
U125	B. 心脑血管疾病	82.04	4.85
U126	1. 风湿性心脏病	77.23	0.04
U127	2. 缺血性心脏病	79.02	1.83
U128	3. 脑血管病	79.55	2.37
U129	a. 缺血性脑卒中	78.18	1.00
U130	b. 出血性脑卒中	78.16	0.97
U131	4. 高血压心脏病	77.43	0.24
U132	5. 心肌炎	77.21	0.02
U133	6. 房颤和颤振	77.19	0.00
U134	7. 主动脉瘤	77.19	0.01
U135	8. 周围性血管疾病	77.26	0.07
U136	9. 心内膜炎	77.19	0.00
U137	10. 其他心血管病	77.45	0.26
U138	C. 慢性呼吸系统疾病	77.98	0.80
U139	1. 慢性阻塞性肺疾病	77.93	0.74
U140	2. 尘肺	77.19	0.01

续表

疾病编码	疾病名称	去死因预期寿命	寿命损失年
U141	a. 矽肺	77.19	0.00
U142	b. 石棉肺	77.18	0.00
U143	c. 煤炭工尘肺	77.19	0.00
U144	d. 其他尘肺	77.19	0.00
U145	3. 哮喘	77.21	0.02
U146	4. 间质性肺疾病和肺结节病	77.19	0.01
U147	5. 其他慢性呼吸系统疾病	77.20	0.01
U148	D. 肝硬化	77.31	0.13
U150	E. 消化系统疾病	77.39	0.20
U151	1. 消化性溃疡	77.22	0.03
U152	2. 胃炎和十二指肠炎	77.19	0.01
U153	3. 阑尾炎	77.19	0.00
U154	4. 肠梗阻	77.20	0.01
U155	5. 腹股沟、股和腹疝	77.19	0.00
U156	6. 炎症性肠病	77.19	0.00
U157	7. 肠血管疾病	77.19	0.00
U158	8. 胆囊、胆道疾病	77.20	0.02
U159	9. 胰腺炎	77.20	0.01
U160	10. 其他消化系统疾病	77.29	0.11
U161	F. 神经系统	77.36	0.17
U162	1. 阿尔茨海默病和其他痴呆	77.27	0.09
U163	2. 帕金森病	77.20	0.01
U164	3. 癫痫	77.20	0.02
U165	4. 多发性硬化	77.19	0.00

疾病编码	疾病名称	去死因预期寿命	寿命损失年
U166	5. 其他神经系统疾病	77.24	0.05
U167	G. 精神障碍疾病	77.22	0.04
U168	1. 精神分裂症	77.20	0.01
U169	2. 使用酒精引起的行为和精神障碍	77.20	0.01
U170	3. 使用药物引起的行为和精神障碍	77.19	0.00
U171	a. 使用阿片样物质引起的行为和精神障碍	77.19	0.00
U172	b. 使用可卡因引起的行为和精神障碍	77.19	0.00
U173	c. 使用苯丙胺引起的行为和精神障碍	77.18	0.00
U174	d. 其他药物引起的行为和精神障碍	77.19	0.00
U175	4. 进食障碍	77.19	0.00
U176	a. 神经性厌食	77.19	0.00
U177	H. 糖尿病、泌尿生殖、血液和内分泌疾病	77.57	0.38
U178	1. 糖尿病	77.36	0.17
U179	2. 急性肾小球肾炎	77.19	0.01
U180	3. 慢性肾病	77.34	0.15
U181	a. 糖尿病引起的肾病	77.22	0.04
U182	b. 高血压引起的肾病	77.22	0.03
U183	c. 肾小球肾炎引起的肾病	77.23	0.05
U184	d. 其他原因引起的肾病	77.21	0.03
U185	4. 泌尿系统疾病和男性不育	77.20	0.01
U186	a. 间质性肾炎和尿路感染	77.19	0.00
U187	b. 尿石病	77.19	0.00
U188	c. 其他泌尿系统疾病	77.19	0.01
U189	5. 妇科疾病	77.19	0.00

续表

疾病编码	疾病名称	去死因预期寿命	寿命损失年
U191	b. 子宫内膜异位	77.18	0.00
U192	c. 女性生殖器脱垂	77.18	0.00
U193	d. 其他妇科疾病	77.19	0.00
U194	6. 溶血性贫血	77.20	0.01
U195	a. 地中海贫血	77.19	0.00
U198	d. 其他溶血性贫血	77.19	0.01
U199	7. 内分泌、代谢、血液和免疫紊乱	77.21	0.02
U200	I. 肌肉骨骼和结缔组织疾病	77.21	0.03
U201	1. 类风湿性关节炎	77.19	0.01
U202	2. 其他	77.20	0.02
U203	J. 其他慢性非传染性疾病	77.36	0.17
U204	1. 先天畸形	77.34	0.16
U205	a. 神经管缺陷	77.19	0.00
U206	b. 先天性心脏异常	77.29	0.11
U207	c. 唇裂和腭裂	77.19	0.00
U208	d. 唐氏综合征	77.19	0.00
U209	e. 不平衡染色体重组	77.19	0.00
U210	f. 其他先天畸形	77.23	0.05
U211	2. 皮肤和皮下组织疾病	77.20	0.01
U212	a. 蜂窝织炎	77.18	0.00
U213	b. 脓肿、脓疱病和其他细菌性皮肤疾病	77.19	0.00
U214	c. 褥疮性溃疡	77.19	0.01
U215	d. 其他皮肤和皮下组织疾病	77.19	0.00
U216	3. 婴儿猝死综合征	77.19	0.00

疾病编码	疾病名称	去死因预期寿命	寿命损失年
U217	Ⅲ. 伤害	78.34	1.15
U218	A. 交通工具伤害	77.65	0.47
U219	1. 道路伤害	77.59	0.41
U220	a. 行人在运输事故中的伤害	77.40	0.21
U221	b. 骑脚踏车人员在交通事故中的伤害	77.23	0.05
U222	c. 骑摩托车人员在交通事故中的伤害	77.28	0.09
U223	d. 机动车成员在交通事故中的伤害	77.24	0.06
U224	e. 其他道路伤害	77.19	0.00
U225	2. 其他交通工具伤害	77.24	0.06
U226	B. 意外伤害	77.65	0.46
U227	1. 意外跌落	77.33	0.14
U228	2. 溺水	77.32	0.13
U229	3. 火灾	77.20	0.01
U230	4. 意外中毒	77.23	0.05
U231	5. 暴露于无生命机械性力量下	77.25	0.07
U232	a. 无意的武器伤害	77.19	0.00
U233	b. 意外窒息	77.20	0.02
U234	c. 其他	77.23	0.05
U235	6. 医疗后遗症	77.19	0.00
U236	7. 动物接触伤害	77.19	0.00
U237	a. 有毒动物接触伤害	77.19	0.00
U238	b. 非有毒动物接触伤害	77.19	0.00
U239	8. 异物	77.21	0.02
U240	a. 肺部或呼吸道异物	77.20	0.02

续表

疾病编码	疾病名称	去死因预期寿命	寿命损失年
U241	b. 其他部位异物	77.19	0.00
U242	9. 其他意外伤害	77.22	0.03
U243	C. 故意伤害	77.38	0.20
U244	1. 自杀及后遗症	77.33	0.15
U245	2. 他杀及后遗症	77.21	0.03
U246	a. 武器攻击	77.18	0.00
U247	b. 利器攻击	77.19	0.01
U248	c. 其他工具攻击	77.20	0.02
U249	D. 自然、暴力战争和依法处置	77.20	0.01
U250	1. 暴露于自然力量下	77.20	0.01
U251	2. 依法处置	77.19	0.00
U253	V. 未特指原因的胎儿死亡	77.19	0.00

表 J-11　东部地区男性疾病别去死因预期寿命表

疾病编码	疾病名称	去死因预期寿命	寿命损失年
U001	Ⅰ. 传染性、孕产妇、新生儿和营养疾病	75.11	0.52
U002	A. 艾滋病和结核病	74.64	0.05
U003	1. 结核病	74.63	0.04
U004	2. 艾滋病	74.60	0.01
U005	a. 艾滋病造成的分枝杆菌感染	74.59	0.00
U006	b. 艾滋病造成的其他疾病	74.60	0.00
U007	B. 腹泻、下呼吸道和其他常见传染病	74.82	0.22
U008	1. 腹泻性疾病	74.60	0.00
U010	b. 其他沙门菌感染	74.59	0.00
U011	c. 细菌性痢疾	74.59	0.00

疾病编码	疾病名称	去死因预期寿命	寿命损失年
U012	d. 肠道病原性大肠杆菌感染	74.59	0.00
U013	e. 肠毒性大肠杆菌感染	74.59	0.00
U020	l. 诺沃克组病毒引起的急性胃肠病	74.59	0.00
U022	n. 其他细菌性食源性腹泻	74.59	0.00
U023	o. 其他腹泻性疾病	74.59	0.00
U024	2. 肠道传染病	74.59	0.00
U027	c. 其他肠道传染病	74.59	0.00
U028	3. 下呼吸道感染	74.79	0.19
U029	a. 流行性感冒	74.60	0.00
U030	b. 肺炎球菌性肺炎	74.59	0.00
U031	c. 流感嗜血杆菌性肺炎	74.59	0.00
U032	d. 呼吸道合胞体病毒肺炎	74.59	0.00
U033	e. 其他下呼吸道感染	74.78	0.19
U034	4. 上呼吸道感染	74.59	0.00
U035	5. 中耳炎	74.59	0.00
U036	6. 脑膜炎	74.61	0.01
U039	c. 脑膜炎球菌性脑膜炎	74.60	0.01
U040	d. 其他脑膜炎	74.60	0.01
U041	7. 脑炎	74.60	0.01
U042	8. 白喉	74.59	0.00
U044	10. 破伤风	74.59	0.00
U045	11. 麻疹	74.59	0.00
U046	12. 水痘	74.59	0.00
U047	C. 被忽视的热带病和疟疾	74.60	0.00

续表

疾病编码	疾病名称	去死因预期寿命	寿命损失年
U048	1. 疟疾	74.59	0.00
U049	2. 查加斯病	74.59	0.00
U053	5. 血吸虫病	74.59	0.00
U054	6. 囊虫病	74.59	0.00
U056	8. 登革热	74.59	0.00
U058	10. 狂犬病	74.60	0.00
U061	12. 其他被忽视的热带病	74.59	0.00
U071	E. 新生儿疾病	74.79	0.20
U072	1. 新生儿早产并发症	74.71	0.12
U073	2. 由产伤和窒息导致的新生儿脑病	74.65	0.06
U074	3. 新生儿败血症和其他新生儿感染	74.60	0.01
U075	4. 溶血性疾病和其他新生儿黄疸	74.60	0.00
U076	5. 其他新生儿疾病	74.61	0.01
U077	F. 营养缺乏	74.60	0.01
U078	1. 蛋白质－能量营养不良	74.60	0.01
U080	3. 缺铁性贫血	74.60	0.00
U081	4. 其他营养病症	74.59	0.00
U082	G. 其他传染病，孕产妇，新生儿和营养疾病	74.63	0.03
U083	1. 性传播疾病（不包括艾滋病）	74.59	0.00
U084	a. 梅毒	74.59	0.00
U086	c. 淋病	74.59	0.00
U087	d. 其他性传播疾病	74.59	0.00
U088	2. 肝炎	74.60	0.01
U089	a. 急性甲型肝炎	74.59	0.00

疾病编码	疾病名称	去死因预期寿命	寿命损失年
U090	b. 急性乙型肝炎	74.60	0.00
U091	c. 急性丙型肝炎	74.59	0.00
U092	d. 急性戊型肝炎	74.59	0.00
U093	3. 其他感染性疾病	74.62	0.03
U094	Ⅱ. 慢性非传染性疾病	84.31	9.72
U095	A. 肿瘤	77.92	3.33
U096	1. 食管癌	74.90	0.31
U097	2. 胃癌	75.05	0.46
U098	3. 肝癌	75.21	0.62
U099	4. 喉癌	74.62	0.03
U100	5. 肺、气管和支气管癌	75.53	0.94
U101	6. 乳腺癌	74.60	0.00
U104	9. 前列腺癌	74.63	0.04
U105	10. 结直肠癌	74.78	0.18
U106	11. 口腔癌	74.61	0.01
U107	12. 鼻咽癌	74.63	0.04
U108	13. 其他咽癌	74.60	0.01
U109	14. 胆囊、胆管癌	74.63	0.03
U110	15. 胰腺癌	74.69	0.10
U111	16. 皮肤恶性黑色素瘤	74.60	0.00
U112	17. 皮肤其他恶性肿瘤	74.60	0.01
U114	19. 睾丸癌	74.59	0.00
U115	20. 肾癌	74.61	0.02
U116	21. 膀胱癌	74.63	0.04

续表

疾病编码	疾病名称	去死因预期寿命	寿命损失年
U117	22. 脑和神经系统癌	74.67	0.08
U118	23. 甲状腺癌	74.60	0.00
U119	24. 间皮瘤	74.59	0.00
U120	25. 霍奇金病	74.60	0.00
U121	26. 非霍奇金淋巴瘤	74.65	0.06
U122	27. 多发性骨髓瘤	74.61	0.01
U123	28. 白血病	74.70	0.11
U124	29. 其他肿瘤	74.81	0.22
U125	B. 心脑血管疾病	79.12	4.53
U126	1. 风湿性心脏病	74.62	0.03
U127	2. 缺血性心脏病	76.26	1.66
U128	3. 脑血管病	76.87	2.27
U129	a. 缺血性脑卒中	75.52	0.93
U130	b. 出血性脑卒中	75.58	0.99
U131	4. 高血压心脏病	74.80	0.21
U132	5. 心肌炎	74.62	0.03
U133	6. 房颤和颤振	74.59	0.00
U134	7. 主动脉瘤	74.60	0.01
U135	8. 周围性血管疾病	74.66	0.06
U136	9. 心内膜炎	74.59	0.00
U137	10. 其他心血管病	74.85	0.26
U138	C. 慢性呼吸系统疾病	75.36	0.77
U139	1. 慢性阻塞性肺疾病	75.30	0.70
U140	2. 尘肺	74.60	0.01

疾病编码	疾病名称	去死因预期寿命	寿命损失年
U141	a. 矽肺	74.60	0.01
U142	b. 石棉肺	74.59	0.00
U143	c. 煤炭工尘肺	74.59	0.00
U144	d. 其他尘肺	74.59	0.00
U145	3. 哮喘	74.61	0.02
U146	4. 间质性肺疾病和肺结节病	74.60	0.01
U147	5. 其他慢性呼吸系统疾病	74.61	0.01
U148	D. 肝硬化	74.76	0.17
U150	E. 消化系统疾病	74.80	0.20
U151	1. 消化性溃疡	74.63	0.04
U152	2. 胃炎和十二指肠炎	74.60	0.01
U153	3. 阑尾炎	74.59	0.00
U154	4. 肠梗阻	74.61	0.01
U155	5. 腹股沟、股和腹疝	74.59	0.00
U156	6. 炎症性肠病	74.60	0.00
U157	7. 肠血管疾病	74.59	0.00
U158	8. 胆囊、胆道疾病	74.60	0.01
U159	9. 胰腺炎	74.60	0.01
U160	10. 其他消化系统疾病	74.70	0.11
U161	F. 神经系统	74.75	0.16
U162	1. 阿尔茨海默病和其他痴呆	74.65	0.06
U163	2. 帕金森病	74.61	0.01
U164	3. 癫痫	74.61	0.02
U165	4. 多发性硬化	74.59	0.00

续表

疾病编码	疾病名称	去死因预期寿命	寿命损失年
U166	5. 其他神经系统疾病	74.65	0.06
U167	G. 精神障碍疾病	74.64	0.05
U168	1. 精神分裂症	74.61	0.01
U169	2. 使用酒精引起的行为和精神障碍	74.62	0.02
U170	3. 使用药物引起的行为和精神障碍	74.60	0.00
U171	a. 使用阿片样物质引起的行为和精神障碍	74.59	0.00
U172	b. 使用可卡因引起的行为和精神障碍	74.59	0.00
U173	c. 使用苯丙胺引起的行为和精神障碍	74.59	0.00
U174	d. 其他药物引起的行为和精神障碍	74.60	0.00
U175	4. 进食障碍	74.59	0.00
U176	a. 神经性厌食	74.59	0.00
U177	H. 糖尿病、泌尿生殖、血液和内分泌疾病	74.93	0.33
U178	1. 糖尿病	74.73	0.13
U179	2. 急性肾小球肾炎	74.60	0.01
U180	3. 慢性肾病	74.74	0.14
U181	a. 糖尿病引起的肾病	74.62	0.03
U182	b. 高血压引起的肾病	74.62	0.03
U183	c. 肾小球肾炎引起的肾病	74.64	0.05
U184	d. 其他原因引起的肾病	74.62	0.03
U185	4. 泌尿系统疾病和男性不育	74.61	0.01
U186	a. 间质性肾炎和尿路感染	74.60	0.00
U187	b. 尿石病	74.59	0.00
U188	c. 其他泌尿系统疾病	74.60	0.01
U189	5. 妇科疾病	74.59	0.00

疾病编码	疾病名称	去死因预期寿命	寿命损失年
U193	d. 其他妇科疾病	74.59	0.00
U194	6. 溶血性贫血	74.60	0.01
U195	a. 地中海贫血	74.59	0.00
U198	d. 其他溶血性贫血	74.60	0.01
U199	7. 内分泌、代谢、血液和免疫紊乱	74.61	0.02
U200	I. 肌肉骨骼和结缔组织疾病	74.61	0.02
U201	1. 类风湿性关节炎	74.60	0.00
U202	2. 其他	74.60	0.01
U203	J. 其他慢性非传染性疾病	74.76	0.17
U204	1. 先天畸形	74.75	0.15
U205	a. 神经管缺陷	74.59	0.00
U206	b. 先天性心脏异常	74.69	0.10
U207	c. 唇裂和腭裂	74.59	0.00
U208	d. 唐氏综合征	74.59	0.00
U209	e. 不平衡染色体重组	74.59	0.00
U210	f. 其他先天畸形	74.64	0.05
U211	2. 皮肤和皮下组织疾病	74.60	0.01
U212	a. 蜂窝织炎	74.59	0.00
U213	b. 脓肿、脓疱病和其他细菌性皮肤疾病	74.59	0.00
U214	c. 褥疮性溃疡	74.60	0.00
U215	d. 其他皮肤和皮下组织疾病	74.59	0.00
U216	3. 婴儿猝死综合征	74.60	0.01
U217	III. 伤害	76.04	1.44
U218	A. 交通工具伤害	75.23	0.64

续表

疾病编码	疾病名称	去死因预期寿命	寿命损失年
U219	1. 道路伤害	75.15	0.56
U220	a. 行人在运输事故中的伤害	74.87	0.28
U221	b. 骑脚踏车人员在交通事故中的伤害	74.65	0.06
U222	c. 骑摩托车人员在交通事故中的伤害	74.73	0.14
U223	d. 机动车成员在交通事故中的伤害	74.67	0.08
U224	e. 其他道路伤害	74.59	0.00
U225	2. 其他交通工具伤害	74.67	0.08
U226	B. 意外伤害	75.16	0.57
U227	1. 意外跌落	74.75	0.16
U228	2. 溺水	74.76	0.17
U229	3. 火灾	74.61	0.02
U230	4. 意外中毒	74.64	0.05
U231	5. 暴露于无生命机械性力量下	74.69	0.09
U232	a. 无意的武器伤害	74.59	0.00
U233	b. 意外窒息	74.61	0.02
U234	c. 其他	74.67	0.07
U235	6. 医疗后遗症	74.60	0.00
U236	7. 动物接触伤害	74.59	0.00
U237	a. 有毒动物接触伤害	74.59	0.00
U238	b. 非有毒动物接触伤害	74.59	0.00
U239	8. 异物	74.62	0.02
U240	a. 肺部或呼吸道异物	74.62	0.02
U241	b. 其他部位异物	74.59	0.00
U242	9. 其他意外伤害	74.64	0.05

续表

疾病编码	疾病名称	去死因预期寿命	寿命损失年
U243	C. 故意伤害	74.79	0.20
U244	1. 自杀及后遗症	74.74	0.15
U245	2. 他杀及后遗症	74.63	0.04
U246	a. 武器攻击	74.59	0.00
U247	b. 利器攻击	74.60	0.01
U248	c. 其他工具攻击	74.62	0.02
U249	D. 自然、暴力战争和依法处置	74.61	0.02
U250	1. 暴露于自然力量下	74.61	0.01
U251	2. 依法处置	74.59	0.00

表 J-12　东部地区女性疾病别去死因预期寿命表

疾病编码	疾病名称	去死因预期寿命	寿命损失年
U001	Ⅰ. 传染性、孕产妇、新生儿和营养疾病	80.55	0.51
U002	A. 艾滋病和结核病	80.06	0.02
U003	1. 结核病	80.06	0.01
U004	2. 艾滋病	80.05	0.00
U006	b. 艾滋病造成的其他疾病	80.04	0.00
U007	B. 腹泻、下呼吸道和其他常见传染病	80.28	0.24
U008	1. 腹泻性疾病	80.05	0.00
U010	b. 其他沙门菌感染	80.04	0.00
U011	c. 细菌性痢疾	80.04	0.00
U012	d. 肠道病原性大肠杆菌感染	80.04	0.00
U015	g. 阿米巴病	80.04	0.00
U017	i. 轮状病毒性肠炎	80.04	0.00

续表

疾病编码	疾病名称	去死因预期寿命	寿命损失年
U022	n. 其他细菌性食源性腹泻	80.04	0.00
U023	o. 其他腹泻性疾病	80.05	0.00
U024	2. 肠道传染病	80.04	0.00
U025	a. 伤寒	80.04	0.00
U028	3. 下呼吸道感染	80.25	0.21
U029	a. 流行性感冒	80.05	0.00
U030	b. 肺炎球菌性肺炎	80.04	0.00
U031	c. 流感嗜血杆菌性肺炎	80.04	0.00
U032	d. 呼吸道合胞体病毒肺炎	80.04	0.00
U033	e. 其他下呼吸道感染	80.25	0.20
U034	4. 上呼吸道感染	80.05	0.00
U035	5. 中耳炎	80.04	0.00
U036	6. 脑膜炎	80.06	0.01
U037	a. 肺炎球菌性脑膜炎	80.04	0.00
U039	c. 脑膜炎球菌性脑膜炎	80.05	0.01
U040	d. 其他脑膜炎	80.05	0.01
U041	7. 脑炎	80.05	0.01
U044	10. 破伤风	80.04	0.00
U045	11. 麻疹	80.04	0.00
U046	12. 水痘	80.04	0.00
U047	C. 被忽视的热带病和疟疾	80.05	0.00
U053	5. 血吸虫病	80.04	0.00
U054	6. 囊虫病	80.04	0.00
U056	8. 登革热	80.04	0.00

续表

疾病编码	疾病名称	去死因预期寿命	寿命损失年
U058	10. 狂犬病	80.04	0.00
U061	12. 其他被忽视的热带病	80.04	0.00
U062	D. 孕产妇疾病	80.05	0.01
U063	1. 孕产妇出血	80.05	0.00
U064	2. 产妇败血症和其他产妇感染	80.04	0.00
U065	3. 妊娠高血压综合征	80.05	0.00
U066	4. 梗阻性分娩	80.04	0.00
U067	5. 流产	80.04	0.00
U068	6. 间接的孕产妇死亡	80.04	0.00
U070	8. 艾滋病加剧的孕产妇死亡	80.05	0.00
U071	E. 新生儿疾病	80.23	0.19
U072	1. 新生儿早产并发症	80.15	0.11
U073	2. 由产伤和窒息导致的新生儿脑病	80.10	0.06
U074	3. 新生儿败血症和其他新生儿感染	80.05	0.00
U075	4. 溶血性疾病和其他新生儿黄疸	80.05	0.00
U076	5. 其他新生儿疾病	80.06	0.01
U077	F. 营养缺乏	80.07	0.02
U078	1. 蛋白质－能量营养不良	80.06	0.02
U079	2. 碘缺乏	80.04	0.00
U080	3. 缺铁性贫血	80.05	0.00
U081	4. 其他营养病症	80.05	0.00
U082	G. 其他传染病，孕产妇，新生儿和营养疾病	80.07	0.03
U083	1. 性传播疾病（不包括艾滋病）	80.05	0.00
U084	a. 梅毒	80.04	0.00

续表

疾病编码	疾病名称	去死因预期寿命	寿命损失年
U086	c. 淋病	80.04	0.00
U088	2. 肝炎	80.05	0.00
U089	a. 急性甲型肝炎	80.04	0.00
U090	b. 急性乙型肝炎	80.05	0.00
U091	c. 急性丙型肝炎	80.04	0.00
U092	d. 急性戊型肝炎	80.04	0.00
U093	3. 其他感染性疾病	80.07	0.02
U094	Ⅱ. 慢性非传染性疾病	89.43	9.39
U095	A. 肿瘤	82.41	2.37
U096	1. 食管癌	80.18	0.14
U097	2. 胃癌	80.31	0.26
U098	3. 肝癌	80.30	0.25
U099	4. 喉癌	80.05	0.00
U100	5. 肺、气管和支气管癌	80.59	0.55
U101	6. 乳腺癌	80.22	0.17
U102	7. 子宫颈癌	80.11	0.06
U103	8. 子宫体癌	80.11	0.07
U105	10. 结直肠癌	80.22	0.17
U106	11. 口腔癌	80.05	0.01
U107	12. 鼻咽癌	80.06	0.02
U108	13. 其他咽癌	80.05	0.00
U109	14. 胆囊、胆管癌	80.09	0.05
U110	15. 胰腺癌	80.14	0.09
U111	16. 皮肤恶性黑色素瘤	80.05	0.00

疾病编码	疾病名称	去死因预期寿命	寿命损失年
U112	17. 皮肤其他恶性肿瘤	80.05	0.01
U113	18. 卵巢癌	80.10	0.05
U115	20. 肾癌	80.06	0.02
U116	21. 膀胱癌	80.06	0.01
U117	22. 脑和神经系统癌	80.12	0.07
U118	23. 甲状腺癌	80.05	0.01
U119	24. 间皮瘤	80.05	0.00
U120	25. 霍奇金病	80.05	0.00
U121	26. 非霍奇金淋巴瘤	80.09	0.04
U122	27. 多发性骨髓瘤	80.06	0.01
U123	28. 白血病	80.14	0.09
U124	29. 其他肿瘤	80.22	0.18
U125	B. 心脑血管疾病	85.12	5.07
U126	1. 风湿性心脏病	80.10	0.05
U127	2. 缺血性心脏病	82.02	1.98
U128	3. 脑血管病	82.44	2.40
U129	a. 缺血性脑卒中	81.09	1.05
U130	b. 出血性脑卒中	80.97	0.92
U131	4. 高血压心脏病	80.32	0.28
U132	5. 心肌炎	80.06	0.02
U133	6. 房颤和颤振	80.05	0.00
U134	7. 主动脉瘤	80.05	0.01
U135	8. 周围性血管疾病	80.12	0.08
U136	9. 心内膜炎	80.04	0.00

续表

疾病编码	疾病名称	去死因预期寿命	寿命损失年
U137	10. 其他心血管病	80.31	0.26
U138	C. 慢性呼吸系统疾病	80.84	0.79
U139	1. 慢性阻塞性肺疾病	80.80	0.75
U140	2. 尘肺	80.04	0.00
U141	a. 矽肺	80.04	0.00
U142	b. 石棉肺	80.04	0.00
U143	c. 煤炭工尘肺	80.04	0.00
U144	d. 其他尘肺	80.04	0.00
U145	3. 哮喘	80.06	0.02
U146	4. 间质性肺疾病和肺结节病	80.05	0.01
U147	5. 其他慢性呼吸系统疾病	80.05	0.01
U148	D. 肝硬化	80.12	0.08
U150	E. 消化系统疾病	80.24	0.20
U151	1. 消化性溃疡	80.07	0.03
U152	2. 胃炎和十二指肠炎	80.05	0.01
U153	3. 阑尾炎	80.05	0.00
U154	4. 肠梗阻	80.06	0.01
U155	5. 腹股沟、股和腹疝	80.04	0.00
U156	6. 炎症性肠病	80.05	0.00
U157	7. 肠血管疾病	80.04	0.00
U158	8. 胆囊、胆道疾病	80.07	0.02
U159	9. 胰腺炎	80.05	0.01
U160	10. 其他消化系统疾病	80.15	0.11
U161	F. 神经系统	80.24	0.19

疾病编码	疾病名称	去死因预期寿命	寿命损失年
U162	1. 阿尔茨海默病和其他痴呆	80.16	0.12
U163	2. 帕金森病	80.06	0.01
U164	3. 癫痫	80.06	0.02
U165	4. 多发性硬化	80.04	0.00
U166	5. 其他神经系统疾病	80.09	0.04
U167	G. 精神障碍疾病	80.07	0.02
U168	1. 精神分裂症	80.06	0.02
U169	2. 使用酒精引起的行为和精神障碍	80.05	0.00
U170	3. 使用药物引起的行为和精神障碍	80.05	0.00
U171	a. 使用阿片样物质引起的行为和精神障碍	80.04	0.00
U172	b. 使用可卡因引起的行为和精神障碍	80.04	0.00
U174	d. 其他药物引起的行为和精神障碍	80.05	0.00
U175	4. 进食障碍	80.04	0.00
U176	a. 神经性厌食	80.04	0.00
U177	H. 糖尿病、泌尿生殖、血液和内分泌疾病	80.48	0.44
U178	1. 糖尿病	80.26	0.22
U179	2. 急性肾小球肾炎	80.05	0.00
U180	3. 慢性肾病	80.21	0.16
U181	a. 糖尿病引起的肾病	80.09	0.05
U182	b. 高血压引起的肾病	80.08	0.03
U183	c. 肾小球肾炎引起的肾病	80.09	0.05
U184	d. 其他原因引起的肾病	80.07	0.03
U185	4. 泌尿系统疾病和男性不育	80.05	0.01
U186	a. 间质性肾炎和尿路感染	80.05	0.01

续表

疾病编码	疾病名称	去死因预期寿命	寿命损失年
U187	b. 尿石病	80.05	0.00
U188	c. 其他泌尿系统疾病	80.05	0.00
U189	5. 妇科疾病	80.04	0.00
U191	b. 子宫内膜异位	80.04	0.00
U192	c. 女性生殖器脱垂	80.04	0.00
U193	d. 其他妇科疾病	80.04	0.00
U194	6. 溶血性贫血	80.06	0.01
U195	a. 地中海贫血	80.05	0.00
U198	d. 其他溶血性贫血	80.05	0.01
U199	7. 内分泌、代谢、血液和免疫紊乱	80.07	0.03
U200	I. 肌肉骨骼和结缔组织疾病	80.08	0.04
U201	1. 类风湿性关节炎	80.06	0.01
U202	2. 其他	80.07	0.03
U203	J. 其他慢性非传染性疾病	80.22	0.18
U204	1. 先天畸形	80.20	0.16
U205	a. 神经管缺陷	80.04	0.00
U206	b. 先天性心脏异常	80.15	0.11
U207	c. 唇裂和腭裂	80.05	0.00
U208	d. 唐氏综合征	80.05	0.00
U209	e. 不平衡染色体重组	80.04	0.00
U210	f. 其他先天畸形	80.09	0.04
U211	2. 皮肤和皮下组织疾病	80.06	0.01
U212	a. 蜂窝织炎	80.04	0.00
U213	b. 脓肿、脓疱病和其他细菌性皮肤疾病	80.05	0.00

疾病编码	疾病名称	去死因预期寿命	寿命损失年
U214	c. 褥疮性溃疡	80.06	0.01
U215	d. 其他皮肤和皮下组织疾病	80.05	0.00
U216	3. 婴儿猝死综合征	80.05	0.00
U217	Ⅲ. 伤害	80.83	0.79
U218	A. 交通工具伤害	80.30	0.26
U219	1. 道路伤害	80.27	0.23
U220	a. 行人在运输事故中的伤害	80.18	0.13
U221	b. 骑脚踏车人员在交通事故中的伤害	80.08	0.04
U222	c. 骑摩托车人员在交通事故中的伤害	80.08	0.03
U223	d. 机动车成员在交通事故中的伤害	80.07	0.03
U224	e. 其他道路伤害	80.04	0.00
U225	2. 其他交通工具伤害	80.07	0.03
U226	B. 意外伤害	80.37	0.32
U227	1. 意外跌落	80.17	0.12
U228	2. 溺水	80.13	0.09
U229	3. 火灾	80.05	0.01
U230	4. 意外中毒	80.09	0.04
U231	5. 暴露于无生命机械性力量下	80.08	0.03
U232	a. 无意的武器伤害	80.04	0.00
U233	b. 意外窒息	80.06	0.02
U234	c. 其他	80.06	0.02
U235	6. 医疗后遗症	80.05	0.00
U236	7. 动物接触伤害	80.04	0.00
U237	a. 有毒动物接触伤害	80.04	0.00

疾病编码	疾病名称	去死因预期寿命	寿命损失年
U238	b. 非有毒动物接触伤害	80.04	0.00
U239	8. 异物	80.06	0.02
U240	a. 肺部或呼吸道异物	80.06	0.01
U241	b. 其他部位异物	80.04	0.00
U242	9. 其他意外伤害	80.05	0.01
U243	C. 故意伤害	80.23	0.19
U244	1. 自杀及后遗症	80.18	0.14
U245	2. 他杀及后遗症	80.07	0.02
U247	b. 利器攻击	80.05	0.01
U248	c. 其他工具攻击	80.06	0.02
U249	D. 自然、暴力战争和依法处置	80.05	0.01
U250	1. 暴露于自然力量下	80.05	0.01
U251	2. 依法处置	80.04	0.00
U253	V. 未特指原因的胎儿死亡	80.04	0.00

表 J-13　中部地区疾病别去死因预期寿命表

疾病编码	疾病名称	去死因预期寿命	寿命损失年
U001	I. 传染性、孕产妇、新生儿和营养疾病	76.44	0.61
U002	A. 艾滋病和结核病	75.88	0.05
U003	1. 结核病	75.87	0.04
U004	2. 艾滋病	75.83	0.01
U005	a. 艾滋病造成的分枝杆菌感染	75.83	0.00
U006	b. 艾滋病造成的其他疾病	75.83	0.00
U007	B. 腹泻、下呼吸道和其他常见传染病	76.08	0.25
U008	1. 腹泻性疾病	75.83	0.01

疾病编码	疾病名称	去死因预期寿命	寿命损失年
U010	b. 其他沙门菌感染	75.83	0.00
U011	c. 细菌性痢疾	75.83	0.00
U012	d. 肠道病原性大肠杆菌感染	75.83	0.00
U014	f. 弯曲菌肠炎	75.83	0.00
U015	g. 阿米巴病	75.83	0.00
U017	i. 轮状病毒性肠炎	75.83	0.00
U019	k. 艰难梭状芽胞杆菌性小肠结肠炎	75.83	0.00
U020	l. 诺沃克组病毒引起的急性胃肠病	75.83	0.00
U022	n. 其他细菌性食源性腹泻	75.83	0.00
U023	o. 其他腹泻性疾病	75.83	0.00
U024	2. 肠道传染病	75.83	0.00
U025	a. 伤寒	75.83	0.00
U026	b. 副伤寒	75.83	0.00
U027	c. 其他肠道传染病	75.83	0.00
U028	3. 下呼吸道感染	76.04	0.21
U029	a. 流行性感冒	75.83	0.00
U030	b. 肺炎球菌性肺炎	75.83	0.00
U031	c. 流感嗜血杆菌性肺炎	75.83	0.00
U032	d. 呼吸道合胞体病毒肺炎	75.83	0.00
U033	e. 其他下呼吸道感染	76.03	0.20
U034	4. 上呼吸道感染	75.83	0.00
U035	5. 中耳炎	75.83	0.00
U036	6. 脑膜炎	75.85	0.02
U037	a. 肺炎球菌性脑膜炎	75.83	0.00

疾病编码	疾病名称	去死因预期寿命	寿命损失年
U038	b. 嗜血杆菌脑膜炎	75.83	0.00
U039	c. 脑膜炎球菌性脑膜炎	75.84	0.01
U040	d. 其他脑膜炎	75.84	0.01
U041	7. 脑炎	75.83	0.01
U042	8. 白喉	75.83	0.00
U044	10. 破伤风	75.83	0.00
U045	11. 麻疹	75.83	0.00
U046	12. 水痘	75.83	0.00
U047	C. 被忽视的热带病和疟疾	75.83	0.00
U048	1. 疟疾	75.83	0.00
U049	2. 查加斯病	75.83	0.00
U053	5. 血吸虫病	75.83	0.00
U054	6. 囊虫病	75.83	0.00
U055	7. 棘球蚴病	75.83	0.00
U056	8. 登革热	75.83	0.00
U058	10. 狂犬病	75.83	0.00
U061	12. 其他被忽视的热带病	75.83	0.00
U062	D. 孕产妇疾病	75.83	0.00
U063	1. 孕产妇出血	75.83	0.00
U064	2. 产妇败血症和其他产妇感染	75.83	0.00
U065	3. 妊娠高血压综合征	75.83	0.00
U066	4. 梗阻性分娩	75.83	0.00
U067	5. 流产	75.83	0.00
U068	6. 间接的孕产妇死亡	75.83	0.00
U070	8. 艾滋病加剧的孕产妇死亡	75.83	0.00

疾病编码	疾病名称	去死因预期寿命	寿命损失年
U071	E. 新生儿疾病	76.08	0.25
U072	1. 新生儿早产并发症	75.97	0.14
U073	2. 由产伤和窒息导致的新生儿脑病	75.90	0.07
U074	3. 新生儿败血症和其他新生儿感染	75.83	0.01
U075	4. 溶血性疾病和其他新生儿黄疸	75.83	0.01
U076	5. 其他新生儿疾病	75.85	0.02
U077	F. 营养缺乏	75.84	0.01
U078	1. 蛋白质－能量营养不良	75.83	0.01
U079	2. 碘缺乏	75.83	0.00
U080	3. 缺铁性贫血	75.83	0.00
U081	4. 其他营养病症	75.83	0.00
U082	G. 其他传染病，孕产妇，新生儿和营养疾病	75.86	0.04
U083	1. 性传播疾病（不包括艾滋病）	75.83	0.00
U084	a. 梅毒	75.83	0.00
U085	b. 衣原体病	75.83	0.00
U087	d. 其他性传播疾病	75.83	0.00
U088	2. 肝炎	75.84	0.01
U089	a. 急性甲型肝炎	75.83	0.00
U090	b. 急性乙型肝炎	75.83	0.00
U091	c. 急性丙型肝炎	75.83	0.00
U092	d. 急性戊型肝炎	75.83	0.00
U093	3. 其他感染性疾病	75.85	0.03
U094	Ⅱ. 慢性非传染性疾病	86.10	10.27
U095	A. 肿瘤	78.39	2.56

续表

疾病编码	疾病名称	去死因预期寿命	寿命损失年
U096	1. 食管癌	76.00	0.18
U097	2. 胃癌	76.17	0.34
U098	3. 肝癌	76.28	0.45
U099	4. 喉癌	75.84	0.02
U100	5. 肺、气管和支气管癌	76.48	0.66
U101	6. 乳腺癌	75.88	0.06
U102	7. 子宫颈癌	75.86	0.04
U103	8. 子宫体癌	75.86	0.04
U104	9. 前列腺癌	75.84	0.01
U105	10. 结直肠癌	75.95	0.13
U106	11. 口腔癌	75.84	0.01
U107	12. 鼻咽癌	75.85	0.02
U108	13. 其他咽癌	75.83	0.01
U109	14. 胆囊、胆管癌	75.85	0.02
U110	15. 胰腺癌	75.89	0.06
U111	16. 皮肤恶性黑色素瘤	75.83	0.00
U112	17. 皮肤其他恶性肿瘤	75.84	0.01
U113	18. 卵巢癌	75.84	0.01
U114	19. 睾丸癌	75.83	0.00
U115	20. 肾癌	75.84	0.01
U116	21. 膀胱癌	75.85	0.02
U117	22. 脑和神经系统癌	75.89	0.07
U118	23. 甲状腺癌	75.83	0.00
U119	24. 间皮瘤	75.83	0.00

疾病编码	疾病名称	去死因预期寿命	寿命损失年
U120	25. 霍奇金病	75.83	0.00
U121	26. 非霍奇金淋巴瘤	75.87	0.04
U122	27. 多发性骨髓瘤	75.84	0.01
U123	28. 白血病	75.92	0.09
U124	29. 其他肿瘤	76.08	0.25
U125	B. 心脑血管疾病	81.65	5.82
U126	1. 风湿性心脏病	75.89	0.06
U127	2. 缺血性心脏病	77.89	2.07
U128	3. 脑血管病	78.66	2.83
U129	a. 缺血性脑卒中	76.77	0.94
U130	b. 出血性脑卒中	77.23	1.40
U131	4. 高血压心脏病	76.24	0.42
U132	5. 心肌炎	75.85	0.02
U134	7. 主动脉瘤	75.83	0.01
U135	8. 周围性血管疾病	75.88	0.05
U136	9. 心内膜炎	75.83	0.00
U137	10. 其他心血管病	76.19	0.36
U138	C. 慢性呼吸系统疾病	76.60	0.77
U139	1. 慢性阻塞性肺疾病	76.54	0.71
U140	2. 尘肺	75.83	0.01
U141	a. 矽肺	75.83	0.01
U142	b. 石棉肺	75.83	0.00
U143	c. 煤炭工尘肺	75.83	0.00
U144	d. 其他尘肺	75.83	0.00

续表

疾病编码	疾病名称	去死因预期寿命	寿命损失年
U145	3. 哮喘	75.85	0.02
U146	4. 间质性肺疾病和肺结节病	75.83	0.00
U147	5. 其他慢性呼吸系统疾病	75.84	0.01
U148	D. 肝硬化	75.98	0.15
U150	E. 消化系统疾病	75.99	0.17
U151	1. 消化性溃疡	75.87	0.04
U152	2. 胃炎和十二指肠炎	75.84	0.02
U153	3. 阑尾炎	75.83	0.00
U154	4. 肠梗阻	75.84	0.01
U155	5. 腹股沟、股和腹疝	75.83	0.00
U156	6. 炎症性肠病	75.83	0.01
U157	7. 肠血管疾病	75.83	0.00
U158	8. 胆囊、胆道疾病	75.84	0.01
U159	9. 胰腺炎	75.84	0.01
U160	10. 其他消化系统疾病	75.89	0.06
U161	F. 神经系统	75.95	0.13
U162	1. 阿尔茨海默病和其他痴呆	75.88	0.06
U163	2. 帕金森病	75.83	0.01
U164	3. 癫痫	75.84	0.02
U165	4. 多发性硬化	75.83	0.00
U166	5. 其他神经系统疾病	75.87	0.04
U167	G. 精神障碍疾病	75.87	0.04
U168	1. 精神分裂症	75.84	0.01
U169	2. 使用酒精引起的行为和精神障碍	75.85	0.02

疾病编码	疾病名称	去死因预期寿命	寿命损失年
U170	3. 使用药物引起的行为和精神障碍	75.83	0.00
U171	a. 使用阿片样物质引起的行为和精神障碍	75.83	0.00
U172	b. 使用可卡因引起的行为和精神障碍	75.83	0.00
U174	d. 其他药物引起的行为和精神障碍	75.83	0.00
U175	4. 进食障碍	75.83	0.00
U176	a. 神经性厌食	75.83	0.00
U177	H. 糖尿病、泌尿生殖、血液和内分泌疾病	76.25	0.42
U178	1. 糖尿病	75.97	0.14
U179	2. 急性肾小球肾炎	75.84	0.01
U180	3. 慢性肾病	76.04	0.21
U181	a. 糖尿病引起的肾病	75.87	0.04
U182	b. 高血压引起的肾病	75.90	0.08
U183	c. 肾小球肾炎引起的肾病	75.89	0.06
U184	d. 其他原因引起的肾病	75.85	0.03
U185	4. 泌尿系统疾病和男性不育	75.84	0.01
U186	a. 间质性肾炎和尿路感染	75.83	0.01
U187	b. 尿石病	75.83	0.00
U188	c. 其他泌尿系统疾病	75.83	0.00
U189	5. 妇科疾病	75.83	0.00
U191	b. 子宫内膜异位	75.83	0.00
U192	c. 女性生殖器脱垂	75.83	0.00
U193	d. 其他妇科疾病	75.83	0.00
U194	6. 溶血性贫血	75.84	0.01
U195	a. 地中海贫血	75.83	0.00

续表

疾病编码	疾病名称	去死因预期寿命	寿命损失年
U198	d. 其他溶血性贫血	75.84	0.01
U199	7. 内分泌、代谢、血液和免疫紊乱	75.85	0.02
U200	I. 肌肉骨骼和结缔组织疾病	75.85	0.02
U201	1. 类风湿性关节炎	75.83	0.01
U202	2. 其他	75.84	0.02
U203	J. 其他慢性非传染性疾病	76.02	0.19
U204	1. 先天畸形	76.01	0.18
U205	a. 神经管缺陷	75.83	0.00
U206	b. 先天性心脏异常	75.97	0.14
U207	c. 唇裂和腭裂	75.83	0.00
U208	d. 唐氏综合征	75.83	0.00
U209	e. 不平衡染色体重组	75.83	0.00
U210	f. 其他先天畸形	75.87	0.04
U211	2. 皮肤和皮下组织疾病	75.83	0.00
U212	a. 蜂窝织炎	75.83	0.00
U213	b. 脓肿、脓疱病和其他细菌性皮肤疾病	75.83	0.00
U214	c. 褥疮性溃疡	75.83	0.00
U215	d. 其他皮肤和皮下组织疾病	75.83	0.00
U216	3. 婴儿猝死综合征	75.83	0.00
U217	III. 伤害	77.12	1.30
U218	A. 交通工具伤害	76.33	0.51
U219	1. 道路伤害	76.28	0.45
U220	a. 行人在运输事故中的伤害	76.11	0.28
U221	b. 骑脚踏车人员在交通事故中的伤害	75.86	0.03

疾病编码	疾病名称	去死因预期寿命	寿命损失年
U222	c. 骑摩托车人员在交通事故中的伤害	75.89	0.07
U223	d. 机动车成员在交通事故中的伤害	75.90	0.07
U224	e. 其他道路伤害	75.83	0.00
U225	2. 其他交通工具伤害	75.88	0.05
U226	B. 意外伤害	76.37	0.54
U227	1. 意外跌落	75.97	0.14
U228	2. 溺水	75.98	0.15
U229	3. 火灾	75.85	0.02
U230	4. 意外中毒	75.88	0.05
U231	5. 暴露于无生命机械性力量下	75.93	0.10
U232	a. 无意的武器伤害	75.83	0.00
U233	b. 意外窒息	75.87	0.04
U234	c. 其他	75.89	0.06
U235	6. 医疗后遗症	75.83	0.00
U236	7. 动物接触伤害	75.83	0.00
U237	a. 有毒动物接触伤害	75.83	0.00
U238	b. 非有毒动物接触伤害	75.83	0.00
U239	8. 异物	75.84	0.01
U240	a. 肺部或呼吸道异物	75.84	0.01
U241	b. 其他部位异物	75.83	0.00
U242	9. 其他意外伤害	75.87	0.04
U243	C. 故意伤害	76.05	0.23
U244	1. 自杀及后遗症	76.02	0.19
U245	2. 他杀及后遗症	75.86	0.03

续表

疾病编码	疾病名称	去死因预期寿命	寿命损失年
U246	a. 武器攻击	75.83	0.00
U247	b. 利器攻击	75.83	0.01
U248	c. 其他工具攻击	75.85	0.02
U249	D. 自然、暴力战争和依法处置	75.84	0.01
U250	1. 暴露于自然力量下	75.84	0.01
U251	2. 依法处置	75.83	0.00
U253	V. 未特指原因的胎儿死亡	75.83	0.00

表 J-14　中部地区男性疾病别去死因预期寿命表

疾病编码	疾病名称	去死因预期寿命	寿命损失年
U001	I. 传染性、孕产妇、新生儿和营养疾病	73.92	0.63
U002	A. 艾滋病和结核病	73.35	0.06
U003	1. 结核病	73.34	0.05
U004	2. 艾滋病	73.30	0.01
U005	a. 艾滋病造成的分枝杆菌感染	73.29	0.00
U006	b. 艾滋病造成的其他疾病	73.29	0.00
U007	B. 腹泻、下呼吸道和其他常见传染病	73.54	0.25
U008	1. 腹泻性疾病	73.30	0.01
U010	b. 其他沙门菌感染	73.29	0.00
U011	c. 细菌性痢疾	73.29	0.00
U012	d. 肠道病原性大肠杆菌感染	73.29	0.00
U014	f. 弯曲菌肠炎	73.29	0.00
U015	g. 阿米巴病	73.29	0.00
U017	i. 轮状病毒性肠炎	73.29	0.00
U019	k. 艰难梭状芽胞杆菌性小肠结肠炎	73.29	0.00

续表

疾病编码	疾病名称	去死因预期寿命	寿命损失年
U020	l. 诺沃克组病毒引起的急性胃肠病	73.29	0.00
U022	n. 其他细菌性食源性腹泻	73.29	0.00
U023	o. 其他腹泻性疾病	73.29	0.00
U024	2. 肠道传染病	73.29	0.00
U025	a. 伤寒	73.29	0.00
U026	b. 副伤寒	73.29	0.00
U027	c. 其他肠道传染病	73.29	0.00
U028	3. 下呼吸道感染	73.50	0.21
U029	a. 流行性感冒	73.29	0.01
U030	b. 肺炎球菌性肺炎	73.29	0.00
U031	c. 流感嗜血杆菌性肺炎	73.29	0.00
U032	d. 呼吸道合胞体病毒肺炎	73.29	0.00
U033	e. 其他下呼吸道感染	73.49	0.20
U034	4. 上呼吸道感染	73.29	0.00
U035	5. 中耳炎	73.29	0.00
U036	6. 脑膜炎	73.31	0.02
U037	a. 肺炎球菌性脑膜炎	73.29	0.00
U039	c. 脑膜炎球菌性脑膜炎	73.30	0.01
U040	d. 其他脑膜炎	73.30	0.01
U041	7. 脑炎	73.30	0.01
U042	8. 白喉	73.29	0.00
U044	10. 破伤风	73.29	0.00
U045	11. 麻疹	73.29	0.00
U046	12. 水痘	73.29	0.00

续表

疾病编码	疾病名称	去死因预期寿命	寿命损失年
U047	C. 被忽视的热带病和疟疾	73.29	0.00
U048	1. 疟疾	73.29	0.00
U049	2. 查加斯病	73.29	0.00
U053	5. 血吸虫病	73.29	0.00
U054	6. 囊虫病	73.29	0.00
U055	7. 棘球蚴病	73.29	0.00
U056	8. 登革热	73.29	0.00
U058	10. 狂犬病	73.29	0.00
U061	12. 其他被忽视的热带病	73.29	0.00
U071	E. 新生儿疾病	73.55	0.26
U072	1. 新生儿早产并发症	73.45	0.16
U073	2. 由产伤和窒息导致的新生儿脑病	73.36	0.07
U074	3. 新生儿败血症和其他新生儿感染	73.30	0.01
U075	4. 溶血性疾病和其他新生儿黄疸	73.30	0.01
U076	5. 其他新生儿疾病	73.31	0.03
U077	F. 营养缺乏	73.30	0.01
U078	1. 蛋白质－能量营养不良	73.30	0.01
U079	2. 碘缺乏	73.29	0.00
U080	3. 缺铁性贫血	73.29	0.00
U081	4. 其他营养病症	73.29	0.00
U082	G. 其他传染病，孕产妇，新生儿和营养疾病	73.33	0.04
U083	1. 性传播疾病（不包括艾滋病）	73.29	0.00
U084	a. 梅毒	73.29	0.00
U085	b. 衣原体病	73.29	0.00

疾病编码	疾病名称	去死因预期寿命	寿命损失年
U087	d. 其他性传播疾病	73.29	0.00
U088	2. 肝炎	73.30	0.01
U089	a. 急性甲型肝炎	73.29	0.00
U090	b. 急性乙型肝炎	73.30	0.01
U091	c. 急性丙型肝炎	73.29	0.00
U092	d. 急性戊型肝炎	73.29	0.00
U093	3. 其他感染性疾病	73.32	0.03
U094	Ⅱ. 慢性非传染性疾病	83.43	10.14
U095	A. 肿瘤	76.13	2.84
U096	1. 食管癌	73.51	0.22
U097	2. 胃癌	73.69	0.40
U098	3. 肝癌	73.87	0.58
U099	4. 喉癌	73.32	0.03
U100	5. 肺、气管和支气管癌	74.07	0.78
U101	6. 乳腺癌	73.29	0.00
U104	9. 前列腺癌	73.31	0.02
U105	10. 结直肠癌	73.42	0.13
U106	11. 口腔癌	73.30	0.01
U107	12. 鼻咽癌	73.32	0.03
U108	13. 其他咽癌	73.30	0.01
U109	14. 胆囊、胆管癌	73.31	0.02
U110	15. 胰腺癌	73.35	0.06
U111	16. 皮肤恶性黑色素瘤	73.29	0.00
U112	17. 皮肤其他恶性肿瘤	73.30	0.01

续表

疾病编码	疾病名称	去死因预期寿命	寿命损失年
U114	19. 睾丸癌	73.29	0.00
U115	20. 肾癌	73.31	0.02
U116	21. 膀胱癌	73.32	0.03
U117	22. 脑和神经系统癌	73.36	0.07
U118	23. 甲状腺癌	73.29	0.00
U119	24. 间皮瘤	73.29	0.00
U120	25. 霍奇金病	73.29	0.00
U121	26. 非霍奇金淋巴瘤	73.34	0.05
U122	27. 多发性骨髓瘤	73.30	0.01
U123	28. 白血病	73.38	0.09
U124	29. 其他肿瘤	73.56	0.27
U125	B. 心脑血管疾病	78.73	5.44
U126	1. 风湿性心脏病	73.34	0.05
U127	2. 缺血性心脏病	75.13	1.84
U128	3. 脑血管病	76.04	2.75
U129	a. 缺血性脑卒中	74.17	0.88
U130	b. 出血性脑卒中	74.71	1.42
U131	4. 高血压心脏病	73.66	0.37
U132	5. 心肌炎	73.31	0.02
U134	7. 主动脉瘤	73.30	0.01
U135	8. 周围性血管疾病	73.34	0.05
U136	9. 心内膜炎	73.29	0.00
U137	10. 其他心血管病	73.64	0.35
U138	C. 慢性呼吸系统疾病	74.03	0.74

续表

疾病编码	疾病名称	去死因预期寿命	寿命损失年
U139	1. 慢性阻塞性肺疾病	73.98	0.69
U140	2. 尘肺	73.30	0.01
U141	a. 矽肺	73.30	0.01
U142	b. 石棉肺	73.29	0.00
U143	c. 煤炭工尘肺	73.29	0.00
U144	d. 其他尘肺	73.29	0.00
U145	3. 哮喘	73.31	0.02
U146	4. 间质性肺疾病和肺结节病	73.29	0.00
U147	5. 其他慢性呼吸系统疾病	73.31	0.02
U148	D. 肝硬化	73.48	0.19
U150	E. 消化系统疾病	73.46	0.17
U151	1. 消化性溃疡	73.34	0.05
U152	2. 胃炎和十二指肠炎	73.31	0.02
U153	3. 阑尾炎	73.29	0.00
U154	4. 肠梗阻	73.30	0.01
U155	5. 腹股沟、股和腹疝	73.29	0.00
U156	6. 炎症性肠病	73.30	0.01
U157	7. 肠血管疾病	73.29	0.00
U158	8. 胆囊、胆道疾病	73.30	0.01
U159	9. 胰腺炎	73.30	0.01
U160	10. 其他消化系统疾病	73.35	0.07
U161	F. 神经系统	73.41	0.12
U162	1. 阿尔茨海默病和其他痴呆	73.33	0.04
U163	2. 帕金森病	73.30	0.01

疾病编码	疾病名称	去死因预期寿命	寿命损失年
U164	3. 癫痫	73.31	0.02
U165	4. 多发性硬化	73.29	0.00
U166	5. 其他神经系统疾病	73.34	0.05
U167	G. 精神障碍疾病	73.34	0.06
U168	1. 精神分裂症	73.30	0.01
U169	2. 使用酒精引起的行为和精神障碍	73.32	0.03
U170	3. 使用药物引起的行为和精神障碍	73.29	0.00
U171	a. 使用阿片样物质引起的行为和精神障碍	73.29	0.00
U172	b. 使用可卡因引起的行为和精神障碍	73.29	0.00
U174	d. 其他药物引起的行为和精神障碍	73.29	0.00
U175	4. 进食障碍	73.29	0.00
U176	a. 神经性厌食	73.29	0.00
U177	H. 糖尿病、泌尿生殖、血液和内分泌疾病	73.67	0.38
U178	1. 糖尿病	73.40	0.11
U179	2. 急性肾小球肾炎	73.30	0.01
U180	3. 慢性肾病	73.49	0.20
U181	a. 糖尿病引起的肾病	73.32	0.03
U182	b. 高血压引起的肾病	73.36	0.07
U183	c. 肾小球肾炎引起的肾病	73.35	0.06
U184	d. 其他原因引起的肾病	73.31	0.02
U185	4. 泌尿系统疾病和男性不育	73.31	0.02
U186	a. 间质性肾炎和尿路感染	73.30	0.01
U187	b. 尿石病	73.29	0.00
U188	c. 其他泌尿系统疾病	73.30	0.01

疾病编码	疾病名称	去死因预期寿命	寿命损失年
U194	6. 溶血性贫血	73.30	0.01
U195	a. 地中海贫血	73.29	0.00
U198	d. 其他溶血性贫血	73.30	0.01
U199	7. 内分泌、代谢、血液和免疫紊乱	73.31	0.02
U200	I. 肌肉骨骼和结缔组织疾病	73.31	0.02
U201	1. 类风湿性关节炎	73.29	0.00
U202	2. 其他	73.30	0.01
U203	J. 其他慢性非传染性疾病	73.48	0.19
U204	1. 先天畸形	73.47	0.18
U205	a. 神经管缺陷	73.29	0.00
U206	b. 先天性心脏异常	73.43	0.14
U207	c. 唇裂和腭裂	73.29	0.00
U208	d. 唐氏综合征	73.29	0.00
U209	e. 不平衡染色体重组	73.29	0.00
U210	f. 其他先天畸形	73.33	0.04
U211	2. 皮肤和皮下组织疾病	73.29	0.00
U212	a. 蜂窝织炎	73.29	0.00
U213	b. 脓肿、脓疱病和其他细菌性皮肤疾病	73.29	0.00
U214	c. 褥疮性溃疡	73.29	0.00
U215	d. 其他皮肤和皮下组织疾病	73.29	0.00
U216	3. 婴儿猝死综合征	73.29	0.00
U217	III. 伤害	74.93	1.65
U218	A. 交通工具伤害	73.98	0.69
U219	1. 道路伤害	73.91	0.62

续表

疾病编码	疾病名称	去死因预期寿命	寿命损失年
U220	a. 行人在运输事故中的伤害	73.66	0.37
U221	b. 骑脚踏车人员在交通事故中的伤害	73.33	0.04
U222	c. 骑摩托车人员在交通事故中的伤害	73.39	0.10
U223	d. 机动车成员在交通事故中的伤害	73.39	0.10
U224	e. 其他道路伤害	73.29	0.00
U225	2. 其他交通工具伤害	73.36	0.07
U226	B. 意外伤害	73.97	0.68
U227	1. 意外跌落	73.47	0.18
U228	2. 溺水	73.49	0.20
U229	3. 火灾	73.31	0.02
U230	4. 意外中毒	73.35	0.06
U231	5. 暴露于无生命机械性力量下	73.42	0.13
U232	a. 无意的武器伤害	73.29	0.00
U233	b. 意外窒息	73.33	0.04
U234	c. 其他	73.38	0.09
U235	6. 医疗后遗症	73.29	0.00
U236	7. 动物接触伤害	73.29	0.00
U237	a. 有毒动物接触伤害	73.29	0.00
U238	b. 非有毒动物接触伤害	73.29	0.00
U239	8. 异物	73.30	0.01
U240	a. 肺部或呼吸道异物	73.30	0.01
U241	b. 其他部位异物	73.29	0.00
U242	9. 其他意外伤害	73.36	0.07
U243	C. 故意伤害	73.52	0.23

疾病编码	疾病名称	去死因预期寿命	寿命损失年
U244	1. 自杀及后遗症	73.48	0.19
U245	2. 他杀及后遗症	73.33	0.04
U246	a. 武器攻击	73.29	0.00
U247	b. 利器攻击	73.30	0.01
U248	c. 其他工具攻击	73.32	0.03
U249	D. 自然、暴力战争和依法处置	73.30	0.01
U250	1. 暴露于自然力量下	73.30	0.01
U251	2. 依法处置	73.29	0.00
U253	V. 未特指原因的胎儿死亡	73.29	0.00

表 J-15　中部地区女性疾病别去死因预期寿命表

疾病编码	疾病名称	去死因预期寿命	寿命损失年
U001	I. 传染性、孕产妇、新生儿和营养疾病	79.36	0.58
U002	A. 艾滋病和结核病	78.81	0.03
U003	1. 结核病	78.80	0.02
U004	2. 艾滋病	78.78	0.01
U005	a. 艾滋病造成的分枝杆菌感染	78.78	0.00
U006	b. 艾滋病造成的其他疾病	78.78	0.00
U007	B. 腹泻、下呼吸道和其他常见传染病	79.03	0.25
U008	1. 腹泻性疾病	78.78	0.00
U010	b. 其他沙门菌感染	78.78	0.00
U015	g. 阿米巴病	78.78	0.00
U020	l. 诺沃克组病毒引起的急性胃肠病	78.78	0.00
U022	n. 其他细菌性食源性腹泻	78.78	0.00
U023	o. 其他腹泻性疾病	78.78	0.00

疾病编码	疾病名称	去死因预期寿命	寿命损失年
U024	2. 肠道传染病	78.78	0.00
U025	a. 伤寒	78.78	0.00
U028	3. 下呼吸道感染	79.00	0.22
U029	a. 流行性感冒	78.78	0.00
U030	b. 肺炎球菌性肺炎	78.78	0.00
U031	c. 流感嗜血杆菌性肺炎	78.78	0.00
U032	d. 呼吸道合胞体病毒肺炎	78.78	0.00
U033	e. 其他下呼吸道感染	78.99	0.21
U034	4. 上呼吸道感染	78.78	0.00
U035	5. 中耳炎	78.78	0.00
U036	6. 脑膜炎	78.80	0.02
U037	a. 肺炎球菌性脑膜炎	78.78	0.00
U038	b. 嗜血杆菌脑膜炎	78.78	0.00
U039	c. 脑膜炎球菌性脑膜炎	78.79	0.01
U040	d. 其他脑膜炎	78.79	0.01
U041	7. 脑炎	78.78	0.01
U044	10. 破伤风	78.78	0.00
U045	11. 麻疹	78.78	0.00
U046	12. 水痘	78.78	0.00
U047	C. 被忽视的热带病和疟疾	78.78	0.00
U048	1. 疟疾	78.78	0.00
U049	2. 查加斯病	78.78	0.00
U053	5. 血吸虫病	78.78	0.00
U055	7. 棘球蚴病	78.78	0.00

疾病编码	疾病名称	去死因预期寿命	寿命损失年
U058	10. 狂犬病	78.78	0.00
U061	12. 其他被忽视的热带病	78.78	0.00
U062	D. 孕产妇疾病	78.79	0.01
U063	1. 孕产妇出血	78.78	0.00
U064	2. 产妇败血症和其他产妇感染	78.78	0.00
U065	3. 妊娠高血压综合征	78.78	0.00
U066	4. 梗阻性分娩	78.78	0.00
U067	5. 流产	78.78	0.00
U068	6. 间接的孕产妇死亡	78.78	0.00
U070	8. 艾滋病加剧的孕产妇死亡	78.78	0.00
U071	E. 新生儿疾病	79.01	0.23
U072	1. 新生儿早产并发症	78.90	0.12
U073	2. 由产伤和窒息导致的新生儿脑病	78.85	0.07
U074	3. 新生儿败血症和其他新生儿感染	78.78	0.00
U075	4. 溶血性疾病和其他新生儿黄疸	78.78	0.00
U076	5. 其他新生儿疾病	78.80	0.02
U077	F. 营养缺乏	78.80	0.02
U078	1. 蛋白质 - 能量营养不良	78.79	0.01
U079	2. 碘缺乏	78.78	0.00
U080	3. 缺铁性贫血	78.78	0.00
U081	4. 其他营养病症	78.78	0.00
U082	G. 其他传染病，孕产妇，新生儿和营养疾病	78.81	0.03
U083	1. 性传播疾病（不包括艾滋病）	78.78	0.00
U084	a. 梅毒	78.78	0.00

续表

疾病编码	疾病名称	去死因预期寿命	寿命损失年
U088	2. 肝炎	78.78	0.01
U089	a. 急性甲型肝炎	78.78	0.00
U090	b. 急性乙型肝炎	78.78	0.00
U091	c. 急性丙型肝炎	78.78	0.00
U092	d. 急性戊型肝炎	78.78	0.00
U093	3. 其他感染性疾病	78.80	0.03
U094	Ⅱ. 慢性非传染性疾病	88.91	10.13
U095	A. 肿瘤	80.87	2.10
U096	1. 食管癌	78.89	0.11
U097	2. 胃癌	79.03	0.25
U098	3. 肝癌	79.05	0.27
U099	4. 喉癌	78.79	0.01
U100	5. 肺、气管和支气管癌	79.24	0.46
U101	6. 乳腺癌	78.91	0.13
U102	7. 子宫颈癌	78.86	0.08
U103	8. 子宫体癌	78.86	0.08
U105	10. 结直肠癌	78.90	0.12
U106	11. 口腔癌	78.79	0.01
U107	12. 鼻咽癌	78.79	0.01
U108	13. 其他咽癌	78.78	0.00
U109	14. 胆囊、胆管癌	78.81	0.03
U110	15. 胰腺癌	78.83	0.05
U111	16. 皮肤恶性黑色素瘤	78.78	0.00
U112	17. 皮肤其他恶性肿瘤	78.79	0.01

疾病编码	疾病名称	去死因预期寿命	寿命损失年
U113	18. 卵巢癌	78.81	0.03
U115	20. 肾癌	78.79	0.01
U116	21. 膀胱癌	78.79	0.01
U117	22. 脑和神经系统癌	78.84	0.06
U118	23. 甲状腺癌	78.78	0.01
U119	24. 间皮瘤	78.78	0.00
U120	25. 霍奇金病	78.78	0.00
U121	26. 非霍奇金淋巴瘤	78.81	0.03
U122	27. 多发性骨髓瘤	78.79	0.01
U123	28. 白血病	78.87	0.09
U124	29. 其他肿瘤	78.99	0.21
U125	B. 心脑血管疾病	84.95	6.17
U126	1. 风湿性心脏病	78.85	0.07
U127	2. 缺血性心脏病	81.11	2.33
U128	3. 脑血管病	81.62	2.85
U129	a. 缺血性脑卒中	79.77	0.99
U130	b. 出血性脑卒中	80.11	1.33
U131	4. 高血压心脏病	79.24	0.46
U132	5. 心肌炎	78.80	0.02
U134	7. 主动脉瘤	78.78	0.01
U135	8. 周围性血管疾病	78.84	0.06
U136	9. 心内膜炎	78.78	0.00
U137	10. 其他心血管病	79.15	0.37
U138	C. 慢性呼吸系统疾病	79.54	0.76

续表

疾病编码	疾病名称	去死因预期寿命	寿命损失年
U139	1. 慢性阻塞性肺疾病	79.49	0.72
U140	2. 尘肺	78.78	0.00
U141	a. 矽肺	78.78	0.00
U142	b. 石棉肺	78.78	0.00
U144	d. 其他尘肺	78.78	0.00
U145	3. 哮喘	78.80	0.02
U146	4. 间质性肺疾病和肺结节病	78.78	0.00
U147	5. 其他慢性呼吸系统疾病	78.79	0.01
U148	D. 肝硬化	78.88	0.10
U150	E. 消化系统疾病	78.93	0.15
U151	1. 消化性溃疡	78.81	0.03
U152	2. 胃炎和十二指肠炎	78.79	0.02
U153	3. 阑尾炎	78.78	0.00
U154	4. 肠梗阻	78.79	0.01
U155	5. 腹股沟、股和腹疝	78.78	0.00
U156	6. 炎症性肠病	78.79	0.01
U157	7. 肠血管疾病	78.78	0.00
U158	8. 胆囊、胆道疾病	78.79	0.01
U159	9. 胰腺炎	78.79	0.01
U160	10. 其他消化系统疾病	78.83	0.06
U161	F. 神经系统	78.91	0.13
U162	1. 阿尔茨海默病和其他痴呆	78.85	0.07
U163	2. 帕金森病	78.79	0.01
U164	3. 癫痫	78.79	0.01

疾病编码	疾病名称	去死因预期寿命	寿命损失年
U165	4. 多发性硬化	78.78	0.00
U166	5. 其他神经系统疾病	78.82	0.04
U167	G. 精神障碍疾病	78.80	0.02
U168	1. 精神分裂症	78.79	0.01
U169	2. 使用酒精引起的行为和精神障碍	78.78	0.00
U170	3. 使用药物引起的行为和精神障碍	78.78	0.00
U172	b. 使用可卡因引起的行为和精神障碍	78.78	0.00
U174	d. 其他药物引起的行为和精神障碍	78.78	0.00
U175	4. 进食障碍	78.78	0.00
U176	a. 神经性厌食	78.78	0.00
U177	H. 糖尿病、泌尿生殖、血液和内分泌疾病	79.26	0.48
U178	1. 糖尿病	78.96	0.18
U179	2. 急性肾小球肾炎	78.79	0.01
U180	3. 慢性肾病	79.00	0.23
U181	a. 糖尿病引起的肾病	78.82	0.05
U182	b. 高血压引起的肾病	78.86	0.08
U183	c. 肾小球肾炎引起的肾病	78.84	0.06
U184	d. 其他原因引起的肾病	78.80	0.02
U185	4. 泌尿系统疾病和男性不育	78.79	0.01
U186	a. 间质性肾炎和尿路感染	78.78	0.01
U187	b. 尿石病	78.78	0.00
U188	c. 其他泌尿系统疾病	78.78	0.00
U189	5. 妇科疾病	78.78	0.00
U191	b. 子宫内膜异位	78.78	0.00

续表

疾病编码	疾病名称	去死因预期寿命	寿命损失年
U192	c. 女性生殖器脱垂	78.78	0.00
U193	d. 其他妇科疾病	78.78	0.00
U194	6. 溶血性贫血	78.79	0.01
U195	a. 地中海贫血	78.78	0.00
U198	d. 其他溶血性贫血	78.79	0.01
U199	7. 内分泌、代谢、血液和免疫紊乱	78.80	0.03
U200	I. 肌肉骨骼和结缔组织疾病	78.81	0.03
U201	1. 类风湿性关节炎	78.79	0.01
U202	2. 其他	78.80	0.02
U203	J. 其他慢性非传染性疾病	78.96	0.18
U204	1. 先天畸形	78.96	0.18
U205	a. 神经管缺陷	78.78	0.00
U206	b. 先天性心脏异常	78.92	0.14
U207	c. 唇裂和腭裂	78.78	0.00
U208	d. 唐氏综合征	78.78	0.00
U210	f. 其他先天畸形	78.81	0.03
U211	2. 皮肤和皮下组织疾病	78.78	0.01
U212	a. 蜂窝织炎	78.78	0.00
U213	b. 脓肿、脓疱病和其他细菌性皮肤疾病	78.78	0.00
U214	c. 褥疮性溃疡	78.78	0.00
U215	d. 其他皮肤和皮下组织疾病	78.78	0.00
U216	3. 婴儿猝死综合征	78.78	0.00
U217	Ⅲ. 伤害	79.64	0.87
U218	A. 交通工具伤害	79.06	0.28

续表

疾病编码	疾病名称	去死因预期寿命	寿命损失年
U219	1. 道路伤害	79.03	0.25
U220	a. 行人在运输事故中的伤害	78.95	0.17
U221	b. 骑脚踏车人员在交通事故中的伤害	78.80	0.02
U222	c. 骑摩托车人员在交通事故中的伤害	78.80	0.02
U223	d. 机动车成员在交通事故中的伤害	78.82	0.04
U224	e. 其他道路伤害	78.78	0.00
U225	2. 其他交通工具伤害	78.80	0.03
U226	B. 意外伤害	79.13	0.36
U227	1. 意外跌落	78.87	0.09
U228	2. 溺水	78.88	0.10
U229	3. 火灾	78.80	0.02
U230	4. 意外中毒	78.83	0.05
U231	5. 暴露于无生命机械性力量下	78.84	0.06
U232	a. 无意的武器伤害	78.78	0.00
U233	b. 意外窒息	78.81	0.03
U234	c. 其他	78.81	0.03
U235	6. 医疗后遗症	78.78	0.00
U236	7. 动物接触伤害	78.78	0.00
U237	a. 有毒动物接触伤害	78.78	0.00
U238	b. 非有毒动物接触伤害	78.78	0.00
U239	8. 异物	78.79	0.01
U240	a. 肺部或呼吸道异物	78.79	0.01
U241	b. 其他部位异物	78.78	0.00
U242	9. 其他意外伤害	78.79	0.01

续表

疾病编码	疾病名称	去死因预期寿命	寿命损失年
U243	C. 故意伤害	79.00	0.22
U244	1. 自杀及后遗症	78.97	0.19
U245	2. 他杀及后遗症	78.80	0.02
U246	a. 武器攻击	78.78	0.00
U247	b. 利器攻击	78.78	0.01
U248	c. 其他工具攻击	78.79	0.01
U249	D. 自然、暴力战争和依法处置	78.79	0.01
U250	1. 暴露于自然力量下	78.79	0.01
U251	2. 依法处置	78.78	0.00

表 J-16　西部地区疾病别去死因预期寿命表

疾病编码	疾病名称	去死因预期寿命	寿命损失年
U001	Ⅰ. 传染性、孕产妇、新生儿和营养疾病	74.67	1.13
U002	A. 艾滋病和结核病	73.66	0.12
U003	1. 结核病	73.64	0.09
U004	2. 艾滋病	73.57	0.03
U005	a. 艾滋病造成的分枝杆菌感染	73.54	0.00
U006	b. 艾滋病造成的其他疾病	73.55	0.01
U007	B. 腹泻、下呼吸道和其他常见传染病	74.04	0.50
U008	1. 腹泻性疾病	73.56	0.01
U010	b. 其他沙门菌感染	73.54	0.00
U011	c. 细菌性痢疾	73.54	0.00
U015	g. 阿米巴病	73.54	0.00
U017	i. 轮状病毒性肠炎	73.54	0.00

疾病编码	疾病名称	去死因预期寿命	寿命损失年
U020	l. 诺沃克组病毒引起的急性胃肠病	73.54	0.00
U021	m. 腺病毒性肠炎	73.54	0.00
U022	n. 其他细菌性食源性腹泻	73.55	0.00
U023	o. 其他腹泻性疾病	73.55	0.01
U024	2. 肠道传染病	73.54	0.00
U025	a. 伤寒	73.54	0.00
U026	b. 副伤寒	73.54	0.00
U028	3. 下呼吸道感染	73.99	0.45
U029	a. 流行性感冒	73.58	0.03
U030	b. 肺炎球菌性肺炎	73.55	0.00
U031	c. 流感嗜血杆菌性肺炎	73.54	0.00
U032	d. 呼吸道合胞体病毒肺炎	73.55	0.00
U033	e. 其他下呼吸道感染	73.95	0.41
U034	4. 上呼吸道感染	73.54	0.00
U035	5. 中耳炎	73.54	0.00
U036	6. 脑膜炎	73.57	0.02
U037	a. 肺炎球菌性脑膜炎	73.54	0.00
U038	b. 嗜血杆菌脑膜炎	73.54	0.00
U039	c. 脑膜炎球菌性脑膜炎	73.55	0.01
U040	d. 其他脑膜炎	73.56	0.01
U041	7. 脑炎	73.55	0.01
U042	8. 白喉	73.54	0.00
U044	10. 破伤风	73.55	0.00
U045	11. 麻疹	73.54	0.00

续表

疾病编码	疾病名称	去死因预期寿命	寿命损失年
U046	12. 水痘	73.54	0.00
U047	C. 被忽视的热带病和疟疾	73.55	0.01
U048	1. 疟疾	73.54	0.00
U050	3. 利什曼病	73.54	0.00
U051	a. 内脏利什曼病	73.54	0.00
U053	5. 血吸虫病	73.54	0.00
U054	6. 囊虫病	73.54	0.00
U055	7. 棘球蚴病	73.54	0.00
U058	10. 狂犬病	73.55	0.00
U059	11. 肠线虫感染	73.54	0.00
U060	a. 蛔虫病	73.54	0.00
U061	12. 其他被忽视的热带病	73.54	0.00
U062	D. 孕产妇疾病	73.55	0.01
U063	1. 孕产妇出血	73.55	0.00
U064	2. 产妇败血症和其他产妇感染	73.54	0.00
U065	3. 妊娠高血压综合征	73.54	0.00
U066	4. 梗阻性分娩	73.54	0.00
U067	5. 流产	73.54	0.00
U068	6. 间接的孕产妇死亡	73.54	0.00
U070	8. 艾滋病加剧的孕产妇死亡	73.55	0.00
U071	E. 新生儿疾病	73.95	0.41
U072	1. 新生儿早产并发症	73.75	0.21
U073	2. 由产伤和窒息导致的新生儿脑病	73.67	0.13
U074	3. 新生儿败血症和其他新生儿感染	73.55	0.01

疾病编码	疾病名称	去死因预期寿命	寿命损失年
U075	4. 溶血性疾病和其他新生儿黄疸	73.56	0.01
U076	5. 其他新生儿疾病	73.60	0.06
U077	F. 营养缺乏	73.57	0.03
U078	1. 蛋白质－能量营养不良	73.56	0.01
U079	2. 碘缺乏	73.54	0.00
U080	3. 缺铁性贫血	73.55	0.01
U081	4. 其他营养病症	73.55	0.01
U082	G. 其他传染病，孕产妇，新生儿和营养疾病	73.59	0.05
U083	1. 性传播疾病（不包括艾滋病）	73.54	0.00
U084	a. 梅毒	73.54	0.00
U085	b. 衣原体病	73.54	0.00
U086	c. 淋病	73.54	0.00
U087	d. 其他性传播疾病	73.54	0.00
U088	2. 肝炎	73.55	0.01
U089	a. 急性甲型肝炎	73.54	0.00
U090	b. 急性乙型肝炎	73.55	0.00
U091	c. 急性丙型肝炎	73.54	0.00
U092	d. 急性戊型肝炎	73.54	0.00
U093	3. 其他感染性疾病	73.58	0.04
U094	Ⅱ. 慢性非传染性疾病	83.81	10.26
U095	A. 肿瘤	76.09	2.55
U096	1. 食管癌	73.75	0.21
U097	2. 胃癌	73.85	0.31
U098	3. 肝癌	74.01	0.46

续表

疾病编码	疾病名称	去死因预期寿命	寿命损失年
U099	4. 喉癌	73.56	0.02
U100	5. 肺、气管和支气管癌	74.15	0.61
U101	6. 乳腺癌	73.60	0.06
U102	7. 子宫颈癌	73.58	0.03
U103	8. 子宫体癌	73.58	0.04
U104	9. 前列腺癌	73.56	0.02
U105	10. 结直肠癌	73.68	0.14
U106	11. 口腔癌	73.56	0.01
U107	12. 鼻咽癌	73.58	0.03
U108	13. 其他咽癌	73.55	0.01
U109	14. 胆囊、胆管癌	73.56	0.02
U110	15. 胰腺癌	73.59	0.05
U111	16. 皮肤恶性黑色素瘤	73.55	0.00
U112	17. 皮肤其他恶性肿瘤	73.55	0.01
U113	18. 卵巢癌	73.56	0.01
U114	19. 睾丸癌	73.54	0.00
U115	20. 肾癌	73.55	0.01
U116	21. 膀胱癌	73.56	0.02
U117	22. 脑和神经系统癌	73.61	0.07
U118	23. 甲状腺癌	73.55	0.00
U119	24. 间皮瘤	73.54	0.00
U120	25. 霍奇金病	73.55	0.00
U121	26. 非霍奇金淋巴瘤	73.59	0.04
U122	27. 多发性骨髓瘤	73.55	0.01

续表

疾病编码	疾病名称	去死因预期寿命	寿命损失年
U123	28. 白血病	73.65	0.10
U124	29. 其他肿瘤	73.79	0.25
U125	B. 心脑血管疾病	78.15	4.61
U126	1. 风湿性心脏病	73.65	0.11
U127	2. 缺血性心脏病	74.75	1.21
U128	3. 脑血管病	75.97	2.42
U129	a. 缺血性脑卒中	74.06	0.51
U130	b. 出血性脑卒中	74.98	1.44
U131	4. 高血压心脏病	73.87	0.33
U132	5. 心肌炎	73.63	0.08
U134	7. 主动脉瘤	73.55	0.01
U135	8. 周围性血管疾病	73.58	0.04
U136	9. 心内膜炎	73.54	0.00
U137	10. 其他心血管病	73.95	0.41
U138	C. 慢性呼吸系统疾病	75.08	1.53
U139	1. 慢性阻塞性肺疾病	74.98	1.44
U140	2. 尘肺	73.56	0.01
U141	a. 矽肺	73.55	0.01
U142	b. 石棉肺	73.54	0.00
U143	c. 煤炭工尘肺	73.54	0.00
U144	d. 其他尘肺	73.55	0.00
U145	3. 哮喘	73.57	0.03
U146	4. 间质性肺疾病和肺结节病	73.55	0.01
U147	5. 其他慢性呼吸系统疾病	73.57	0.02

续表

疾病编码	疾病名称	去死因预期寿命	寿命损失年
U148	D. 肝硬化	73.81	0.27
U150	E. 消化系统疾病	73.88	0.34
U151	1. 消化性溃疡	73.62	0.08
U152	2. 胃炎和十二指肠炎	73.58	0.03
U153	3. 阑尾炎	73.55	0.00
U154	4. 肠梗阻	73.56	0.02
U155	5. 腹股沟、股和腹疝	73.55	0.00
U156	6. 炎症性肠病	73.58	0.03
U157	7. 肠血管疾病	73.54	0.00
U158	8. 胆囊、胆道疾病	73.56	0.02
U159	9. 胰腺炎	73.56	0.02
U160	10. 其他消化系统疾病	73.67	0.13
U161	F. 神经系统	73.69	0.15
U162	1. 阿尔茨海默病和其他痴呆	73.59	0.05
U163	2. 帕金森病	73.55	0.01
U164	3. 癫痫	73.57	0.03
U165	4. 多发性硬化	73.54	0.00
U166	5. 其他神经系统疾病	73.61	0.07
U167	G. 精神障碍疾病	73.62	0.08
U168	1. 精神分裂症	73.56	0.02
U169	2. 使用酒精引起的行为和精神障碍	73.59	0.04
U170	3. 使用药物引起的行为和精神障碍	73.56	0.01
U171	a. 使用阿片样物质引起的行为和精神障碍	73.55	0.00
U172	b. 使用可卡因引起的行为和精神障碍	73.54	0.00

续表

疾病编码	疾病名称	去死因预期寿命	寿命损失年
U173	c. 使用苯丙胺引起的行为和精神障碍	73.54	0.00
U174	d. 其他药物引起的行为和精神障碍	73.55	0.01
U175	4. 进食障碍	73.54	0.00
U176	a. 神经性厌食	73.54	0.00
U177	H. 糖尿病、泌尿生殖、血液和内分泌疾病	74.00	0.46
U178	1. 糖尿病	73.68	0.14
U179	2. 急性肾小球肾炎	73.56	0.01
U180	3. 慢性肾病	73.77	0.22
U181	a. 糖尿病引起的肾病	73.58	0.04
U182	b. 高血压引起的肾病	73.61	0.07
U183	c. 肾小球肾炎引起的肾病	73.61	0.07
U184	d. 其他原因引起的肾病	73.58	0.04
U185	4. 泌尿系统疾病和男性不育	73.56	0.02
U186	a. 间质性肾炎和尿路感染	73.55	0.01
U187	b. 尿石病	73.55	0.00
U188	c. 其他泌尿系统疾病	73.55	0.01
U189	5. 妇科疾病	73.54	0.00
U191	b. 子宫内膜异位	73.54	0.00
U192	c. 女性生殖器脱垂	73.54	0.00
U193	d. 其他妇科疾病	73.54	0.00
U194	6. 溶血性贫血	73.56	0.02
U195	a. 地中海贫血	73.55	0.01
U197	c. 酶代谢紊乱性贫血	73.54	0.00
U198	d. 其他溶血性贫血	73.55	0.01

续表

疾病编码	疾病名称	去死因预期寿命	寿命损失年
U199	7. 内分泌、代谢、血液和免疫紊乱	73.58	0.04
U200	I. 肌肉骨骼和结缔组织疾病	73.59	0.05
U201	1. 类风湿性关节炎	73.56	0.02
U202	2. 其他	73.57	0.03
U203	J. 其他慢性非传染性疾病	73.79	0.25
U204	1. 先天畸形	73.78	0.24
U205	a. 神经管缺陷	73.54	0.00
U206	b. 先天性心脏异常	73.73	0.18
U207	c. 唇裂和腭裂	73.54	0.00
U208	d. 唐氏综合征	73.54	0.00
U209	e. 不平衡染色体重组	73.54	0.00
U210	f. 其他先天畸形	73.59	0.05
U211	2. 皮肤和皮下组织疾病	73.55	0.01
U212	a. 蜂窝织炎	73.54	0.00
U213	b. 脓肿、脓疱病和其他细菌性皮肤疾病	73.54	0.00
U214	c. 褥疮性溃疡	73.55	0.00
U215	d. 其他皮肤和皮下组织疾病	73.54	0.00
U216	3. 婴儿猝死综合征	73.55	0.00
U217	III. 伤害	75.26	1.72
U218	A. 交通工具伤害	74.20	0.66
U219	1. 道路伤害	74.15	0.61
U220	a. 行人在运输事故中的伤害	73.89	0.35
U221	b. 骑脚踏车人员在交通事故中的伤害	73.58	0.03
U222	c. 骑摩托车人员在交通事故中的伤害	73.67	0.13

疾病编码	疾病名称	去死因预期寿命	寿命损失年
U223	d. 机动车成员在交通事故中的伤害	73.64	0.09
U224	e. 其他道路伤害	73.55	0.00
U225	2. 其他交通工具伤害	73.60	0.05
U226	B. 意外伤害	74.33	0.79
U227	1. 意外跌落	73.77	0.22
U228	2. 溺水	73.77	0.23
U229	3. 火灾	73.56	0.02
U230	4. 意外中毒	73.62	0.08
U231	5. 暴露于无生命机械性力量下	73.69	0.14
U232	a. 无意的武器伤害	73.54	0.00
U233	b. 意外窒息	73.60	0.06
U234	c. 其他	73.63	0.09
U235	6. 医疗后遗症	73.55	0.01
U236	7. 动物接触伤害	73.55	0.01
U237	a. 有毒动物接触伤害	73.55	0.01
U238	b. 非有毒动物接触伤害	73.55	0.00
U239	8. 异物	73.56	0.02
U240	a. 肺部或呼吸道异物	73.56	0.02
U241	b. 其他部位异物	73.54	0.00
U242	9. 其他意外伤害	73.60	0.05
U243	C. 故意伤害	73.78	0.24
U244	1. 自杀及后遗症	73.71	0.17
U245	2. 他杀及后遗症	73.61	0.07
U246	a. 武器攻击	73.54	0.00

疾病编码	疾病名称	去死因预期寿命	寿命损失年
U247	b. 利器攻击	73.56	0.01
U248	c. 其他工具攻击	73.59	0.05
U249	D. 自然、暴力战争和依法处置	73.55	0.01
U250	1. 暴露于自然力量下	73.55	0.01
U251	2. 依法处置	73.55	0.00
U253	Ⅴ. 未特指原因的胎儿死亡	73.55	0.00

表 J-17 西部地区男性疾病别去死因预期寿命表

疾病编码	疾病名称	去死因预期寿命	寿命损失年
U001	Ⅰ. 传染性、孕产妇、新生儿和营养疾病	71.81	1.15
U002	A. 艾滋病和结核病	70.81	0.15
U003	1. 结核病	70.77	0.11
U004	2. 艾滋病	70.70	0.04
U005	a. 艾滋病造成的分枝杆菌感染	70.66	0.00
U006	b. 艾滋病造成的其他疾病	70.68	0.01
U007	B. 腹泻、下呼吸道和其他常见传染病	71.16	0.49
U008	1. 腹泻性疾病	70.68	0.01
U010	b. 其他沙门菌感染	70.66	0.00
U011	c. 细菌性痢疾	70.66	0.00
U015	g. 阿米巴病	70.66	0.00
U017	i. 轮状病毒性肠炎	70.66	0.00
U020	l. 诺沃克组病毒引起的急性胃肠病	70.66	0.00
U022	n. 其他细菌性食源性腹泻	70.67	0.00
U023	o. 其他腹泻性疾病	70.67	0.01

疾病编码	疾病名称	去死因预期寿命	寿命损失年
U024	2. 肠道传染病	70.66	0.00
U026	b. 副伤寒	70.66	0.00
U028	3. 下呼吸道感染	71.10	0.43
U029	a. 流行性感冒	70.69	0.03
U030	b. 肺炎球菌性肺炎	70.67	0.00
U031	c. 流感嗜血杆菌性肺炎	70.66	0.00
U032	d. 呼吸道合胞体病毒肺炎	70.67	0.00
U033	e. 其他下呼吸道感染	71.06	0.39
U034	4. 上呼吸道感染	70.66	0.00
U035	5. 中耳炎	70.66	0.00
U036	6. 脑膜炎	70.69	0.03
U037	a. 肺炎球菌性脑膜炎	70.66	0.00
U039	c. 脑膜炎球菌性脑膜炎	70.67	0.01
U040	d. 其他脑膜炎	70.68	0.02
U041	7. 脑炎	70.67	0.01
U042	8. 白喉	70.66	0.00
U044	10. 破伤风	70.67	0.00
U045	11. 麻疹	70.66	0.00
U046	12. 水痘	70.66	0.00
U047	C. 被忽视的热带病和疟疾	70.67	0.01
U048	1. 疟疾	70.66	0.00
U050	3. 利什曼病	70.66	0.00
U051	a. 内脏利什曼病	70.66	0.00
U053	5. 血吸虫病	70.66	0.00

续表

疾病编码	疾病名称	去死因预期寿命	寿命损失年
U054	6. 囊虫病	70.66	0.00
U055	7. 棘球蚴病	70.66	0.00
U058	10. 狂犬病	70.67	0.01
U059	11. 肠线虫感染	70.66	0.00
U060	a. 蛔虫病	70.66	0.00
U061	12. 其他被忽视的热带病	70.66	0.00
U071	E. 新生儿疾病	71.08	0.42
U072	1. 新生儿早产并发症	70.89	0.23
U073	2. 由产伤和窒息导致的新生儿脑病	70.78	0.12
U074	3. 新生儿败血症和其他新生儿感染	70.67	0.00
U075	4. 溶血性疾病和其他新生儿黄疸	70.67	0.01
U076	5. 其他新生儿疾病	70.72	0.06
U077	F. 营养缺乏	70.68	0.02
U078	1. 蛋白质－能量营养不良	70.67	0.01
U079	2. 碘缺乏	70.66	0.00
U080	3. 缺铁性贫血	70.67	0.01
U081	4. 其他营养病症	70.67	0.00
U082	G. 其他传染病，孕产妇，新生儿和营养疾病	70.72	0.05
U083	1. 性传播疾病（不包括艾滋病）	70.66	0.00
U084	a. 梅毒	70.66	0.00
U085	b. 衣原体病	70.66	0.00
U086	c. 淋病	70.66	0.00
U087	d. 其他性传播疾病	70.66	0.00
U088	2. 肝炎	70.67	0.01

疾病编码	疾病名称	去死因预期寿命	寿命损失年
U089	a. 急性甲型肝炎	70.66	0.00
U090	b. 急性乙型肝炎	70.67	0.01
U091	c. 急性丙型肝炎	70.66	0.00
U092	d. 急性戊型肝炎	70.66	0.00
U093	3. 其他感染性疾病	70.70	0.04
U094	Ⅱ. 慢性非传染性疾病	80.90	10.24
U095	A. 肿瘤	73.51	2.85
U096	1. 食管癌	70.94	0.27
U097	2. 胃癌	71.01	0.35
U098	3. 肝癌	71.27	0.61
U099	4. 喉癌	70.69	0.02
U100	5. 肺、气管和支气管癌	71.39	0.73
U101	6. 乳腺癌	70.67	0.00
U104	9. 前列腺癌	70.69	0.02
U105	10. 结直肠癌	70.80	0.14
U106	11. 口腔癌	70.68	0.01
U107	12. 鼻咽癌	70.70	0.04
U108	13. 其他咽癌	70.67	0.01
U109	14. 胆囊、胆管癌	70.68	0.01
U110	15. 胰腺癌	70.72	0.05
U111	16. 皮肤恶性黑色素瘤	70.66	0.00
U112	17. 皮肤其他恶性肿瘤	70.67	0.01
U114	19. 睾丸癌	70.66	0.00
U115	20. 肾癌	70.67	0.01

续表

疾病编码	疾病名称	去死因预期寿命	寿命损失年
U116	21. 膀胱癌	70.69	0.03
U117	22. 脑和神经系统癌	70.73	0.07
U118	23. 甲状腺癌	70.67	0.00
U119	24. 间皮瘤	70.66	0.00
U120	25. 霍奇金病	70.67	0.00
U121	26. 非霍奇金淋巴瘤	70.71	0.05
U122	27. 多发性骨髓瘤	70.67	0.01
U123	28. 白血病	70.77	0.11
U124	29. 其他肿瘤	70.94	0.28
U125	B. 心脑血管疾病	74.98	4.31
U126	1. 风湿性心脏病	70.74	0.08
U127	2. 缺血性心脏病	71.76	1.10
U128	3. 脑血管病	73.02	2.35
U129	a. 缺血性脑卒中	71.14	0.48
U130	b. 出血性脑卒中	72.10	1.43
U131	4. 高血压心脏病	70.95	0.29
U132	5. 心肌炎	70.73	0.07
U134	7. 主动脉瘤	70.67	0.01
U135	8. 周围性血管疾病	70.70	0.04
U136	9. 心内膜炎	70.66	0.00
U137	10. 其他心血管病	71.04	0.38
U138	C. 慢性呼吸系统疾病	72.06	1.40
U139	1. 慢性阻塞性肺疾病	71.96	1.30
U140	2. 尘肺	70.68	0.02

疾病编码	疾病名称	去死因预期寿命	寿命损失年
U141	a. 矽肺	70.68	0.01
U142	b. 石棉肺	70.66	0.00
U143	c. 煤炭工尘肺	70.66	0.00
U144	d. 其他尘肺	70.67	0.01
U145	3. 哮喘	70.69	0.03
U146	4. 间质性肺疾病和肺结节病	70.67	0.01
U147	5. 其他慢性呼吸系统疾病	70.69	0.02
U148	D. 肝硬化	71.02	0.36
U150	E. 消化系统疾病	71.02	0.35
U151	1. 消化性溃疡	70.75	0.09
U152	2. 胃炎和十二指肠炎	70.70	0.03
U153	3. 阑尾炎	70.67	0.00
U154	4. 肠梗阻	70.68	0.02
U155	5. 腹股沟、股和腹疝	70.67	0.00
U156	6. 炎症性肠病	70.70	0.03
U157	7. 肠血管疾病	70.66	0.00
U158	8. 胆囊、胆道疾病	70.68	0.01
U159	9. 胰腺炎	70.69	0.02
U160	10. 其他消化系统疾病	70.80	0.14
U161	F. 神经系统	70.81	0.15
U162	1. 阿尔茨海默病和其他痴呆	70.70	0.04
U163	2. 帕金森病	70.67	0.00
U164	3. 癫痫	70.70	0.03
U166	5. 其他神经系统疾病	70.73	0.07

续表

疾病编码	疾病名称	去死因预期寿命	寿命损失年
U167	G. 精神障碍疾病	70.78	0.11
U168	1. 精神分裂症	70.68	0.02
U169	2. 使用酒精引起的行为和精神障碍	70.74	0.07
U170	3. 使用药物引起的行为和精神障碍	70.68	0.02
U171	a. 使用阿片样物质引起的行为和精神障碍	70.67	0.01
U172	b. 使用可卡因引起的行为和精神障碍	70.66	0.00
U173	c. 使用苯丙胺引起的行为和精神障碍	70.66	0.00
U174	d. 其他药物引起的行为和精神障碍	70.67	0.01
U175	4. 进食障碍	70.66	0.00
U176	a. 神经性厌食	70.66	0.00
U177	H. 糖尿病、泌尿生殖、血液和内分泌疾病	71.09	0.42
U178	1. 糖尿病	70.78	0.11
U179	2. 急性肾小球肾炎	70.68	0.02
U180	3. 慢性肾病	70.88	0.21
U181	a. 糖尿病引起的肾病	70.69	0.03
U182	b. 高血压引起的肾病	70.72	0.06
U183	c. 肾小球肾炎引起的肾病	70.73	0.07
U184	d. 其他原因引起的肾病	70.70	0.04
U185	4. 泌尿系统疾病和男性不育	70.68	0.02
U186	a. 间质性肾炎和尿路感染	70.67	0.01
U187	b. 尿石病	70.67	0.00
U188	c. 其他泌尿系统疾病	70.67	0.01
U194	6. 溶血性贫血	70.68	0.02
U195	a. 地中海贫血	70.67	0.01

疾病编码	疾病名称	去死因预期寿命	寿命损失年
U197	c. 酶代谢紊乱性贫血	70.66	0.00
U198	d. 其他溶血性贫血	70.67	0.01
U199	7. 内分泌、代谢、血液和免疫紊乱	70.70	0.04
U200	I. 肌肉骨骼和结缔组织疾病	70.69	0.03
U201	1. 类风湿性关节炎	70.68	0.01
U202	2. 其他	70.68	0.02
U203	J. 其他慢性非传染性疾病	70.91	0.25
U204	1. 先天畸形	70.90	0.24
U205	a. 神经管缺陷	70.66	0.00
U206	b. 先天性心脏异常	70.85	0.19
U207	c. 唇裂和腭裂	70.66	0.00
U208	d. 唐氏综合征	70.66	0.00
U209	e. 不平衡染色体重组	70.66	0.00
U210	f. 其他先天畸形	70.72	0.05
U211	2. 皮肤和皮下组织疾病	70.67	0.00
U212	a. 蜂窝织炎	70.66	0.00
U213	b. 脓肿、脓疱病和其他细菌性皮肤疾病	70.66	0.00
U214	c. 褥疮性溃疡	70.67	0.00
U215	d. 其他皮肤和皮下组织疾病	70.66	0.00
U216	3. 婴儿猝死综合征	70.67	0.00
U217	Ⅲ. 伤害	72.87	2.21
U218	A. 交通工具伤害	71.58	0.91
U219	1. 道路伤害	71.50	0.84
U220	a. 行人在运输事故中的伤害	71.12	0.46

续表

疾病编码	疾病名称	去死因预期寿命	寿命损失年
U221	b. 骑脚踏车人员在交通事故中的伤害	70.71	0.04
U222	c. 骑摩托车人员在交通事故中的伤害	70.87	0.20
U223	d. 机动车成员在交通事故中的伤害	70.79	0.13
U224	e. 其他道路伤害	70.67	0.00
U225	2. 其他交通工具伤害	70.73	0.07
U226	B. 意外伤害	71.65	0.99
U227	1. 意外跌落	70.94	0.27
U228	2. 溺水	70.94	0.28
U229	3. 火灾	70.68	0.02
U230	4. 意外中毒	70.76	0.09
U231	5. 暴露于无生命机械性力量下	70.85	0.18
U232	a. 无意的武器伤害	70.66	0.00
U233	b. 意外窒息	70.72	0.06
U234	c. 其他	70.79	0.13
U235	6. 医疗后遗症	70.67	0.01
U236	7. 动物接触伤害	70.67	0.01
U237	a. 有毒动物接触伤害	70.67	0.01
U238	b. 非有毒动物接触伤害	70.67	0.00
U239	8. 异物	70.69	0.03
U240	a. 肺部或呼吸道异物	70.69	0.02
U241	b. 其他部位异物	70.66	0.00
U242	9. 其他意外伤害	70.74	0.08
U243	C. 故意伤害	70.92	0.26
U244	1. 自杀及后遗症	70.83	0.17

疾病编码	疾病名称	去死因预期寿命	寿命损失年
U245	2. 他杀及后遗症	70.75	0.09
U246	a. 武器攻击	70.66	0.00
U247	b. 利器攻击	70.68	0.02
U248	c. 其他工具攻击	70.73	0.06
U249	D. 自然、暴力战争和依法处置	70.68	0.01
U250	1. 暴露于自然力量下	70.67	0.01
U251	2. 依法处置	70.67	0.00
U253	V. 未特指原因的胎儿死亡	70.67	0.00

表 J-18　西部地区女性疾病别去死因预期寿命表

疾病编码	疾病名称	去死因预期寿命	寿命损失年
U001	Ⅰ. 传染性、孕产妇、新生儿和营养疾病	78.06	1.09
U002	A. 艾滋病和结核病	77.05	0.08
U003	1. 结核病	77.03	0.07
U004	2. 艾滋病	76.98	0.01
U005	a. 艾滋病造成的分枝杆菌感染	76.97	0.00
U006	b. 艾滋病造成的其他疾病	76.97	0.01
U007	B. 腹泻、下呼吸道和其他常见传染病	77.47	0.50
U008	1. 腹泻性疾病	76.97	0.01
U010	b. 其他沙门菌感染	76.97	0.00
U011	c. 细菌性痢疾	76.97	0.00
U015	g. 阿米巴病	76.97	0.00
U021	m. 腺病毒性肠炎	76.97	0.00
U022	n. 其他细菌性食源性腹泻	76.97	0.00

续表

疾病编码	疾病名称	去死因预期寿命	寿命损失年
U023	o.其他腹泻性疾病	76.97	0.01
U024	2.肠道传染病	76.96	0.00
U025	a.伤寒	76.96	0.00
U028	3.下呼吸道感染	77.42	0.46
U029	a.流行性感冒	77.00	0.03
U030	b.肺炎球菌性肺炎	76.97	0.00
U031	c.流感嗜血杆菌性肺炎	76.96	0.00
U032	d.呼吸道合胞体病毒肺炎	76.97	0.01
U033	e.其他下呼吸道感染	77.38	0.42
U034	4.上呼吸道感染	76.97	0.00
U035	5.中耳炎	76.97	0.00
U036	6.脑膜炎	76.98	0.02
U037	a.肺炎球菌性脑膜炎	76.97	0.00
U038	b.嗜血杆菌脑膜炎	76.97	0.00
U039	c.脑膜炎球菌性脑膜炎	76.97	0.01
U040	d.其他脑膜炎	76.98	0.01
U041	7.脑炎	76.97	0.01
U044	10.破伤风	76.97	0.00
U046	12.水痘	76.97	0.00
U047	C.被忽视的热带病和疟疾	76.97	0.00
U048	1.疟疾	76.96	0.00
U053	5.血吸虫病	76.97	0.00
U054	6.囊虫病	76.96	0.00
U055	7.棘球蚴病	76.96	0.00

疾病编码	疾病名称	去死因预期寿命	寿命损失年
U058	10. 狂犬病	76.97	0.00
U059	11. 肠线虫感染	76.96	0.00
U060	a. 蛔虫病	76.96	0.00
U061	12. 其他被忽视的热带病	76.97	0.00
U062	D. 孕产妇疾病	76.98	0.02
U063	1. 孕产妇出血	76.97	0.01
U064	2. 产妇败血症和其他产妇感染	76.97	0.00
U065	3. 妊娠高血压综合征	76.97	0.00
U066	4. 梗阻性分娩	76.97	0.00
U067	5. 流产	76.97	0.00
U068	6. 间接的孕产妇死亡	76.97	0.00
U070	8. 艾滋病加剧的孕产妇死亡	76.97	0.00
U071	E. 新生儿疾病	77.36	0.39
U072	1. 新生儿早产并发症	77.16	0.19
U073	2. 由产伤和窒息导致的新生儿脑病	77.10	0.13
U074	3. 新生儿败血症和其他新生儿感染	76.97	0.01
U075	4. 溶血性疾病和其他新生儿黄疸	76.98	0.01
U076	5. 其他新生儿疾病	77.02	0.05
U077	F. 营养缺乏	77.00	0.04
U078	1. 蛋白质－能量营养不良	76.98	0.02
U079	2. 碘缺乏	76.97	0.00
U080	3. 缺铁性贫血	76.98	0.01
U081	4. 其他营养病症	76.97	0.01
U082	G. 其他传染病，孕产妇，新生儿和营养疾病	77.01	0.05

续表

疾病编码	疾病名称	去死因预期寿命	寿命损失年
U083	1. 性传播疾病（不包括艾滋病）	76.97	0.00
U084	a. 梅毒	76.97	0.00
U085	b. 衣原体病	76.96	0.00
U088	2. 肝炎	76.97	0.01
U089	a. 急性甲型肝炎	76.97	0.00
U090	b. 急性乙型肝炎	76.97	0.00
U091	c. 急性丙型肝炎	76.97	0.00
U093	3. 其他感染性疾病	77.00	0.04
U094	II. 慢性非传染性疾病	86.97	10.00
U095	A. 肿瘤	79.01	2.05
U096	1. 食管癌	77.08	0.11
U097	2. 胃癌	77.20	0.23
U098	3. 肝癌	77.23	0.27
U099	4. 喉癌	76.97	0.01
U100	5. 肺、气管和支气管癌	77.38	0.41
U101	6. 乳腺癌	77.09	0.13
U102	7. 子宫颈癌	77.04	0.08
U103	8. 子宫体癌	77.06	0.10
U105	10. 结直肠癌	77.10	0.14
U106	11. 口腔癌	76.97	0.01
U107	12. 鼻咽癌	76.98	0.02
U108	13. 其他咽癌	76.97	0.00
U109	14. 胆囊、胆管癌	76.99	0.02
U110	15. 胰腺癌	77.01	0.05

疾病编码	疾病名称	去死因预期寿命	寿命损失年
U111	16. 皮肤恶性黑色素瘤	76.97	0.00
U112	17. 皮肤其他恶性肿瘤	76.98	0.01
U113	18. 卵巢癌	77.00	0.03
U115	20. 肾癌	76.97	0.01
U116	21. 膀胱癌	76.97	0.01
U117	22. 脑和神经系统癌	77.03	0.07
U118	23. 甲状腺癌	76.97	0.01
U119	24. 间皮瘤	76.97	0.00
U120	25. 霍奇金病	76.97	0.00
U121	26. 非霍奇金淋巴瘤	77.00	0.03
U122	27. 多发性骨髓瘤	76.97	0.01
U123	28. 白血病	77.06	0.10
U124	29. 其他肿瘤	77.16	0.20
U125	B. 心脑血管疾病	81.85	4.88
U126	1. 风湿性心脏病	77.11	0.15
U127	2. 缺血性心脏病	78.31	1.34
U128	3. 脑血管病	79.41	2.44
U129	a. 缺血性脑卒中	77.51	0.55
U130	b. 出血性脑卒中	78.36	1.40
U131	4. 高血压心脏病	77.34	0.37
U132	5. 心肌炎	77.06	0.10
U134	7. 主动脉瘤	76.97	0.01
U135	8. 周围性血管疾病	77.01	0.04
U136	9. 心内膜炎	76.97	0.00

续表

疾病编码	疾病名称	去死因预期寿命	寿命损失年
U137	10. 其他心血管病	77.39	0.43
U138	C. 慢性呼吸系统疾病	78.62	1.65
U139	1. 慢性阻塞性肺疾病	78.54	1.57
U140	2. 尘肺	76.97	0.00
U141	a. 矽肺	76.97	0.00
U144	d. 其他尘肺	76.97	0.00
U145	3. 哮喘	76.99	0.03
U146	4. 间质性肺疾病和肺结节病	76.97	0.01
U147	5. 其他慢性呼吸系统疾病	76.98	0.02
U148	D. 肝硬化	77.10	0.14
U150	E. 消化系统疾病	77.27	0.31
U151	1. 消化性溃疡	77.02	0.06
U152	2. 胃炎和十二指肠炎	77.00	0.03
U153	3. 阑尾炎	76.97	0.00
U154	4. 肠梗阻	76.98	0.02
U155	5. 腹股沟、股和腹疝	76.97	0.00
U156	6. 炎症性肠病	77.00	0.03
U157	7. 肠血管疾病	76.97	0.00
U158	8. 胆囊、胆道疾病	76.99	0.02
U159	9. 胰腺炎	76.98	0.02
U160	10. 其他消化系统疾病	77.08	0.11
U161	F. 神经系统	77.11	0.15
U162	1. 阿尔茨海默病和其他痴呆	77.03	0.06
U163	2. 帕金森病	76.97	0.01

续表

疾病编码	疾病名称	去死因预期寿命	寿命损失年
U164	3. 癫痫	76.99	0.02
U165	4. 多发性硬化	76.96	0.00
U166	5. 其他神经系统疾病	77.02	0.06
U167	G. 精神障碍疾病	77.00	0.03
U168	1. 精神分裂症	76.98	0.02
U169	2. 使用酒精引起的行为和精神障碍	76.97	0.01
U170	3. 使用药物引起的行为和精神障碍	76.97	0.01
U171	a. 使用阿片样物质引起的行为和精神障碍	76.97	0.00
U172	b. 使用可卡因引起的行为和精神障碍	76.97	0.00
U173	c. 使用苯丙胺引起的行为和精神障碍	76.96	0.00
U174	d. 其他药物引起的行为和精神障碍	76.97	0.01
U175	4. 进食障碍	76.97	0.00
U176	a. 神经性厌食	76.97	0.00
U177	H. 糖尿病、泌尿生殖、血液和内分泌疾病	77.46	0.50
U178	1. 糖尿病	77.14	0.18
U179	2. 急性肾小球肾炎	76.98	0.01
U180	3. 慢性肾病	77.20	0.23
U181	a. 糖尿病引起的肾病	77.01	0.04
U182	b. 高血压引起的肾病	77.04	0.07
U183	c. 肾小球肾炎引起的肾病	77.03	0.06
U184	d. 其他原因引起的肾病	77.00	0.04
U185	4. 泌尿系统疾病和男性不育	76.98	0.01
U186	a. 间质性肾炎和尿路感染	76.97	0.01
U187	b. 尿石病	76.97	0.00

续表

疾病编码	疾病名称	去死因预期寿命	寿命损失年
U188	c. 其他泌尿系统疾病	76.97	0.00
U189	5. 妇科疾病	76.97	0.00
U191	b. 子宫内膜异位	76.97	0.00
U192	c. 女性生殖器脱垂	76.96	0.00
U193	d. 其他妇科疾病	76.97	0.00
U194	6. 溶血性贫血	76.98	0.02
U195	a. 地中海贫血	76.97	0.01
U197	c. 酶代谢紊乱性贫血	76.97	0.00
U198	d. 其他溶血性贫血	76.97	0.01
U199	7. 内分泌、代谢、血液和免疫紊乱	77.01	0.04
U200	I. 肌肉骨骼和结缔组织疾病	77.03	0.06
U201	1. 类风湿性关节炎	76.99	0.03
U202	2. 其他	77.00	0.03
U203	J. 其他慢性非传染性疾病	77.20	0.24
U204	1. 先天畸形	77.19	0.23
U205	a. 神经管缺陷	76.97	0.00
U206	b. 先天性心脏异常	77.15	0.18
U207	c. 唇裂和腭裂	76.97	0.00
U208	d. 唐氏综合征	76.97	0.00
U210	f. 其他先天畸形	77.01	0.04
U211	2. 皮肤和皮下组织疾病	76.97	0.01
U212	a. 蜂窝织炎	76.97	0.00
U213	b. 脓肿、脓疱病和其他细菌性皮肤疾病	76.97	0.00
U214	c. 褥疮性溃疡	76.97	0.00

疾病编码	疾病名称	去死因预期寿命	寿命损失年
U215	d. 其他皮肤和皮下组织疾病	76.97	0.00
U216	3. 婴儿猝死综合征	76.97	0.00
U217	Ⅲ. 伤害	78.08	1.11
U218	A. 交通工具伤害	77.31	0.34
U219	1. 道路伤害	77.28	0.32
U220	a. 行人在运输事故中的伤害	77.17	0.21
U221	b. 骑脚踏车人员在交通事故中的伤害	76.98	0.02
U222	c. 骑摩托车人员在交通事故中的伤害	77.01	0.04
U223	d. 机动车成员在交通事故中的伤害	77.01	0.05
U224	e. 其他道路伤害	76.97	0.00
U225	2. 其他交通工具伤害	76.99	0.03
U226	B. 意外伤害	77.51	0.54
U227	1. 意外跌落	77.12	0.15
U228	2. 溺水	77.13	0.17
U229	3. 火灾	76.98	0.02
U230	4. 意外中毒	77.03	0.07
U231	5. 暴露于无生命机械性力量下	77.06	0.09
U232	a. 无意的武器伤害	76.97	0.00
U233	b. 意外窒息	77.02	0.05
U234	c. 其他	77.00	0.04
U235	6. 医疗后遗症	76.97	0.01
U236	7. 动物接触伤害	76.97	0.01
U237	a. 有毒动物接触伤害	76.97	0.00

续表

疾病编码	疾病名称	去死因预期寿命	寿命损失年
U238	b. 非有毒动物接触伤害	76.97	0.00
U239	8. 异物	76.98	0.01
U240	a. 肺部或呼吸道异物	76.98	0.01
U241	b. 其他部位异物	76.97	0.00
U242	9. 其他意外伤害	76.98	0.02
U243	C. 故意伤害	77.18	0.21
U244	1. 自杀及后遗症	77.13	0.16
U245	2. 他杀及后遗症	77.00	0.04
U246	a. 武器攻击	76.96	0.00
U247	b. 利器攻击	76.97	0.01
U248	c. 其他工具攻击	77.00	0.03
U249	D. 自然、暴力战争和依法处置	76.97	0.01
U250	1. 暴露于自然力量下	76.97	0.01
U251	2. 依法处置	76.97	0.00
U253	V. 未特指原因的胎儿死亡	76.97	0.00

参考文献

[1] Liu S，Wu X，Lopez A D，et al. An integrated national mortality surveillance system for death registration and mortality surveillance，China. Bull World Health Organ，2016，94（1）：46-57.

[2] Kang G，Peng Y，Lijun W，et al. Propensity score weighting for addressing under-reporting in mortality surveillance：a proof-of – concept study using the nationally representative mortality data in China. Population Health Metrics，2015，13（16）：1061-1064.

[3] 蔡玥，王才有，薛明，等 . 2015、2020 年我国居民预期寿命测算及影响因素分析 . 中国卫生

统计，2016，33（1）：1-4.

[4] Christopher JL Murray，etc. Global，regional，and national disability-adjusted life years（DALYs）for 306 diseases and injuries and healthy life expectancy（HALE）for 188 countries，1990-2013：quantifying the epidemiological transition. The Lancet，2015，386：2145-2191.

[5] Guilbert JJ. The world health report 2002-reducing risks，promoting healthy life. Educ Health（Abingdon），2003，16（2）：230.

[6] 中国成人血脂异常防治指南制订联合委员会.中国成人血脂异常防治指南 [J]. 中华心血管病杂志，2007，35（5）：390-419.

[7] Stone NJ，Robinson JG，Lichtenstein AH，et al. 2013 ACC/AHA guideline on the treatment of blood cholesterol to reduce atherosclerotic cardiovascular risk in adults. J Am Coll Cardiol，2014，63（25）：2889-2934.

[8] Forouzanfar MH，Alexander L，et al. Global，regional，and national comparative risk assessment of 79 behavioural，environmental and occupational，and metabolic risks or clusters of risks in 188 countries，1990-2013：a systematic analysis for the Global Burden of Disease Study 2013. Lancet（London，England），2015，386：2287-2323.

[9] Farzadfar F，Finucane MM，Danaei G，et al. National，regional，and global trends in serum total cholesterol since 1980：Systematic analysis of health examination surveys and epidemiological studies with 321 country-years and 3. 0 million participants. The Lancet，2011，377（9765）：578-586.

[10] 陈竺.实施"健康中国 2020"战略.中国卫生，2007.

[11] 胡永华.公共卫生基础.北京：北京大学医学出版社，2009.

[12] Editorial. What is health? The ability to adapt. Lancet，2009.

[13] 李运明.国人健康风险模型及风险评估方案研究.2011.

[14] 周王艳.用 EQ-5D 评价我国农村居民的健康状况与健康公平性.2011.

[15] Organization WH：Preventing chronic diseases：a vital investment. WHO global report 2005.

[16] Organization. WH：Noncommunicable diseases.

[17] Wang L，Kong L，Wu F，Bai Y，Burton R：Preventing chronic diseases in China. The Lancet，2005，366（9499）：1821-1824.

[18] 李晓梅，万崇华，王国辉，等：慢性病患者的生命质量评价. 中国全科医学 2007，10（1）：20-22.

[19] O. HJ：Quality of life concept and assessment. Scandinavian Journal of Public Health 1990,18(1)：69-79.

[20] Burström K JM，Diderichsen F. ：Swedish population health-related quality of life results using the EQ-5D. Quality of life research 2001，10（7）：621-635.

[21] Sullivan P W GV：Preference-based EQ-5D index scores for chronic conditions in the United States. Medical Decision Making 2006，26（4）：410-420.

[22] Measuring the quality of life in economic evaluations：the Dutch EQ-5D tariff. Nederlands tijdschrift voor geneeskunde 2005，149（28）：1574-1578.

[23] Tsuchiya A IS，Ikegami N，et al. Estimating an EQ- 5D population value set：the case of Japan. Health economics 2002，11（4）：341-353.

[24] Organization WH：The world health report 2002 : reducing risks，promoting healthy life[M]. World Health Organization，2002.

[25] 曹文君：健康促进行为与健康危险因素的潜变量分析及其应用 [D]. 第四军医大学，2012.

[26] Hörnquist J O. Quality of life concept and assessment[J]. Scandinavian Journal of Public Health，1990，18（1）：69-79.

[27] 方鹏骞. 老年人口生命质量及其测量工具评价 [J]. 中国公共卫生，2001，17（7）：661-663.

[28] Ware J E，Kosinski M，Dewey J E，et al. SF-36 health survey：manual and interpretation guide[M]. Quality Metric Inc，2000.

[29] 武轶群，刘括，唐迅，等. 采用欧洲五维健康量表测量北京郊区老年人健康效用的实证研究 [J]. 北京大学学报（医学版），2012，3：397-402.

[30] Brink T L，Yesavage J A，Lum O. Geriatric depression scale[M]. 1983.

[31] Zung W W K. A Rating Instrument For Anxiety Disorders[J]. Psychosomatics，1971，12（6）：371-379.